平気でうそをつく人たち

虚偽と邪悪の心理学

M・スコット・ペック

森 英明＝訳

草思社文庫

はじめに――取り扱いに注意

この本は危険な本である。

私はこの本を、必要だと信じたから書いた。全体としてみればこの本は、治療効果もしくはいやしの効果を有するものだと私は信じている。

とはいえ私は、不安をいだきながらこの本を書いたことも事実である。この本は潜在的に有害な本である。読者のなかにはこの本によって苦痛を受ける人もいるだろう。さらに悪いことには、この本に書かれていることを悪用して他人を傷つける人もいるかもしれない。

本書の出版にあたって私は、あらかじめ幾人かの人に原稿を読んでもらった。この人たちは、判断力、高潔さという点で私がとくに敬意を払っている人たちである。「人間の邪悪性《イーブル》について語るこの本自体が邪悪《イーブル》だと思わないか」との私の質問にたいして、その人たちの答えは否《いな》であった。もっとも、なかにはこうつけ加えた人もいる。

「われわれクリスチャンのなかには、聖母マリアだって性的妄想に使われることがある、といった言い方をする連中もいる」

この、粗野ではあるが含蓄《がんちく》に富んだ答えには現実味があるが、だからといってたいして気休めになるものでもない。本書の読者および一般の人たちにたいして、本書がもたらすかもしれない害についてわびを言っておきたい。また、くれぐれも慎重な配慮をもってこの本を扱っていただくよう、お願いしておきたい。

ここでいう配慮とは、ひとつには愛を意味する。この本に書かれていることから苦痛を受けた人は、自分自身にたいして優しく、慈悲深くあってほしい。また、この本を読んで、自分の友人、知人が邪悪だとわかったとしても、どうか優しく、慈悲深くその人たちに接していただきたい。いずれにしても慎重な配慮をもって——最大限の配慮をもってこの本を扱ってほしい。

邪悪な人たちを憎むのはやさしいことである。しかし、「罪を憎み、罪びとを愛せ」という聖アウグスティヌスのいましめを思い出していただきたい。ある人が邪悪だと気がついたときには、「神の慈悲がなければまさに自分がそうなっていたかもしれない」ということを思い起こしていただきたい。

ある種の人間を邪悪だと決めつけることによって私は、必然的に、きわめて危険な価値判断を行っていることになる。主イエス・キリストはこう語っている。「裁《さば》くなかれ。なんじ自身が裁かれざらんがために」。この言葉はしばしば前後関係を無視して引用される言葉であるが、キリストはけっして、自分の隣人を裁いてはならないと言ったわけではない。というのは、続いて彼はこう語っているからである。「なんじら偽善者は、まず初めに自身の目からはりを取り払え。さすれば、物明らかに見え、なんじの兄弟の目からちりをとり除くも可なり」。ここでイエスが言わんとしたことは、他人を判断するときにはつねに十分な配慮をもって判断しなければならないし、また、そうした配慮は自己批判から出発するものだということである。

悪を直視できなければ、人間の悪をいやすことなど期待できない。悪を直視するということはけっして気持ちのよい光景ではない。私の前著 *The Road Less Traveled*（邦訳題『愛と心理療法』創元社）を気持ちのいい本だと言ってくれる人は多い。しかし、本書は気持ちのいい本ではない。この本はわれわれ人間の暗部について、しかも、われわれ人間社会のまさに最も暗い部分に属する人たち――つまり、ずばり私が邪悪だと判定した人たち――について主として語る本だからである。こうした人たちは気持ちのいい人たちではない。しかし、にもかかわらず判断することは必要である。こうした特定の人たち――そしてまた人間の悪全般――を科学的に研究する必要がある、というのが本書の主題である。抽象的にではなく、また単に哲学的にでもなく、科学的に研究することが必要なのである。そして、これを行うには、いさぎよく判断を下さなければならない。この種の判断の危険性については、本書最終章の前半部分で十分意をつくして書いたつもりだ。しかし、いまここで読者にお願いしておきたいことは、まず最初に自分自身を判断し、自分自身をいやすことなしには、そうした判断を問題なく下すことはできないということを、心に銘《めい》じてほしいということである。人間の悪をいやす戦いは、まず自分自身との戦いから始まるのがつねである。そして、自己浄化こそ、つねにわれわれの最大の武器となるものである。

私にとってこの本は、種々の理由で筆を進めるのがむずかしかった本である。なかでも最も大きな理由として、この本が現在進展過程にある問題について語るものだということがあげられる。私自身、人間の悪について学び終えたというわけではない。いま学びつつある最中である。というより、いま学びはじめたばかりである。この本の第2章には「悪の心理学を求めて」という表題がつけられているが、まさしくこれは、われわれがまだ、人間の悪についてもっともらしく心理学などと呼べるような十分な科学的知識の実体を持っていないからにほかならない。したがって、いまひとつの注意書きをここに加えさせていただきたい。つまり、この本に書かれていることは、いずれも、決定的な言葉としてそれを受け取ってはならないということである。というより、本書の目的は、この問題に関するわれわれの無知に、われわれ自身が不満をいだくようしむけることにある。

先に私は、イエス・キリストを「主」と呼んだ。長年のあいだ私は、仏教やイスラム教の神秘主義に漠《ばく》とした共感をいだいていたが、最終的には確固としてキリスト教に帰依《きえ》している。私はこれを、本書の執筆にとりかかってからかなりのちの一九八〇年三月九日、四十三歳のおりに無教派の洗礼を受けたことによって公《おおやけ》に表明している。かつて私はある著述家から原稿を送られたことがあるが、その原稿のなかでその人は、自分に「キリスト教的偏向」のあることをわびていた。しかし私は、そうしたわびごとは言わない。私自身は、自分で偏向と見なすようなことをこれまで犯したことはまずなかったと思う。また、私は、自分のキリスト教的なものの考え方を隠そうとも思わない。というよりも、そうしたものを隠そうとしても、私には隠すことができなかったのである。キリスト教への帰依は私の人生において最も重要なことであり、また、その帰依は全面的かつ完全なものでありたいと私自身は望んでいる。

しかし、私が懸念していることは、このキリスト教的な私のものの考え方が最も顕著に語られるとき、それが無用の偏見を読者にいだかせるかもしれないということである。したがって、この点についても読者に慎重な配慮をお願いしたい。名ばかりのキリスト教徒によって、また、多くの場合キリストの名において、幾世紀にもわたって大きな悪が行われてきたし、現在でも行われている。有形の、つまり、われわれが現世において接することのできるキリスト教会は必要なものであり、また救いですらあるが、しかし、教会というものは明らかに欠陥を持ったものである。そして私は、私自身の罪にたいすると同様に、教会の罪にたいしても許しをこうものである。

本書に紹介する精神療法（心理療法）のケースヒストリーの細部には、いずれも無数に手が加えられている。精神療法であろうと科学であろうと、いずれも、真正さと正確性をその基礎とするものではあるが、しかし、本書では、不必要な細部を完全もしくは正確なかたちで記述することよりも、個人の秘密を守ることを優先させている。したがって、私のあげた「データ」に純正主義者たちが疑いをいだくことも考えられる。一方、この本にとりあげられている特定の患者がだれなのか見当がつくなどと考える読者がいるとしたら、それもまた間違いである。もっとも、私の描くパーソナリティー・パターンに合致する人は、読者の身辺に数多く見かけられるものと思う。これは、これらのケースヒストリーの細部に加えられた多くの修正が、すくなくとも私の判断するところでは、それにかかわる人間の心的力学の本質を大きくゆがめていないからだと思う。本書は、この種の力学に見られる共通性を明らかにし、より明確にそれを把握し理解する必要がある、との理由から書かれたものである。

コネチカット州ニュープレストンにて
医学博士　M・スコット・ペック

平気でうそをつく人たち——虚偽と邪悪の心理学　もくじ

平気でうそをつく人たち——虚偽と邪悪の心理学

第1章　悪魔と取引した男

ある強迫神経症患者の場合

ジョージはそれまで心配ごとなどない男だった。すくなくとも、十月上旬のその日の午後になるまでは、自分ではそう考えていた。むろん、セールスマンとして、夫として、三人の子の父親として、また、ときどき雨漏りのする家、絶えず手入れをしてやらなければならない芝生のある家のあるじとして、日常的な心配ごとはあった。人並み以上にきれい好きなきちんとした性格で、芝生が少しでも伸びていたり、家のペンキが少しでもはがれていたりすると、人一倍気にする傾向のあったことも事実である。夕方になって日が沈みはじめると、いつも、もの悲しさと不安の奇妙に入りまじったものを感じることも事実だった。ジョージは夕暮れどきが嫌いだった。しかし、そうした気持ちもほんの数分間続くだけだったし、セールスの仕事が忙しかったり空が曇っていたりすれば、日没などに気づくことすらなかった。

ジョージはセールスマンとしては一流、というよりは天性のセールスマンだった。ハンサムで、動作がきびきびしており、気のおけない物腰と話術の才にめぐまれた彼は、流星のごとき勢いで南部諸州の販売地域を手に入れていた。彼の売っていた商品は、たとえばコーヒー缶などの容器に簡単にはめこむことのできるプラスチック製のふただった。この種の商品の市場はきわめて競争が激しいが、彼の勤めていた会社は全米で五指に入るメーカーだった。とりたてて無能というわけでもなかった前任のセールスマンから販売地域を受け継いだ彼は、持ち前の几帳面さをもって二年のあいだに売り上げを三倍に伸ばしている。三十四歳の若さで、とくにハードワークに頼ることもなく、給料とコミッション合わせて六万ドル近くの年収を得ていた。

問題が起きはじめたのはモントリオールでのことだった。プラスチック・メーカーの会議がモントリオールで開かれ、会社にすすめられて彼はその会議に参加することになったのである。季節は秋で、彼も妻のグローリアも北部の紅葉を見たことがなかったので、夫婦同伴で出かけることにした。二人ともその旅行をおおいに楽しんだ。会議そのものはとくにどうというほどのものでもなかったが、秋の樹葉は申し分のない美しさで、レストランも素晴らしく、当然のことながらグローリアは上機嫌だった。

モントリオールでの最後の日の午後、二人は大聖堂を見物に出かけた。これは、二人が信心深かったからというわけではない。グローリアは、せいぜい、いいかげんなプロテスタントで、一方のジョージのほうは、子供のころ狂信的な母親に耐えつづけてきたことから、教会にたいしては人と違った反感をいだいていた。それでも、大聖堂は名所古跡のひとつだったし、二人は観光を楽しむつもりだったのである。

ところが、彼にとって聖堂は陰気で退屈なもので、グローリアが、もう十分見物したから出ようと言ったときには、ほっとした気持ちになった。二人が聖堂から日の光のなかに出ようとしていたそのとき、ばかでかい扉のそばの小さな寄進箱《きしんばこ》がジョージの目にとまった。彼は、迷った末、その寄進箱の前で足をとめた。教会に小銭を寄付しようなどという気持ちは彼にはなかったのであるが、その一方では、それを怠ると自分の人生の安定が損なわれるにちがいない、というわけのわからないちょっとした不安を感じたのである。そうした不安を感じる自分を彼は恥ずかしいと思った。彼は合理的な男だったからである。しかし、そのときの彼には、ふと、博物館や遊園地の入場料を払うのと同じように、教会にちょっとした寄付をするのもまったく理にかなったことだという考えが浮かんだ。ポケットに入っている小銭がたいした額でなければ、それを寄進しようと彼は考えた。小銭の額はわずかだった。彼はコインで五十五セント数えて、それを箱のなかに投げ入れた。

最初にその〝考え〟が彼を襲ったのはそのときだった。それは、あたかも不意打ちの一撃のように彼を襲った。実際にパンチをくらったように彼は、ぼう然として頭が混乱してしまった。それは〝考え〟というよりは、突如として言葉が自分の心に書きこまれたようなものだった。その言葉というのは、「おまえは五十五歳で死ぬ」というものだった。

ジョージはポケットから財布を出してなかを探った。持ち合わせのほとんどはトラベラーズチェックだった。現金は五ドル札が一枚と一ドル札が二枚だけである。彼はその札を財布からむしりとるようにしてとり出し、箱のなかに押しこんだ。それからグローリアの腕をつかむと、彼女の体を押しやるようにして出口へと向かった。いったい何が起こったのかと彼女はたずねたが、急に気分が悪くなった、早くホテルに帰りたい、とだけ彼は答えた。教会の階段を駆けおりたことも、タクシーを呼びとめたことも彼は覚えていない。パニックがようやくおさまりはじめたのは、ホテルの部屋にもどり、あいまいな言葉で病気を装ってベッドに横たわったときだった。

翌日、ノースカロライナ行きの飛行機で二人が帰路につくころには、ジョージの気分も落ち着き、自信をとりもどしはじめていた。そして彼はこのできごとを忘れ去った。

それから二週間してジョージは、ケンタッキー州に車でセールスに向かう途中、道路のカーブと時速四十五マイルの制限速度を標示している標識のところにさしかかった。その標識を通り過ぎたとき、あのときと同じような〝考え〟が大きな文字で彼の心に刻みこまれた。「おまえは四十五歳で死ぬ」

その日は一日中、気持ちが落ち着かなかった。もっとも今回は、この経験をもう少し客観的に考えてみる余裕はあった。モントリオールの大聖堂のときも今回も、どちらの場合もその妙な〝考え〟は数字と関係がある。数字は数であって、それ以上のものではない。数というのはちょっとした抽象概念であって、意味のないものだ。もしその数に意味があるとすれば、どうしてその数が変わるのだ。最初は五十五で、こんどは四十五だ。その数が同じものだったならば気にすべきかもしれない。しかし、これはただの意味のない数だ。こうして、翌日には彼はいつもの自分をとりもどしていた。

一週間が過ぎたある日、ある小さな村のはずれに車がさしかかったとき、ノースカロライナ州アプトンに入りつつあることを示す標識が目に入った。そのとき三度目の〝考え〟が彼の頭に浮かんだ。「おまえはアプトンという男に殺される」。ジョージはひどく気になってきた。それから二日後、いまは廃駅となっている鉄道の駅のそばを通り過ぎたとき、こんどは次のような言葉が頭をよぎった。「あの駅の建物はおまえを巻きこんで崩れ落ちる。そしておまえは死ぬ」

それ以後、こうした考えがほぼ毎日襲ってくるようになったが、それはいつもきまって、自分の販売担当地域で車を走らせているときだった。彼はセールスに出かける朝を怖がるようになった。仕事中も彼の気持ちはうわの空で、ユーモアのセンスも失われてしまった。食事もまずくなったし、夜の寝つきも悪くなった。しかし、こうしたことも、ある朝ロアノーク川にかかる橋を通り過ぎるときまでは、なんとか我慢のできるものだった。その橋を渡ったとき、突然、彼は次のような考えに襲われたのだ。

「おまえがこの橋を渡るのもこれが最後だぞ」

ジョージは、このことを妻のグローリアに話そうかとも考えた。しかし、きっと気が狂ったと思われるにちがいない。彼には、どうしてもこれを妻に話す気にはなれなかった。その夜、かたわらで静かな寝息をたてている妻のそばに横たわり、自分がこうした苦しみと戦っているのに安眠をむさぼっている彼女が憎らしかった。ロアノーク川にかかっている橋は、彼が最も頻繁《ひんぱん》に通るルートのひとつだった。この橋を渡るのを避けるとすれば、月に何百マイルも遠回りして車を走らせるか、あるいは顧客の何軒かをあきらめるしかない。ばかばかしい。単なる想念、理屈にも合わない妄想がつくりあげた空《そら》ごとに自分の生活が支配されるのは我慢できない。こうした考えが真実を語っているという証拠はまったくないではないか。

しかし、そう考える一方では、それがうそだということを知る手だてもない。そうだ、これがうそだということを証明できないだろうか。もういちどロアノーク川の橋を渡って、それで自分が死ななければ、そうした考えがうそだと証明できるのだが。しかし、もしあの考えがほんとうだとしたら……。

夜中の一時になって、ジョージは自分の命をかけてみようという結論に達した。こんなふうに苦しみながら生きているよりは死んだほうがましだ。彼は音をたてずに服を身につけると、静かに家を抜け出した。ロアノーク川の橋にもどるまでの七十三マイルの道を、彼は慎重に車を走らせた。夜のやみのなかに橋がぼんやりと見えはじめたとき、ほとんど息もできないほど胸が締めつけられるような感じがした。しかし、彼は車を走らせつづけた。そして橋を渡った。渡り終えるとそのまま二マイルほど車を走らせ、それから方向転換して、もういちど橋を渡って家に向かった。

やったのだ。あの考えがうそだということを証明したのだ。くだらん、ばかばかしい考えだった。彼は口笛を吹きはじめた。明け方になって家に落ち着いたころには、すっかりいい気分になっていた。この二カ月間、初めて味わういい気分だった。もう怖いもの知らずだった。

それから三日目の午後、ジョージは、別のセールスからの帰り道、フェイエットビル近くの、道路わきが深く掘られている場所を通り過ぎた。「**この穴が埋められる前におまえの車は穴に飛びこみ、そしておまえは死ぬ**」。最初ジョージは、この新しい〝考え〟を笑ってすまそうとした。ただの〝考え〟だ。それがうそだということは証明ずみじゃないか。しかし、その夜もまた、彼は眠れなかった。たしかに、ロアノーク川の橋の一件がうそだということは証明ずみだ。しかし、だからといって、この穴に関する新しい〝考え〟がうそだとはかぎらない。こんどこそほんとうのことになるかもしれない。ロアノーク川の橋の件は、安全だという考えをおれに植えつけようというわなだったのではないか。ほんとうはおれは、あの穴に飛びこむ運命にあるのではないか。考えれば考えるほど不安がつのり、眠ることなど不可能だった。

もういちどあの穴のそばまで行ってみれば、ロアノーク川の橋のときと同じように気分がよくなるかもしれない。しかし、それがあまり意味のないことだということは彼にもわかっていた。かりにあの穴までもどって無事に帰ってきたとしても、また別の日に、予言どおりにその穴に落ちないともかぎらない。それでも彼は、不安のあまり、試してみるだけの価値はあるかもしれないと考えるようになった。そこでまた、夜中に服を着替えて家を抜け出した。自分がばかになったように思えてしかたがなかった。

それでも、自分でも驚いたことに、フェイエットビルまでもどり、穴のそばで車を止め、それから家路についたときには、彼の気分はよくなっていた。驚くほどよくなっていたのである。彼は自信をとりもどした。ふたたび、自分の運命を支配しているのはほかならぬこの自分だという気分を味わったのである。家に帰ると、彼はぐっすり眠った。それから数時間のあいだは、ある程度心が安まった。

ジョージの病のパターンはすでに固定化しはじめ、破滅的なものになりはじめていた。二、三日ごとに彼は、車を走らせているときに、自分の死について新しい〝考え〟にとりつかれた。そうした考えを追っているうちに、彼の不安は耐えがたいほどにつのるのだった。そうなると、そうした考えにとりつかれた場所にもどってみないことには気がすまなくなる。そして、その場所にもどってみると、翌日までは気分が安まったが、次にはまた別の〝考え〟が襲ってくる。こうしてまたこの悪循環がくりかえされる。

さらに六週間、ジョージはこうした状態に耐えつづけた。ほぼ毎晩のように彼はカロライナの田舎道を車を乗りまわした。だんだん睡眠時間が短くなり、体重が十五ポンドも減った。車に乗って仕事に出かけるのが恐ろしくなってきた。仕事の成績は下がりはじめた。二、三の顧客から苦情が寄せられるようにもなった。子供にあたりちらすようにもなった。

二月のある晩、ついに彼はおかしくなった。怒りに身をまかせて泣きながら、彼はグローリアに自分の苦しみを訴えた。グローリアは友人から私のことをきいていた。翌日、彼女は私に電話してきた。私が初めてジョージと面接したのはその日の午後のことだった。

私はジョージに、彼が典型的な強迫神経症にかかっていることを説明してやった。彼を悩ませているあの〝考え〟というのは、われわれ精神科医が強迫観念と呼んでいるもので、その〝考え〟の起こった場所にもどってみなければ気がすまないという気持ちが強迫衝動である。

「そのとおりなんです」彼はこう大声で言った。「あれはまったく脅迫です。ほんとうは私は、その考えが浮かんだ場所にもどりたいなんて考えていないんです。ばかげたことだとわかっているんです。ただ忘れたいだけ、ぐっすり眠りたいだけです。でも、それができない。何かが無理やりそのことを考えさせ、夜中に起きだしてその場所に行くようにしむけるんです。自分じゃどうしようもないんです。どうしてもその場所に行ってみなければ気がすまないんです。いちばん困るのはこれです。ただそうした〝考え〟が浮かぶだけなら我慢もできます。でも、私をだめにしようとしているのは、私を眠らせてくれないのは、頭のなかで何時間もああだこうだと言いあって気が狂いそうにさせるのは、この、その場所にもどりたいという気持ちです。この脅迫は――なんて言いましたっけ、強迫観念ですか――その強迫観念よりもたちの悪いやつなんです。私の気を狂わせようとしているのもそいつなんです」。ここでジョージは口をつぐみ、不安そうに私の顔を見た。「気が狂いはじめてるんじゃないでしょうね」

「いいえ」私はこう答えた。「あなたとはいまお会いしたばかりですが、お見受けしたかぎりでは、気が狂いはじめているという兆候は見られません。ただひどい神経症にかかっている、というだけのことです」

「同じような〝考え〟や衝動にとりつかれる人がほかにもいるということですか」ジョージはいらいらしたようにこうきいた。「ちゃんとした正気の人でも、そういうことがあるんですか」

「おっしゃるとおりです。ほかの人たちの強迫観念は死ぬことではないかもしれませんし、その人たちの強迫衝動も別のものかもしれませんがね。しかし、考えたくないのに考えてしまうとか、したくもない行動をとるというパターンは同じものです」

私は、もっと一般的な強迫観念の例を二、三あげて説明してやった。たとえば、玄関のかぎを閉めてきたかどうかが気になって、確かめにもどりたいという衝動に駆られて、休暇旅行になかなか出かけられない人の話などである。

「私もそうなんです」ジョージが大声をあげた。「ストーブの火をつけっぱなしにしてるんじゃないかと思って、三度も四度も確かめたりするんです。よかった。べつにほかの人と変わったところはないんですね」

「いいえ、ほかの人とは違っていますよ」私はこう答えた。「これは、とくに物ごとに成功している人に多いことですが、自分が安全で安定していることを確かめたい、という気持ちに多少なりとも苦しめられている人はけっこういます。しかし、強迫衝動に駆られて一晩中車を走らせるというような人はいません。あなたは重症の神経症にかかっており、これがあなたの人生を狂わせようとしています。この神経症は治療可能なものです。ただ、治療――この治療というのは精神分析療法というものですが、これはむずかしい治療で、時間もかかります。気が狂うというのとは違いますが、これは大変大きな問題で、徹底的に治療をしないと、このままずっと不自由な思いをすることになると思いますよ」

三日後、ジョージが二度目の診療にやってきたときには、彼はすっかり変わっていた。最初の面接のときは、彼はめそめそした感じで、自分の苦痛を訴え、痛々しいほど助けを求めていた。ところが、二度目に現れたときの彼には自信と落ち着きが見られた。それどころか、何げない社交性すら見せていたが、これは、のちにわれわれが彼独特の「男の冷静さ」と名づけたものである。私は、彼の生活状況をもっと詳しく知りたいと思ったが、手がかりになるようなものはあまり得られなかった。

「あのちょっとした強迫観念や強迫衝動以外には、困ったことは何もありません。それに、このあいだ診《み》ていただいたときから、それもまったくなくなりました。ええ、たしかに気がかりなことはありますよ。ですが、それはほんとうの不安とは別のものです。実は、今年の夏、家のペンキを塗り替えるべきか、それとも来年の夏まで待つべきか、というのが気がかりなんです。ですけど、これは気がかりであって、不安とは違います。金は十分あります。それに、子供が学校でどんなふうにやっているかも気がかりです。長女のデボラは十三歳ですが、たぶん、歯列矯正《しれつきょうせい》が必要だと思います。長男のジョージ・ジュニアは十一歳で、あまり成績がよくありません。べつに知能が遅れているとかそんなことではなく、ただ、スポーツのほうに夢中になっているだけです。それから、六歳のクリストファーは、まだ学校に入ったばかりです。きちんとした性格の子です。目に入れても痛くないほどかわいがってるんだろうって言われるかもしれませんが、たしかに、上の二人よりかわいいと思っていることは認めます。しかし、そういうそぶりは見せないようにしていますし、うまくいっていると思います。ですから、これは問題ではありません。うちは安定した家庭です。結婚生活もうまくいってます。ええ、グローリアは気分屋で、とんでもない意地の悪い女だと思うこともありますが、でも、女ってのはみんなそうなんじゃないですか。月の病《やまい》とかいうやつじゃないですか」

妻との性生活については、彼はこう語っている。「ああ、うまくいってますよ。問題はありません。むろん、グローリアの機嫌が悪いときには、二人ともそんな気分にはなれませんがね。しかし、これは世間によくあることでしょう?」

「私の子供のころですか。さあて、必ずしも幸せだったとはいえませんがね。私が九歳のときに父が神経をやられましてね。州立病院に入院させられたんです。たしか、統合失調症だって言われてました。このあいだ私が、自分の気が狂いはじめているんじゃないかと心配したのも、たぶんそのせいだと思います。そうじゃないって先生に言われたときには、正直言ってほっとしました。父は、一生、病院から出られませんでした。二、三度、病院の許可をもらって家に帰ってきたことはありましたが、効果はありませんでした。ええ、父はときどき、かなり気が変になっていたと思いますよ。もっとも、私はあまりよく覚えてませんけどね。病院に見舞いに行かされたことは覚えています。あれはいやでしたね。死ぬほど恥ずかしかったからです。それに、その病院ってのがぞっとするようなところでした。ハイスクールのころには、もう見舞いにも行かなくなりました。父は、私がカレッジに入ってから死にました。ええ、まだ若かったんですけどね。神の恵みだって、私はそう思ってますよ」

「しかし、そうしたことが原因で私がおかしくなっているとは思いません。妹は私より二つ年下ですけど、この妹にはずいぶん世話になりました。母はいつも私たちといっしょでした。いい母親でした。ただ、ちょっとばかり信心深くて、私の目から見れば宗教にこりすぎていたように思います。いつも私たち子供を教会に連れていきましたが、これも私はいやでしたね。もっとも、私が母を責める気になったのはこれだけです。それに、カレッジに入ってからは、教会に無理に連れていかれることもなくなりました。経済的には楽ではありませんでしたが、なんとか生活していくには十分でした。母方の祖父母がちょっとした金持ちで、ずいぶんと助けてくれました。父方の祖父母についてはまったく知りません。ともかくも、私たち家族は母方の祖父母とは親しくつきあっていました。父が最初に入院した当時は、しばらくこの祖父母といっしょに暮らしたこともあります。とくに私は祖母が好きでした」

「このあいだ先生に診ていただいたあとに思い出したことなんですが、強迫衝動の話をうかがったおかげで、十三歳ぐらいのころにもこの強迫衝動にとりつかれたことを思い出したんです。それがどういうふうにして始まったか覚えていませんが、自分が毎日ある石に手を触れないと祖母が死んでしまう、といった気持ちになったことがあります。石に手を触れるといっても、べつにたいしたことじゃありません。その石というのは学校の帰り道にあったもので、忘れずにその石に触りさえすればよかったわけです。ただ、学校が休みのときには困りました。それで、休みの日には、なんとか時間を見つけてその石に触らなければなりませんでした。もっとも、一年かそこらでそういう状態から抜け出しました。どうやって抜け出したかは覚えていません。ただ、自然に卒業したんです。おそらく、成長の一段階とかいうようなやつじゃないですか」

「それで考えたんです。最近私が経験したような強迫観念や強迫衝動も卒業するんだって。さっきもお話ししたとおり、先日先生に診ていただいてから、いちどもこれが起こっていません。もう終わったんだと思います。たぶん、私が必要としていたことは、このあいだのように先生とちょっとお話しすることだったんだと思います。自分の頭がおかしくなっているわけではない、ほかの人たちも同じような変な考えにとりつかれることがあるということをうかがって、ずいぶん気が楽になりました。たぶん、それが役に立ったのだと思います。あの、なんていいましたっけ、精神分析とかいうやつ。あれは私に必要ないんじゃないかと思います。こんなことを言うのはまだ早すぎるということはわかっています。しかし、この治療は私には時間もお金もかかりすぎるような気がします。それで、次の受診予約はしないほうがいいと思いまして。どうなるか、もう少し様子を見るほうがいいと思うんです。もし、あの強迫観念や強迫衝動がぶり返すようでしたら、そのときは治療を続けますが、いまのところは様子を見たほうがいいと思うんです」

私は、穏やかにジョージの考え違いをいさめようとしてみた。彼の症状には実際には何も変わったところがないように思われる、と私は彼に言った。そのうちに、ほかのかたちで症状が現れるはずだと私は疑っていた。もっとも、様子を見てみたいという彼の気持ちもわからないではなかった。それで、その気になったときにはいつでも受診に来なさい、とも伝えた。彼の気持ちがかたまっており、苦痛をおぼえないかぎり治療を受けるつもりのないことは明らかだった。これについては言い争ってもしかたのないことである。私のとるべき唯一妥当な道は、ただ待つことだけである。

ところが、それほど長く待つ必要はなかった。

その二日後、ジョージは気も狂わんばかりの様子で現れた。「先生のおっしゃるとおりでした。あの考えがまた始まったんです。きのう、車で家に帰る途中、急カーブを曲がって二、三マイルすると、突然あの考え、『おまえはあのカーブを曲がったとき、道ばたに立っていたヒッチハイカーをひき殺した』という考えが浮かんできたんです。例のばかげた考えだということはわかっていました。もし人をひき殺したのならば、何かショックを感じたはずですし、音も聞こえたはずです。それでも、その考えを頭から追い払うことができないんです。道ばたの溝《みぞ》に横たわっている男の体が頭のなかに浮かんできてしようがないんです。あの男はまだ死んでいない、助けを求めているはずだなどと考えたり、ひき逃げの罪で訴えられるかもしれないなどと考えて、心配しどおしでした。それで、家に着くころにはもう我慢できなくなって、車をまわして、五十マイルの道をもどってそのカーブの場所まで引き返しました。もちろん、死体なんかありませんでしたし、事故があったような様子、草の上の血の跡なんかありはしません。それで気分はよくなりましたが、でも、もうこんなことには我慢できません。先生の言ったとおりでした。あの精神分析とかいうやつが必要だと思います」

そういうわけでジョージの治療は再開した。それから三カ月間、週に二回、ジョージは治療を受けにきていたが、その間にも数多くの〝考え〟にとりつかれている。そのほとんどは自分自身の死に関するものだったが、自分がだれかほかの人間の死の原因となる、あるいは、何かの罪で訴えられるといった考えもあった。そしてそのつど、考える時間の長短には違いがあったが、そうしたことをしつこく考えた末に、結局は我慢できなくなってその考えが襲ってきた場所に引き返して安心を得ようとしている。彼の苦しみは続いていたのである。

このはじめの三カ月間の治療のあいだに、ジョージには、そうした症状のほかにははるかに多くの懸念すべき問題のあることがしだいにわかってきた。彼の性生活には、彼自身は問題はないと語っていたが、底知れない不可解なものがあることがわかった。グローリアと彼が性交渉を持つのは六週間に一回で、しかも、そのときには二人とも酒に酔っており、ほとんど暴力的ともいうべきすばやい動物的な行為だという。グローリアの「不機嫌」は何週間も続くということがわかった。私は彼女と面接し、彼女がひどい抑うつ状態にあり、彼女の心はジョージにたいする嫌悪感でいっぱいだということを知った。彼女は夫について、「弱くてめそめそしたぐうたら男」だと語っていた。一方、ジョージのほうも、しだいに、グローリアにたいする恐ろしいほどのいきどおりを口にするようになった。彼は彼女を、自己中心的で、まったく非協力的な、愛のない女だと見ていた。

ジョージは、上の二人の子供、デボラとジョージ・ジュニアからは完全にうとんじられていた。この二人の子供が自分に反抗するようになったのは、グローリアの責任だと彼は考えていた。家族のなかでジョージがつながりを持っていたのは末の子のクリストファーだけで、彼は、「グローリアの手からこの子を引き離しておくために」自分がこの子を甘やかしすぎているのではないか、という意識を持っていた。

自分の子供時代が理想的なものでなかったということはジョージも最初から認めていたことではあるが、しかし、子供時代のことを思い出すように私がしむけるにしたがって、徐々に、自分の子供時代が、自分で考えている以上に有害で恐ろしいものだったことを認めはじめるようになった。たとえば、八歳の誕生日のことを彼は思い出すことができた。その日、父親が、彼の妹がかわいがっていた子猫を殺してしまったのである。その朝ジョージは、その日もらえるはずの誕生日のプレゼントのことを考えながら、朝食前のベッドの上に座っていた。そのとき、子猫が彼の部屋に転がりこむようにして入ってきて、そのあとを父親が、ほうきを手にして怒り狂って追ってきたのである。子猫が居間の敷物を汚したものらしかった。ジョージがベッドのなかでおびえながら、やめさせようと叫び声をあげているあいだも、父親は寝室のすみまで子猫を追いつめて、ほうきの柄《え》でなぐりつづけて殺してしまったのである。これは、父親が州立病院に入院させられる一年前のことである。

また、ジョージは、彼の母親も父親とほぼ同じ程度に錯乱していたことを認めるようになった。ジョージが十一歳のときのある夜、母親は、心臓発作に襲われた教会の牧師の回復を願って、明け方までひざまずいて祈るよう彼に強制し、寝かせてくれなかったというのである。ジョージはその牧師を嫌っていたし、毎週、水曜日の夜と金曜日の夜、それに日曜日は一日中、母親に連れていかれるペンテコステ派の教会も嫌いだった。教会の儀式の最中、母親が、法悦《ほうえつ》状態で「ああ、イエス様」と叫びながら、奇妙な言葉遣いや身をくねらすようなしぐさをすることに、ひどい困惑と恥ずかしさを感じていたことを彼は思い出した。

祖父母といっしょの生活も、彼が自分で思い出したがっているような牧歌的なものではなかった。祖母とのあいだには、温かくて優しい、それに、おそらくは彼にとって救いになっていたと思われるつながりがあったことは事実であるが、その祖母との関係も心もとないものに思われることがしばしばだった。ジョージの家族は、父親が入院したのちの二年間、祖父母といっしょに暮らしていたのであるが、その間彼は、祖父が祖母を毎週のようになぐりつけるのを目撃している。そのたびに彼は、祖母が殺されるのではないかと心配したという。彼は外出するのを恐れていた。というのも、自分のような無力な者でもそばにいてやれば、祖母が殺されるのを防ぐことができると考えたからである。

以上のような断片的な情報は、ジョージの口を割らせるようにして私がききだしたものである。彼は何度も、解決不能のように思われる自分の現在の問題をくどくど語ったり、過去の苦々しい事実を思い出したりすることに意味があるとは思えないと不平をもらしている。「私が望んでいることは、あの考えや衝動を自分の心から追い払うことです。過ぎてしまった、いまさらどうしようもない不愉快なことを話したって、それがあの症状を治すのにどう役立つのかさっぱりわかりません」彼はこう言っていたが、その間も、自分の強迫観念や強迫衝動についてはひっきりなしに語っている。そのつど彼は、自分の新しい〝考え〟について微に入り細にわたって説明し、その衝動に身をまかせるべきかどうかを決めるときの苦しみを、あたかも楽しんでいるかのように語っていた。

やがて、実は彼は、自分の人生の現実に対処するのを回避するために、そうした症状を利用しているということが明らかとなってきた。

「あなたにそうした症状が現れる原因のひとつは、そうした症状が煙幕《えんまく》の役目を果たしているからです」私は彼に説明してやった。「自分の強迫観念や強迫衝動について考えたり話したりしていれば、その原因となっているもっと根本的な問題を考えずにすむからです。あなたがこの煙幕を利用するのをやめようとしないかぎり、つまり、自分のみじめな結婚生活やひどい子供時代のことをもっとしっかりと認識しないかぎり、いつまでもあの症状に苦しめられますよ」

また、ジョージは、死の問題についても、これにはっきりと目を向けるのをいやがっていることが明らかとなってきた。「自分がいつかは死ぬことはわかっています。しかし、なぜいま、そんなことを考えなければならないんですか。ぞっとしますよ。それに、どうしようもないことじゃないですか。考えたからといってなんとかなるもんじゃないでしょう？」

私は、彼のそうした態度はほとんどこっけいにすら見えるということを指摘してやるつもりだったが、あまり効果はなかった。「実際にはあなたは、いつも死について考えています。もし、あなたが死について何も考えていないとしたら、あなたの強迫観念や強迫衝動はいったいなんだと思います？　それに、夕暮れどきにあなたが感じる不安はなんだと思いますか。あなたが夕暮れが嫌いなのは、夕暮れがその日一日の死を意味するからで、それが自分自身の死を思い出させるからだということは、明らかじゃないですか。あなたは死を恐れています。それはいいでしょう。実は私もそうです。しかし、あなたはその恐怖に目を向けるかわりに、その恐怖を避けようとしています。あなたの症状は、あなたが死について考えているからではなく、死についてどういう考え方をしているかが原因となっていることです。死の恐怖に打ち勝って、自分から進んで死について考えることができるようにならないかぎり、いつまでも、あの強迫観念というかたちで、いやいやながら死について考えつづけることになりますよ」

しかし、いかに優れた言いまわしでこの問題を説き聞かせようとしても、ジョージには、問題に立ち向かおうという気持ちは起こりそうもなかった。

それでも彼は、自分の症状から逃れようとやっきになっていた。彼が、死の問題や、妻や子供たちからうとんじられているという問題について語るよりも、自分の症状について語るほうを好んでいたことは事実である。しかし、その一方では、自分の強迫観念や強迫衝動にひどく苦しんでいるのも疑いのない事実である。そのうちに彼は、この強迫観念や強迫衝動にとりつかれたときは、車を止めて私に電話をかけてくるようになった。そして、きまってこういう言い方をした。「先生、いま私はローリーにいます。二、三時間前に例の考えが起こったところです。今日は夕食までに帰ると女房に約束したんですが、その場所にもどっていたら夕食までに帰れなくなります。どうしたらいいかわからないんです。家に帰りたいのに、どうしてもあの場所にもどらなければならないような気がするんです。先生、なんとかしてください。どうすればいいのか教えてください。もどっちゃいけないって、そう言ってくださいよ。こんな衝動に負けちゃいけないって、そう言ってくださいよ」

そのたびに私は、どうすればいいか教えるつもりはない、どうすればいいかを教えるような力は私にはない、自分の心を決める力は自分しか持っていないのだ、自分に代わって決心させてくれるよう人に頼むのはいいことじゃない、ということを辛抱強く説明するのだが、私のこの答えに彼は納得しなかった。

治療に来るたびに彼はこう不平をもらしている。「もし先生が、もうそんなことはするなと言ってくれれば、しなくなるのはわかってるんです。もっとよくなっているはずです。どうして先生が助けてくれないのかわかりません。先生が言うことはいつも同じです。どうすればいいのか教えるのは自分の役目じゃない、と言うだけです。でも、こうして私が先生のところに通っているのは、助けていただきたいからです。それなのに先生は助けてくれない。どうしてそんなに冷たいのか理解できません。先生には、助けようという気がないみたいだ。先生が言うことは、いつも、自分の心を決めるのは自分だということだけです。だけど、それが私にはできないんです。この苦しみがわからないんですか。助けてくれないんですか」

こうしたことが毎週続いた。ジョージの症状は目に見えて悪化していった。下痢《げり》を起こし、体重が減少し、しだいにやつれていった。また、涙もろくなり、すすり泣きすることが多くなった。ほかの精神科医に診てもらったほうがいいんじゃないか、とも彼は考えていた。また、私自身も、この患者にたいする自分の処置が正しいのかどうか疑問をいだきはじめていた。すぐにも入院が必要なのではないか、とも思われたのである。

しかし、その後、何かが突然変わったように思われた。ジョージの治療が始まってから四カ月近くが過ぎたある朝、彼は、目に見えて陽気な姿で口笛を吹きながら診療室に現れた。私はすぐさま、彼のその変化についてきいてみた。

「ええ、たしかに今日は気分がいいですね」ジョージもこれを認めた。「どうしてなのかわからないんですが、これでまる四日、例の考えも起こらないし、あの、現場にもどりたいという気持ちも起こらないんです。たぶん、あのせいだと思います。とうとう、トンネルの先に光が見えはじめたんです」

しかし、自分の症状にたいする懸念がなくなったにもかかわらず、それまでと同様、彼は、自分の家庭生活の苦しい現実や子供時代に目を向けようとしない。彼独特の「男の冷静さ」をとりもどしたジョージは、私にうながされるままに、そうした苦しい現実についてどちらかといえばすらすらと語るが、しかし、それは、まったく現実感の伴わない話し方だった。

ところが、その日の診療が終わる直前になって、突然、彼はこう質問してきた。

「先生は悪魔の存在を信じますか」

「これはまた、奇妙な質問ですね」私は答えた。「それに、とてもむずかしい質問です。どうしてそんなことをきくんですか」

「いえ、とくに理由はないんです。ただの好奇心です」

「逃げちゃいけない」私は彼の顔を見つめて言った。「何か理由があるはずです」

「ええ、まあ、ただちょっと、先生はサタンを崇拝する気味の悪いカルトについてたくさんお読みになっていると思ったものですから。たとえば、サンフランシスコのわけのわからない集団だとか、そんなものです。最近、そういう連中のことがよく新聞に載っていますから」

「たしかにそうですね。しかし、どうしてそんなことを考えるようになったんです。

なぜ、この治療の最中に、突然そんなことを考えたんですか」

「わかりません。わかるわけがないでしょう」ジョージはうんざりした様子を見せて答えた。「ただ、頭のなかに浮かんできただけです。頭に浮かんだことは全部話すように先生に言われたもんですから、言われたとおりにしただけです。それが頭のなかに浮かんだ、それを先生にお話しした。それだけです。なぜ浮かんだのかはわかりません」

これ以上続けようがないように思われた。その日の診療は終わりに近づいていたので、その問題はこれで終わりにした。その次の診療の日にも、ジョージは気分がよさそうだった。体重も二、三ポンド増え、やつれた感じもなくなっていた。

「二日前、また別の考えが浮かんできました。でも、とくに気にはしませんでした。もうこんなばかげた考えに悩まされないぞって、自分に言いきかせたからです。あんなものはまったく意味のないことだということがはっきりしたからです。私もいつかは死にます。だからどうだっていうんです。その場所にもどってみようという気にもなりませんでした。もどってみようかという気持ちがちらっとよぎった程度です。そういうばかげたことのために、どうしてそこまでもどらなければならないんだって、そう考えました。とうとう私は、自分の病気をやっつけたんだと思いますよ」

このときも私は、もはや彼が自分の症状にとらわれていない以上、自分の結婚生活の問題にもっと真剣に目を向けるよう手を貸そうとした。しかし、彼の「男の冷静さ」は攻略不能のものに思われた。私の質問にたいする彼の答えは、表面的なものにしか思えなかった。

私は不安な気持ちにとらわれた。まさしくジョージは快方に向かっているように思われる。本来ならば喜んでいいはずだったが、彼の快復の原因が私にはまったく理解できなかったからである。彼の生活、あるいは自分の生活にたいする彼の取り組み方には何の変化もない。だとすると、どうやって彼は快復しはじめたのか。私はそうした自分の不安な気持ちを心の奥のほうに押しこめた。

その次の診療は夕刻だった。ジョージは元気そうな様子でやってきて、以前にもまして「男の冷静さ」を強化していた。いつものように私は、彼に自分から話を始めるようにしむけた。ちょっとした沈黙ののち、彼は、なんら不安げな様子を見せることもなく、どちらかというと気楽な調子でこう語りはじめた。「先生に打ち明けなければならないことがあります」

「ほお、そうですか」

「その……このごろ私は気分がよくなってきているんですが、なぜなのか、その理由を先生にお話ししていませんでした」

「ほお」

「二、三回前に先生に診ていただいたとき、先生が悪魔の存在を信じているかどうか、おたずねしたことを覚えていらっしゃいますか。そのとき先生は、どうしてそんなことを考えるようになったか知りたいとおっしゃっていました。あのときは正直にお話ししなかったんですが、実は、その理由は私にはわかっていたんです。ただ、そんなことをお話しするのはばかげているように思ったんです」

「続けてください」

「いまでもばかげているとは思っていますよ。要するに、先生が助けてくれなかったからです。あの〝考え〟が私にとりついたときに、先生は何もしてくださらなかった。その場所にもどらなくてもすむように助けてくれなかったからです。それで、自分の衝動に負けないようにするためには、自分でなんとかしなければならないと思ったわけです。だから、そうしたんです」

「そうしたって、何をしたっていうんですか」

「悪魔と協定を結んだんです。といっても、私は実際に悪魔の存在なんか信じているわけじゃありませんが、ともかくも、何かしないわけにいかなかったからです。そうでしょう？　それで、こういう契約を悪魔と結んだんです。つまり、もし私が自分の衝動に負けてその場所にもどったら、私のその〝考え〟がほんとうになるよう悪魔がとりはからう、という契約を結んだんです。わかりますか」

「どうもよくわかりませんね」

「つまり、たとえばこのあいだ、チャペル・ヒルのそばを走っているとき、こんな考えにとりつかれました。『こんどこの道を走るときは、おまえの車はあの堤防から落ちて、おまえは死ぬ』。いつもでしたら、何時間もぐずぐず考えて、結局は、それがうそだということを確かめるためにその堤防までもどっていたはずです。そうでしょう？　ところが、悪魔とその協定を結んでいるから、もどるわけにはいきません。その協定には、もし私があの場所にもどれば、ほんとうに車ごと堤防から落ちて死ぬように悪魔がしむけることになっているからです。自分が死ぬことがわかっているのに、もどるわけがありません。つまり、もどらないほうが都合がいいからです。これでおわかりになったでしょう？」

「その仕組みはわかるような気がしますね」私はあいまいな返事をした。

「ええ、うまくいってるみたいですよ」ジョージは愉快そうに言った。「これまで二度もあの考えにとりつかれましたが、どちらの場合も、その場所にもどらずにすんでいます。もっとも、ちょっとばかり気がとがめてもいますけどね」

「気がとがめる?」

「ええ、罪の意識です。つまり、人間は悪魔なんていうものと契約なんか結んじゃいけないことになってるんでしょう? それに、私は、悪魔の存在なんてものを本気で信じているわけでもないんですから。しかし、これでうまくいくんだったら、それでいいじゃないですか」


私は黙っていた。どう言っていいかわからなかったのである。ことの複雑さにとまどってもいたし、自分自身の気持ちも複雑なものになっていたからである。ジョージと私は、静かな、一見して安心感を与える私の診療室に座っていたのであるが、二人を隔《へだ》てているテーブルの上の電灯のやわらかな光を見つめながら私は、無数の思念がまったくばらばらに自分の頭のなかに押し寄せてくるのを感じていた。彼の強迫観念の迷路に出口を見いだすことは不可能だ、非現実的な想念を否定したいという衝動を抑えるために、存在もしない悪魔と契約を結ぶなどということを理解することは不可能だと私は考えていた。木を見て森を見ないということになりかねないと意識していたので、私はただ座ったまま電灯の光を見つめ、診療室の時計が時を刻む音を聞いていた。

「どう思います、先生?」

「わかりません。どう考えたらいいのか、私にはわからない。もう少し時間をかけて考える必要があると思いますよ。あなたにどう返事をすればいいのか、いまのところ、まだ私にはわかりません」

私はまた電灯を見つめ、時計がまた時を刻みはじめた。それからまた五分が過ぎた。ジョージはこの沈黙に当惑している様子だった。とうとう彼はこの沈黙を破った。

「あの、まだお話ししてなかったことがあるんですが……私がちょっとばかり罪の意識を感じているのには、もうひとつ理由があると思うんです。この悪魔との契約はもうひとつあるんです。ほんとうは私は悪魔の存在なんてものを信じていません。ですから、私がその場所にもどったとしても、悪魔が私を殺すなんて、ほんとのところは信じることができなかったんです。それで、保証が必要だったんです。私がその場所にもどらないようにするために、保証になるものが必要でした。それで、どうすればいいかって考えたんですが、思いついたのは、自分がこの世でいちばん愛しているのは息子のクリストファーだということです。それで、これを契約のなかに入れて、もし私が衝動に負けてその場所にもどったら、悪魔が息子を殺してもいいということにしたんです。私が死ぬだけでなく、息子も死ぬんです。これで、もう私がその場所にもどれなくなったわけがおわかりになったと思います。かりに悪魔なんてものがほんとうは存在しないとしても、そんなことで自分の息子の命を危険にさらしたくはありません。私はクリストファーを愛していますから」

「それで、息子さんの命まで悪魔との取引に巻きこんだっていうわけですね」私はぼうっとした頭でこうききかえした。

「ええ。これはよくないことですよね。私が罪の意識を感じているのは、そのせいでもあるんです」

私はふたたび沈黙におちいったが、それでも、少しずつ問題を整理しはじめていた。すでに診療時間の終わりに近づいていた。ジョージは帰り支度を始めている。

「まだですよ」私は命令口調でこう言った。「今日はほかに診療の予定がないから、さっきの質問にお答えしたいと思います。もう少しで答えが出るところです。もしお急ぎでなかったら、もう少し待って、私の答えが出るまで座っていていただけませんか」

ジョージは、居心地悪そうにして待っていた。彼に居心地の悪い思いをさせるつもりは私にはなかった。精神科医として私は、審判を下すようなことはしないように訓練を受けてきたし、また、自分でもその訓練を積んできたつもりである。治療は、患者自身が、自分が施療者から受け入れられていると考えていないかぎり、効果があがらないものである。患者は、自分が受け入れられているという雰囲気のなかにおいてのみ、自分の秘密を打ち明け、自分自身の価値観を発展させることができる。治療の進展過程のある時点においては、施療者は、特定の問題について患者と対立し、患者にたいして批判的判断を下すことも必要になる、というより絶対的に必要なことが多い。これは、長年の臨床経験を通じて私が学んできたことである。しかし、理想的には、このある時点というのは、治療がもっと進んだ段階、つまり、患者と施療者のあいだの関係が確立したときだということも私は知っている。ジョージが私の治療を受けはじめてからまだ四カ月しかたっていないし、まだわれわれの関係はあまり進んでいない。こうした初期の段階で、また、この種の基本的な問題について、彼にたいして審判を下すような危険を冒すことには気が進まなかった。しかし、その一方では、これをせずにおくことも危険なことのように思われた。

ジョージはこれ以上黙って待っていることに耐えられなかった。私が決断を下そうと最後の苦闘を続けている最中に、彼はこう口走った。「ねえ先生、どう思います？」

私は彼の顔を見てこう言った。「あなたの言葉に従えば、あなたは罪の意識を感じておられる。これは、いいことだと思いますよ」

「どういうことですか」

「つまり、あなたは罪の意識を感じるべきだということです。あなたは、自分で気がとがめるようなことをした。あなたが、自分のしたことに気がとがめないようだったら、私はずいぶん心配したと思いますよ」

とっさにジョージは警戒心を強めた。「精神療法というのは、私を罪の意識から救ってくれるものだと思っていました」

「間違った罪の意識の場合にはね」私はこう答えた。「べつに悪いことをしてもいないのに罪の意識をいだくのは不必要なことですし、また病的なことです。それと同じように、悪いことをしていながら罪の意識を感じないというのも病気です」

「私が悪いことをしたというんですね」

「悪魔と契約を結ぶということで、何か悪いことをしたと思いますよ。何か、道徳的によくないことです」

「しかし、実際には私は何もしていません」ジョージが声をあげた。「わかっていただけないんですか。あれは全部、頭のなかで考えたことです。先生もそうおっしゃっていたじゃないですか。悪い考え、悪い意思、悪い感情といったものはない、実際に行動したときだけ、それが悪いことになるんだって。先生はこれを、精神医学の第一法則だと言っておられました。私は何もしていません。だれにも指一本触れていません」

「しかし、あなたは何かをした」私はこう答えた。

「何をしたっていうんです？」

「悪魔と契約した」

「しかし、あれは何かをしたってことにはなりません」

「そうですかね」

「そうですよ。わかりませんか。これは、全部、頭のなかのことです。私の想像がでっちあげたつくりごとです。私は悪魔の存在すら信じていません。言わせてもらえば、神の存在だって私は信じていません。その私が、悪魔の存在を信じるわけがないじゃないですか。生きている現実の人間と契約したというのなら話は別です。しかし、私はそんなことはしていません。悪魔は現実のものじゃない。だったら、私の契約も現実のものじゃないわけだ。存在してもいない相手と実際に契約を結べるわけがない。あれはほんとうの契約じゃなかったんです」

「悪魔と契約しなかった、と言うんですね？」

「ええ、契約はしましたよ。契約したって言ってるじゃないですか。しかし、あれはほんとうの契約じゃないんだ。先生は、言葉遊びで人をひっかけようとしてるんだ」

「いいや、違う。言葉遊びをしようとしているのはあなたのほうだ。あなたと同様、私には悪魔のことはわかりません。悪魔が男なのか、それとも女なのか、中性なのかも知りません。悪魔が肉体を持ったものなのか、精神的な力なのか、それとも、ただの概念にすぎないのかもわかりません。しかし、そんなことは問題じゃない。問題なのは、それがなんであれ、あなたがその悪魔と契約を結んだという事実です」

ジョージは戦術を変えようとした。「かりに私が契約したとしても、そんな契約は無効です。まったく無効な契約です。脅迫されて結んだ契約は合法的な契約じゃないってことは、弁護士ならだれでも知ってますよ。背中に銃をつきつけられて結んだ契約に責任を負わされることはないんだ。私が脅迫されていたのは確かなことです。私がどんなに苦しんでいたかは、先生だって知ってるはずです。何カ月も私は、先生に助けてくれってお願いした。それなのに先生は、指一本動かそうとしなかった。先生が私に関心を持ってくれていたってことはわかりますよ。しかし、なぜだか知りませんが、私の苦しみを軽くするようなことは何ひとつしてくれませんでした。先生が助けてくれないっていうんでしたら、ほかにどうしろっていうんですか。この数カ月間は、私にとっては拷問《ごうもん》でしたよ。まったくの拷問です。それが脅迫でなかったらなんだっていうんです？」

私は席を立って窓のそばまで行き、しばらく窓の外の何も見えない暗がりを見ていた。その瞬間がやってきた。私はジョージのほうをふりかえった。

「いいですか、ちょっとお話しすることがあります。よくきいててくださいよ。とても大事なことですから。これ以上大事なことはないくらい、大事なことです」

私は席にもどり、彼の顔を見つめたまま続けた。「あなたの性格には欠点があります。つまり、弱さです。その弱さというのは根本的なもので、これまで話しあってきた問題は、すべてこの弱さが原因となっているものです。あなたの結婚生活がうまくいかないのも、主にこの弱さが原因していることです。あなたの症状も、強迫観念も強迫衝動も、この弱さが原因で起こっているものです。そしていま、この悪魔との契約もこれが原因となったものです。それに、あなたがその契約を正当化しようとしているのも、この弱さが原因しているからです」

「基本的には、あなたは一種のひきょう者です。状況がちょっとでも厳しくなると、すぐに裏切りをはたらくようなことをします。自分がいつかは死ぬという現実に直面すると、あなたはその現実から逃げだしてしまいます。『ぞっとする』と言うだけで、それについて考えようとしない。自分の結婚生活がみじめなものだという苦しい現実に直面すると、やはりこれから逃げてしまう。そういう現実に面と向かって立ち向かおうとせず、何か行動を起こそうともせず、ただ考えることをやめてしまう。そういう、実際には逃げることのできないものから逃げようとするから、それが症状となって、つまり強迫観念や強迫衝動となってあなたにとりつくんです。そうした症状は、あなたにとって救いになっているのかもしれません。あなたは自分に言うべきです。『自分が何かにとりつかれているから、こうした症状が起こるのだ。そのとりついている幽霊がどんなものか見つけだして、そいつを自分の家から追いだしてやるんだ』って。ところが、あなたはそうは言わない。それを口にすれば、何か苦しいことに面と向かわなくてはならなくなるからです。それであなたは、自分の症状からも逃げだそうとします。症状に面と向かって立ち向かい、それが何を意味するのかを考えようとはせずに、それから逃げようとしています。そして、そう簡単には逃げ切れるものじゃないことがわかると、こんどは何か救いになりそうなものに助けを求める。それがどんなに不道徳、邪悪、あるいは破壊的なものであってもです」

「悪魔との契約も、強制されてやったことだから自分には責任はない、とあなたは弁解しています。たしかに、それは強制されてやったことです。そうじゃなければ、つまり、何か苦しいことから逃れようとしているときでもなければ、人は悪魔と契約を結ぶなんてことはしません。よく言われるように、もし悪魔がそのへんにひそんでいて、自分に寝返ってくる人間を待ちかまえているとすれば、間違いなく、何か脅迫的なものに苦しめられている人に目をつけるはずです。問題となっているのは、その脅迫的なものじゃありません。人がいかにその脅迫的なものに立ち向かうかが問題です。これに気高《けだか》く耐えて、克服する人もいます。これに負けて、寝返りを打つ人間もいます。あなたは寝返った。しかも、はっきりと言いますが、あなたは簡単に寝返ってしまった」

「簡単にです。簡単、安易、これがあなたにぴったりあてはまる言葉です。あなたは、自分のことを気楽な男、男らしい冷静さをそなえた男だと考えたがっています。たぶん、あなたは気楽な男かもしれません。ただ、そうやって気楽に、どこへ行こうとしているかというと、地獄以外に行くところはないと私は思っています。あなたはいつも楽な方法を求めています。正しい道ではなく、安易な道を求めています。正しい道と安易な道のどちらを選ぶかという問題にぶつかると、いつも安易な道のほうを選んでしまいます。苦しまなくてすむ道です。それどころか、安易な道を見つけだすためなら、あなたはどんなことでもします。自分の魂を売るようなこと、ご自分の息子さんを犠牲にするようなこともします」

「先ほども言いましたが、あなたが罪の意識を感じているのはいいことです。もしあなたが、なんでもいいから容易な道を選んでいることに気がとがめないような人間ならば、私にはあなたを助けることはできません。精神療法というものが容易な道ではないことは、これまでにおわかりになっているはずです。精神療法というのは、物ごとに面と向かって立ち向かうことです。たとえそれがどんなに苦しくてもです。精神療法というのは、逃げることではありません。逃げださないようにする方法です。精神療法というのは正しい道で、安易な道ではありません。自分の人生の苦しい現実――つまり、恐ろしかった子供時代、みじめな結婚生活、自分の死、自分の憶病さに面と向かって立ち向かおうとする気があなたにあるならば、私は何か手助けをしてあげられると思います。そして、あなたは、きっとうまくやると確信しています。しかし、もしあなたが、できるだけ簡単に苦しみから逃れることだけを望んでいるのであれば、あなたは悪魔にとりつかれた人間になると思いますし、精神療法ではあなたを救う方法はないと思います」

こんどはジョージが黙りこむ番だった。時計がまた時を刻みはじめた。その日のジョージの診療が始まってから、すでに二時間は経過している。ついに彼が口を開いた。

「いちど悪魔と契約した人間はもうそれから逃れられない、といったことが漫画の本か何かに書いてあったと思います。いったん自分の魂を売ってしまえば、もう悪魔はそれを返してくれないっていうんです。私の場合も、もう手遅れかもしれませんね」

「わかりませんね。さっきもお話ししたとおり、私はこうした問題にあまり詳しくありません。実際に悪魔と契約を結んだ人と会ったのは、あなたが初めてです。あなたと同様に私も、悪魔が現実に存在するのかどうかも知りません。ただ、あなたの治療から得た経験からすれば、現実に起こっていることについてはなんとか目星《めぼし》をつけることはできると思います。あなたは現実に悪魔と契約した。悪魔と契約したことによって、あなたにとって悪魔が現実のものになったんだと思います。苦しみから逃れたいという思いから、あなたは悪魔を現実の世界に呼びだしたんだと思います。あなたには悪魔を呼びだすだけの力がある。だったら、悪魔の存在を終わらせる力もあなたにはあると思います。直感的にですが、私の気持ちの奥には、これまでの過程を逆もどりさせることができるのじゃないか、という考えがあります。以前のあなたにもどることができるはずです。気持ちを変えて、脅迫に耐えようとする意志を持てば、あの契約は無効になり、悪魔は、自分の存在を現実のものにしてくれる人間を、あなた以外に求めざるをえなくなります」

ジョージはひどく悲しそうな顔をしていた。「この十日間、以前の何カ月間かにくらべてとても気分がよくなったと思うんですが」彼はこう言った。「ときどきは、あの考えにとりつかれることもありますが、まったく気にならなくなりました。もし、これを逆もどりさせるとすると、また二週間前と同じあの苦しみにもどることになります」

「そのとおりだと思います」

「またあの苦しみに自分からもどれと先生はおっしゃるんですか」

「それがあなたに必要だと言ってるんです。あなた自身のためです。私のためじゃありません。あなたにそうしろと求めることが役に立つのであれば、私はそうします」

「またあの苦しい状態にもどることを選べというわけですか」ジョージは考えに沈んだ様子でこう言った。「わかりません。できるかどうか、自信がありません。自分がそうしたいと思っているかどうかも、はっきりしません」

私は席を立ってこうたずねた。「来週月曜日、また来るつもりがありますか」

「ええ、また来ます」

ジョージも席を立った。私は彼に近づいて手を握った。「じゃあ、また月曜日。おやすみ、ジョージ」

あの日がジョージの治療の転換点だった。月曜日には、彼の症状はまったくもとの状態にもどっていた。しかし、変化もあった。もう彼は、あの場所にもどらないように言ってくれと私に訴えるようなことはしなくなった。また、ほんのわずかではあったが、死にたいする恐怖や、自分と妻のあいだにある理解と意思の疎通の深い溝について、以前よりも深く考えようとする気持ちになっていた。

時がたつにつれて、彼のこの気持ちはしだいに強くなっていった。そして最後には、私の助けを借りてではあるが、奥さんにも治療を受けるようすすめることができるようになった。私は彼女にほかの心理療法家を紹介し、彼女はその心理療法家のもとで大きな進歩を見せるようになった。二人の結婚生活はいい方向に向かいはじめた。

グローリアも治療を受けはじめたとなると、ジョージにたいする私の診療は、彼の「ネガティブ」な感情――つまり、怒りの感情、欲求不満、不安、意気消沈、そしてとくに、悲しみと嘆きの感情――を主な対象とするものになった。彼は、自分がきわめて感じやすい人間だということを理解できるようになっていた。つまり、季節の移り変わり、子供の成長、存在するもののはかなさ、といったことに自分が深く心を動かされる人間だということを理解するようになったのである。こうしたネガティブな感情のなかに、つまり、自分の感じやすさや優しさのなかに、苦痛にたいする弱さのなかに、彼の人間らしさがあるということを認識するようになった。彼特有の「男らしさ」を気取ることも少なくなったし、それと同時に、苦痛に耐える力が増していった。夕日を見るとあい変わらず心が痛んだが、しかし、もはや夕日に不安を感じるようなことはなくなった。彼の症状——強迫観念と強迫衝動——は一進一退をくりかえしてはいたが、あの悪魔との契約について話しあった夜以後、数カ月のうちにその症状が弱まり、翌年の末には完全に消え去った。

ジョージの治療は、診療が始まってから二年後に終了した。彼はまだ強い男とはいえないが、以前よりは強い男になっていることは確かである。

第２章　悪の心理学を求めて

モデルと神秘について

物事を見るには、さまざまな見方がある。

精神科医にとって人間を理解するときの最も慣れた方法が、健康か病気かという観点から人間を見るやり方である。この見方は医学モデルと呼ばれているものであるが、これは人間を見る際にきわめて有効な方法である。

この医学モデルに従えば、前章で紹介したジョージはきわめて明確な病気――つまり、強迫神経症に苦しんでいた人間の例である。この病気はよく知られており、種々の点から見てジョージの症例は典型的なものである。たとえば、この強迫神経症は幼児期にその根源を有するものであり、そのほとんどが適切さを欠いた排便のしつけから始まっている。ジョージの場合、自分がどのような排便のしつけを受けたのか自分では思い出すことができなかったが、彼の父親が、子猫が粗相《そそう》をしたという理由でなぐり殺していることからも、排せつをコントロールすることを学んだほうがいいと、ジョージが明確に意識していたことは容易に想像がつく。長じてジョージが、強迫神経症の患者によく見られる、とりわけ几帳面な大人になったのもけっして偶然ではない。

いまひとつ、この種の神経症にかかる人の典型的な特徴として、精神医学者が「呪《じゅ》術《じゅつ》的思考」と呼んでいる性癖があげられる。呪術的思考はさまざまなかたちをとるものであるが、基本的には、自分の考えがそのまま物ごとを引き起こす原因になると信じることである。幼児は、通常、呪術的な考え方をする。たとえば五歳の子供が、まだ赤ん坊の自分の妹が死ねばいいと考える。それからその子は、ほんとうに妹が死ぬのではないかと不安になる。というのは、妹が死ねばいいと自分が願ったからである。あるいは、その妹が病気にでもかかると、自分の考えたことが原因で病気になったのだと思い、罪の意識にとらわれる。通常、われわれは、こうした呪術的な思考に向かう傾向を卒業し、思春期のころには、人間には考えるだけで外界のできごとを支配する力はない、と確信するようになる。しかし、なんらかのかたちで不当な精神的外傷を受けた子供は、この呪術的思考の段階を抜け出せないことが多い。これはとくに、強迫神経症にかかっている人について言えることである。ジョージがこの呪術的思考段階を抜け出せなかったのは確かなことである。自分の考えたことが現実になると信じることが、彼の神経症の重要な部分を成している。自分の考えたことが現実に起こると信じたからこそ、何度も何度も、その考えが浮かんだときの現場に何マイルも車を走らせ、その考えの力を無効にし、あるいは取り消そうという衝動にとりつかれたのである。

こうした見方からすれば、ジョージの悪魔との契約は、彼の呪術的思考がいまひとつのかたちとなって現れたものにすぎないということになる。ジョージにとってこの契約は、それが現実になると自分が信じたがために、苦しみから逃れるための有効な戦術だと思えたのである。この契約は「ただ自分の頭のなか」だけのものではあったが、ジョージは、その契約条件によって自分と自分の息子が死ぬかもしれないと考えた。医学モデルに限定して考えるならば、このジョージの悪魔との契約は、彼の呪術的思考がとった多くの形態のひとつにすぎず、また、彼の呪術的思考は、彼がかかっていたごくありふれた精神的な病の典型的な特性だということができる。こうした観点からこの事象を理解することができれば、それ以上の分析は必要ないということになり、このケースヒストリーはここで終了する。

この見方からすれば、ジョージと悪魔との関係は、ありきたりの、とくに意味のないものになる。しかし、この事象をほかの観点から、つまり、伝統的なキリスト教的宗教モデルにもとづいて考えてみればどうなるであろうか。

この宗教モデルによると、人間（そして宇宙全体は）は、善の力と悪の力のあいだの、神と悪魔のあいだの、大きな戦いにとりこまれている。その戦いの場となっているのが個々の人間の心である。人生の全体的な意義はこの戦いをめぐって展開される。究極的な重要性を有する唯一の問題は、個々の人間の心が神にくみするか悪魔にくみするかということである。あの契約を通じて悪魔と関係を結んだジョージは、人間の知るかぎり最大の危険に自分の心をさらしたのである。明らかにこれは、彼の人生にとって危機的な一時点であった。しかも、人類全体の運命が彼の決意いかんにかかっていたということすらできる。天使の群れと悪魔の軍団が彼を見守り、その結果をたがいに競いあいながら、彼の想念のひとつひとつにとりついていたのである。結果的にはジョージは、悪魔との契約や関係を破棄《はき》することによって、地獄から神の栄光へと、そして人類の希望へと自分自身を救いだしたことになる。

ジョージの悪魔との契約は、単なる神経症の症候のひとつだったのか、それとも、宇宙的な意味を持つ彼自身の存在の重要な転機であったのか、そのいずれを意味するものだろうか。

医学モデルをけなそうというつもりは私にはない。医学モデルは、考えられるかぎりのモデル——その数は多い——のなかでも、精神の病を理解するうえで最も広く有効なものである。しかし、ある特定の時点における特定の事例においては、いまひとつ別のモデルがより有効なものとなることもある。

ジョージが悪魔との協定について語ったとき、私は、それを神経症のいまひとつの典型的症状と見なすべきか、それとも、モラルの危機の瞬間と見なすべきかの選択を迫られた。もし私が前者の可能性を選んでいたならば、即座に行動を起こす必要はなかった。しかし、後者を選んだ場合には、私はジョージにたいして、また世界にたいして、持てるかぎりの自分の力を結集してモラル論争に身を投じる義務を負うことになる。そのどちらを選ぶべきか。そして私は、ジョージの悪魔との協定を——たとえそれが単に彼の頭のなかだけのものであっても——非道徳的なものと見なすほうを選ぶことによって、また、彼に自分の非道徳性を直視させることによって、最も劇的な選択を行った。ある特定の瞬間において特定のモデルを選ばざるをえない立場に置かれたならば、最も劇的なもの——すなわち、検討の対象となっているできごとに最も大きな意味を付与するモデルを選ぶべきだと私は考えている。

もっとも、通常の場合には、ひとつのモデルだけをとりあげる必要もなければ、また、それは望ましいことでもない。われわれ北米人は月のなかに人間の姿を見るが、中央アメリカのある地域の人たちは月にウサギの姿を見るという。どちらが正しいだろうか。むろん、どちらも正しい。というのは、両者のいずれも、文化的にも地理的にも異なった視点に立って見ているからである。われわれがモデルと呼んでいるものは、単に選択的なものの見方にすぎない。もしわれわれが月――あるいはほかのいかなる事象であろうと――をできるかぎりよく知りたいと望むならば、可能なかぎりさまざまな視点から月を検証する必要がある。

したがって、本書の問題にたいする取り組み方は多面的なものである。問題を単純に（あるいは安直に）とらえることを好む読者は不満をいだくかもしれない。しかし、本書が主題としていることは、不完全な明確性で片づけるべき性格のものではない。人間の悪の問題は、一面的な理解で片づけるにはあまりにも重要な問題だからである。また、単一の基準系のなかでとらえるには、あまりにも大きすぎる問題だからである。というより、あまりにも基本的なものであるため、本来的に、また不可避的にミステリアスなものとなる。基本的現実の理解とは、達成しうるものではなく、ただ、それをめざして取り組み、それに近づくことができるものでしかない。また、近づけば近づくほど、それを理解していないということにますます気づき——そしてその不可解性に畏怖《いふ》の念をいだくものである。

それならなぜ理解しようと努めるのか、という疑問も生じる。しかし、そうした疑問こそ、ニヒリスティックな言葉、太古の昔からの悪魔の声である。われわれはなぜ行動し学ぶのか。その答えは簡単である。自分が関心を持っているものにたいして、たとえかすかなものといえども理解の光を得るということは、完全な暗やみのなかでのたうちまわるよりはましだからである。そのほうがより満足感を与えてくれるものであり、建設的なものだからである。われわれには、すべてを理解し支配することはできない。

だからこそ科学は、可能なかぎりにおいて、この世界の不可思議に入りこもうとしているのだ。また、だからこそ科学者たちは、徐々にではあるが、複数のモデルを受け入れはじめているのである。いまでは物理学者たちは、光が粒子であると同時に波であるという見方に気落ちするようなことはない。心理学に関していうならば、生物学的なもの、心理学的なもの、精神生物学的なもの、社会学的なもの、社会生物学的なもの、フロイト主義的なもの、論理療法的なもの、行動科学的なもの、実存主義的なもの、というようにモデルは豊富にある。また、ひとつの新しいモデルを先端的知識として唱道する革新的な人間を科学が必要とする一方で、可能なかぎり全体として理解されることを求める患者たちは、人間の心の不可解性にあらゆる角度から取り組む能力を持った精神療法医（心理療法家）を必要としているのである。

しかし、厳格な言い方をするならば、科学はいまだ、偏見のない、心の広いものとはなっていない。本章のタイトルは「悪の心理学を求めて」となっているが、これはまさに、心理学と呼ぶに値する人間の悪に関する科学的知識の実体がまだわれわれにはないからにほかならない。なぜ、ないのか。悪の概念は、数千年の昔から宗教的思念の中心を成してきたものである。にもかかわらず、この問題にきわめて重要なかかわりを持っているはずの心理学という科学には、事実上この悪の概念が欠落している。こうした奇妙な状況の主因は、これまで科学的モデルと宗教的モデルが、まったく混和不能のもの――水と油のようにたがいにあいいれない、たがいに反発しあうものとされてきたことにある。

十七世紀の後半、ガリレオ事件が科学と宗教いずれにとっても有害なものだとされて以来、科学と宗教は、たがいにかかわりを持たないという不文律の社会契約を結んできた。つまり、世界が「自然」と「超自然」とに、きわめて専断的に分けられてしまったのである。宗教は、「自然界」は科学の占有領域であることを認め、一方の科学は、精神的なもの——あるいは価値観とかかわりを有するもの——のいっさいから身をひくことに同意したのである。というより、科学は、みずからを「価値観を排除するもの」と定義してしまったのである。

そのため、過去三百年のあいだ、宗教と科学のあいだには完全な絶縁状態が続いてきた。この両者の離婚——ときにはこの離婚は敵対的なものであったが、多くの場合、明らかに友好的な離婚でもあった——によって、悪の問題は宗教的思索家の管理すべきものだと宣言されたのである。ごくわずかな例外を除いて、科学者は、離婚後の子供にたいする面会権すら求めることを放棄してしまった。「悪」という言葉そのものが、先験的に価値判断を必要とするものである。したがって、価値観を厳格に排除する科学には、この問題を扱うことすら許されていないのである。

しかし、こうしたこともいまでは変わりつつある。宗教的価値観や宗教的真理を除外した科学は、究極的には「ドクター・ストレンジラブ」（映画『博士の異常な愛情』の主人公。核戦争しか頭にないインテリの狂人）的な軍備競争の狂気となり、また、科学的自己認識や自己監視を欠いた宗教は、南米ガイアナのジョーンズタウンの「人民寺院」に見られた、ラスプーチン（一八七二—一九一六。ニコライ二世当時のロシアで、絶大な権力を振るった怪僧）的狂気の様相を呈《てい》するものと思われる。今日、多様な要素のすべてを包括して考えるためには、宗教と科学の分離はもはや通用しなくなっている。

今日、この科学と宗教の再統合を迫る要因は数多く見られ、そのひとつが悪の問題である。いまでは価値観を排除することのない科学の創設が望まれるまでになっている。すでにこの科学と宗教の再統合は始まっているのである。これはまさしく、この二十世紀後半の知性の歴史のなかでも最も興奮すべきできごとである。

科学はまた、悪の問題を、それに伴う不可解性の大きさゆえに避けてきた。科学者が不可解なものにたいして食指を動かしていないというわけではない。不可解なものに取り組む際の科学者の姿勢や方法が、一般に、還元主義的なものになっているということである。科学者の考え方は「左脳的」なもの、つまり分析的なスタイルである。科学者が基準とする手順は、小さな断片的なものを食いちぎって、そうした断片を、どちらかといえばそれぞれを分離させた状態で検討の対象にするというやり方である。科学者は、大きな神秘よりも小さな不可解事のほうを好む。

一方、神学者たちの食欲は神と同程度に大きなものである。神の存在が自分たちの消化力を超えた大きなものだという事実を前にしても、神学者たちはいささかもひるむことはない。それどころか、不可解性からの逃避先を宗教に求める者もいれば、宗教を不可解なものに近づく道と考える者もいる。後者の人たちは、科学の持つ還元的方法をとり入れることを嫌っているわけではないが、黙想、直感、感覚、信仰、啓示といった、より統合的な「右脳的」探究手段を用いることにためらいを感じない。こうした人たちにとっては、不可解性（神秘）は大きければ大きいほどいいのである。

悪の問題は、まさにきわめて大きな神秘である。悪の問題は単純に還元主義の対象とすることのできないものである。しかし、人間の悪に関するある種の問題は、しかるべき科学的研究の対象となりうる程度の大きさに縮小可能だということに、われわれは気づくべきである。もっとも、そのなぞの断片はたがいにあまりにも密接に結びついているため、これをばらばらに分離することはむずかしく、また、それがゆがみを生じさせるもととなる可能性もある。しかも、このなぞの規模があまりにも大きなものであるため、その巨大な全体像についてかすかな理解以上のものを得ることは、現実には期待しえない。初期のころの科学的探究と同様に、解答よりも多くの疑問をかかえる結果となる。

たとえば悪の問題は、善の問題と切り離して考えることがまず不可能なものである。この世に善がなければ、われわれは悪の問題を考えることすらしないはずである。私はこれまで、「この世になぜ悪があるのか」といった質問を患者や知人から受けたことは何度かある。ところが、「この世になぜ善があるのか」という質問を発した人はこれまでいない。これは奇妙なことである。あたかもわれわれは、この世は本来的に善の世界であって、なんらかの原因によって悪に汚染されているのだ、という前提に立って考えているかのようである。しかし、われわれの持っている科学的知識をもとにして考えるならば、実際には悪を説明するほうが善を説明するよりも容易である。物が腐敗するということは、自然科学の法則に従って説明可能なことである。しかし、生命がより複雑なかたちに発展するということは、それほど容易に理解できることではない。

一般に、子供がうそをつき、物を盗み、ごまかしをはたらくことは、日常的に目にすることである。こうした子供たちがまったく正直な大人に成長しうるという事実のほうが、まさしく驚嘆すべきことのように思われる。勤勉よりも怠惰のほうが広く一般に見られるものである。こうしたことをまともに考えるならば、この世は本来的には悪の世界であって、それがなんらかの原因によって神秘的に善に「汚染」されていると考えるほうが、その逆の考え方をするより意味をなすものかもしれない。善の不可解性は、悪の不可解性よりはるかに大きなものである。

こうした不可解性は逃れることのできないものである。「悪の心理学を求めて」という本章の章題そのものがゆがんだものである。これはむしろ、「善と悪の心理学を求めて」とするべきである。人間の善の問題を同時に研究することなしに、人間の悪の問題を正しく研究することはできない。それどころか、これは本書の最後の章で明らかにするつもりだが、実を言うと、悪の問題にのみ焦点を当てることは、研究者の心にきわめて大きな危険を及ぼすものである。

生と死の問題

論を進めるうえで、すくなくとも言葉の定義について考える必要がある。広く一般に受け入れられている悪の定義がないというのも、この問題の不可解性の大きさを物語るものではある。しかし、われわれの心のなかには、悪というものについて、万人に共通するなんらかの了解事項があると私は考えている。いまのところ私は、私の息子の言ったことを思い出す程度のことしかできない。八歳の子供特有のものの見方で、息子はこう語っている。「変だね、お父さん。悪（evil）っていう字のつづりは、生きる（live）っていう字のつづりと逆になってるんだね」。たしかに、悪は生に対置《たいち》されるものである。生命の力を阻《はば》むものが悪である。簡単に言うならば、悪は殺すことと関係がある。具体的には、悪は殺りく——つまり、不必要な殺し、生物的生存に必要のない殺しを行うことと関係している。

悪は殺しと関係があると言ったが、これは肉体的な殺しだけを言っているのではない。悪は精神を殺すものでもある。生――とくに人間の生――には不可欠の特性がいろいろとある。意識、可動性、知覚、成長、自律性、意志といったものがそれである。肉体を破壊することなく、こうした特性のひとつを殺す、あるいは殺そうとすることもできる。したがって、われわれは、たてがみ一本傷つけることなく馬を「破壊」することもできれば、髪の毛一本傷つけることなく子供を「破壊」することすらある。エリッヒ・フロム（一九〇〇―一九八〇。新フロイト派の代表的精神分析学者・社会学者。ナチスに追われてアメリカに亡命）はこの事実を鋭くついている。フロムは「屍《し》姦《かん》症」の定義を拡大して、他人を支配したいというある種の人間の欲望――他人を支配可能なものにし、その人間の他者依存性を助長し、自分自身で考える能力を弱め、その人間の独自性および独創性を減じ、その人間を制御可能な状態に抑えこんでおきたい、という欲望をもこれに含めている。フロムは、その著 *The Heart of Man : Its Genius for Good and Evil*（邦訳題『悪について』紀伊國屋書店）のなかで、「生を愛する」人間、つまり、生の姿の多様性と個人のユニーク性を尊重しこれを育成する人間と区別して、「屍姦症的性格」というタイプを論証している。この種の性格の人間が求めていることは、他人を従順な自動機械に変えることによって人生の不都合を回避し、他人から人間性を奪うことである。

したがって悪とは、とりあえず、人間の内部または外部に住みついている力であって、生命または生気を殺そうとするものである、ということができる。また、善とはこれと反対のものである。善は、生命と生気を促進するものである。

＊

この本のめざす目的は、われわれ人間の生命について真剣に考え、その結果として、人間の悪についてもはるかに真剣に——科学の手法を含めてわれわれが手にしているあらゆる手段を用いて——研究することをわれわれにうながすことにある。悪について、それが何であるかを、そのぞっとする実態のあらゆる面において認識することをうながしたいというのが、私の意図するところである。生命にたいして、より豊かに奉仕しようというのが、私の意図しているところである。できることなら悪を治療し、われわれにそれができないときには（現時点においてはできないことが多いが）、ある特定の症例についてその治療法を発見し、そして究極的にはその醜悪さを地球上から消し去るためにさらに進んで悪を研究する。これが、人間の悪を認識するうえでの唯一正当な理由となりうるものである。

したがって私は、悪の心理学の発展をめざすとはいえ、抽象的な悪の研究について語っているのでもなければ、生命および生気という価値から分離した抽象的な心理学について語っているのでもない。病気を治そうという意図なしに病気を研究することはできない。さもなくば、それはナチのやったことと同じものになってしまう。悪の心理学は治療のための心理学でなければならない。

いやしとは愛がもたらす結果である。愛の果たす役割のひとつがいやしである。愛のあるところにはいやしがある。そして愛のないところには、かりにあったとしても、きわめてわずかないやししかありえない。逆説的な言い方になるが、悪の心理学は愛の心理学でなければならない。それは、生命にたいする愛にあふれたものでなければならない。その方法は、その過程のあらゆる段階において、真実にたいする愛のみならず、生命にたいする愛、温かさと光と笑い、自発性と楽しさ、そして奉仕と人間にたいする心遣いに従ったものでなければならない。

あるいは、こう語ることによってすでに私は、科学を不純なもので汚《けが》していることになるかもしれない。しかし、さらに科学を「汚す」ことを許していただきたい。科学的心理学は――もしそれが、不毛な、死んだ、したがってそれ自体で邪悪なもの以外のものであろうとするならば、また、もしそれが、豊かな、肥《ひ》よくな、人間的に生産的なものであろうとするならば――現時点においては一般に「科学的」でないとされているものをも多くとり入れるべきであると私は提言したい。たとえば、文学、とくに神話にたいしてまじめな関心を払うべきである。さまざまな時代を通じて悪と戦ってきた人類は、意識的あるいは無意識に、自分たちの学んできた教訓を神話のなかにとり入れてきた。神話の実体はそうした教訓の膨大《ぼうだい》な貯蔵庫であり、いまもなお、われわれ人間はその貯蔵庫の中身を増やしつつある。たとえば、J・R・R・トールキン（一八九二―一九七三。南ア生まれのイギリスの言語学者・作家。文献学者としても知られる）の有名なファンタジー『ホビットの冒険』や『指輪物語』三部作に出てくる乱暴者ゴラムの性格は、これまでに書かれたもののなかで、人間の悪を描いたものとしては最高と考えられる。トールキンは文学の教授であったが、人間の悪については、すくなくとも精神科医あるいは心理学者と同等の知識を持っていたことは確かである。

一方、その反対の極にあるものとして、悪の研究には「ハード・サイエンス」の手法もまた適用する必要がある。つまり、単なるロールシャッハ・テストだけではなく、最も先端的な生化学的手法や遺伝パターンに関する高度の統計学的分析をも必要とするのである。本書のごく初期の段階の草稿に目を通したある編集者は、「まさか、人間の悪が遺伝学や生化学あるいは物理学の問題だと言うつもりじゃないでしょうね」と驚いていたが、しかし、ほとんどすべての病気には身体的要因と情動的要因の両方が作用していることをわれわれが学びつつあるということは、この編集者も十分承知していたはずである。優れた科学、優れた心理学は、偏狭《へんきょう》なものであってはならない。あらゆる道を探り、あらゆる石を裏返して調べるべきである。

また、いうまでもなく悪の心理学は宗教的心理学でなければならない。こう言ったからといって、それがある特定の神学体系を包含《ほうがん》したものでなければならないということではない。ただ、あらゆる宗教的伝統から得られる有効な知識を包含するだけでなく、「超自然」の実態をも認識するものでなければならないということである。悪の心理学は、愛と生命の神聖さに従ったものでなければならない。純粋に現世的な心理学ではありえないのである。

悪についてはさまざまな神学的モデルがあるが、そのすべてに共通して言える欠陥が、殺人などの人間の悪と、火災、洪水《こうずい》、地震などによってもたらされる死や破壊などの自然の悪とを適切に区別していないことだと思われる。私が悪に関する本を書いていることを知ったある友人はこう語っている。「うちの息子の脳性まひについてもわかるようなものを書いてくれるんだろうね」。しかし、私にはこれはできない。私が書こうとしているこの本は、もっぱら人間の悪をテーマとするもので、主として「悪い人間」に焦点を当てた本である。

また本書は、この問題について徹底した調査を行うことを意図したものでもない。

私の行おうとしていることは学術的なものでもないし、また、徹底したものでもない。私にできるかぎり、問題の核心をつき、われわれを科学的学術性と徹底性に向かわせようというつもりで書いているものである。キリスト教以外の宗教的伝統もまた、悪の心理学と目されるものを多く提供してくれるものではあるが、私自身は、この心理学をめざすに際して、キリスト教徒としての私自身の言葉を用いて語るつもりである。

同様に、この問題に関して、存在するかぎりの心理学理論を検証するつもりも私にはない。われわれにはまだ「心理学」という名にふさわしい人間の悪に関する科学的知識の実体はないが、この種の心理学の発展を可能にする基礎は、行動科学者たちによってすでに築かれている。フロイトによる無意識の発見やユングの「影」の概念が、いずれもその基本となっているものである。

ただし、一人だけ、その研究について多くを述べておく必要のある心理学者がいる。ヒトラー時代のユダヤ人迫害を逃れて亡命した精神分析学者エリッヒ・フロムがその人であるが、彼は、その晩年の多くを費やしてナチズムの悪について研究している。フロムは、邪悪なパーソナリティー・タイプなるものを明確に特定し、邪悪な人間について深く探究し、また、そうした人間についてさらに研究を進めるべきだと説いた、最初にしてただ一人の科学者である。

もっとも、フロムのそれは、第三帝国時代の特定のナチの指導者や大量虐殺《ホロコースト》に関する調査にもとづくものであり、その研究の対象となった人間が歴史の審判によってすでに悪であるとの確証が得られているという点で、私が行おうとしていることにくらべて有利な立場にある。また、彼の研究の弱い点もそこにある。フロム自身は、自分の研究の対象となった人間に現実に接触したわけではない。また、これらの人間は、すべて、ある特定の時点におけるある特定の文化の、ある特定の体制のもとに高い政治権力を伴った地位についていた人間たちである。したがって、真に邪悪な人間というのは「遠い国」の「遠い昔」に存在していた人間たちのことである、といった印象を読む者に与えかねない。真の悪とは、三軒先の家の母親、あるいは通りの向こうの教会の役員といった人たちとは無縁のものだととられるおそれがある。私自身の経験によれば、真に邪悪な人間とはごくありふれた人間であり、通常は、表面的に観察するかぎりでは普通の人間のように見えるものである。

ユダヤ教の偉大な神学者マルティン・ブーバー（一八七八―一九六五。ナチスによってフランクフルト大学教授の地位を追われ、後にイスラエルのヘブライ大学教授となる）は、悪人を描いた神話を二つのタイプに分けている。そのひとつは、悪に「滑《すべ》り落ちる」過程にある人間が登場する神話で、いまひとつはすでに悪に滑り落ちた人間――「根本的」悪に屈した「犠牲者」であり、またそれに乗っ取られた人間

——の話である。

前章に紹介したジョージの事例は、前者のタイプの神話に適合する実話である。ジョージはまだ邪悪にはなっていなかったけれども、まさにそうなろうとしていた。彼の悪魔との取引は、彼の人生のモラルの曲がり角であった。もし彼があの契約を破棄しなかったならば、最終的には彼は邪悪な人間になっていたはずである。しかし、彼には罪の意識があったおかげで、なんとか悪から遠ざかることができたのである。

さて、ここで、第二のタイプに属する一組の夫婦、ある一線を越えた「根本的」な、逃れようもないと思われる悪におちいっている人たちの例をあげてみたい。

ボビーとその両親

それは、私が精神科医としての訓練を受けはじめた最初の年の二月のことだった。入院患者の診療を担当していた私のもとに、抑うつ症との診断を受けた十五歳の少年ボビーが、緊急治療室から移されてきた。ボビーとの最初の面接を行う前に、私は、入院を受け入れた担当医の書いたカルテの特記事項を読んでみた。

ボビーの兄スチュアート（十六歳）は、昨年六月に二二口径ライフルで頭部を撃って自殺した。当初、ボビーは、このただ一人の兄弟の死にどちらかといえばよく対処していたように思われた。しかし、九月に新学期が始まって以来、彼の学業成績は低下し、以前はBの評価を受けていた学課の成績がすべて落ちている。感謝祭のころには、彼の抑うつ状態は顕著なものとなった。両親はひどく心配して彼との対話に努めたが、彼はますます無口になり、とくにクリスマス以降、その状態が悪化した。これまで反社会的な行動をとったことのない彼が、昨日、盗んだ車を運転し（彼には車の運転の経験はない）、衝突事故を起こして警察に逮捕された。裁判の日は三月二十四日となっているが、年齢を考慮し、両親のもとでの監視を条件に釈放され、ただちに精神科医の診察を受けるよう勧告された。

助手が私の診察室にボビーを連れてきた。思春期初期の急成長を終えたばかりの、十五歳の少年特有の体格——棒切れのように長くか細い腕と脚、まだ肉がつきはじめていないやせた胴——の少年だった。服装は、体には合っていないが、とくに目立つものではない。やや長めの洗髪していない髪の毛が目の上までたれ下がり、その表情をうかがうことはむずかしい。床に視線を落としたままでいるため、なおさらのことだった。私は、弱々しくたれ下がったままの彼の腕をとり、いすに座らせた。

「やあ、ボビー。私の名はペック。君を診《み》ることになっている医者だ。気分はどうだい」

　ボビーからはなんの言葉もなかった。ただ座って、床を見つめているだけである。

「ゆうべはよく眠れたかい」私はこう質問した。

「眠れたと思います」ボビーはつぶやくように答えると、手の甲の小さな傷をいじりはじめた。彼の両腕、両手に似たような傷がたくさんあるのに私は気づいた。

「こういう病院にいるんで、不安になってるのかな」

　答えはなく、手の甲の傷をかきむしりはじめている。彼が自分の肉体に加えている損傷を考えて、私は内心ぞっとしていた。

「初めてこの病院に来たときは、だれだって不安になるよ。だけど、ここは安心できる場所だってことがすぐわかる。どうして君がこの病院に来ることになったのか、話してくれないか」

「親に連れられてきた」

「どうしてご両親は、君をここに連れてきたんだろう」

「車を盗んで、病院に行けって警察で言われたから」

「警察が病院に行けって言ったわけじゃないと思うよ。ただ、お医者さんに診てもらうように言っただけなんだ。それで、ゆうべ君を診察した先生が、君はうつ病にかかっているから、入院したほうがいいんじゃないかって判断したんだ。ところで、どうして車なんか盗む気になったんだい」

「わかりません」

「車を盗むなんてことは、かなりおっかないことだったと思うけどね。とくにひとりで車泥棒をするなんてことはね。それに、君は車なんて運転したこともない。運転免許だって持ってないんだろう？　何か、どうしても君にそうさせた何かがあったと思うんだけど、それがなんだったか君にわかるかい？」

答えはなかった。実を言うと、彼が答えるとは私も期待していなかった。問題を起こして、しかも、初めて精神科医の診察を受けている十五歳の少年が、口数多く語るなどということは考えられない。とくに抑うつ状態にあるときにはそうだし、この少年は明らかにひどい抑うつ状態にある。彼が何げなく床から視線を上げたときに、私はその顔つきをすばやくうかがうことができた。鈍い、表情のない顔つきだった。目にも口にも生気が感じられなかった。映画で見た、強制収容所で生き残った人たちの顔、あるいは、家を破壊され、家族を失った自然災害の被災者の顔だった。ぼう然とした、無感動な、絶望的な顔である。

「悲しい気分になってるのかな」

「わかりません」

おそらく彼にはわからないだろう。私はそう考えていた。思春期初期の子供は、やっと自分の感情の識別を学びはじめたばかりの段階にある。その感情が強ければ強いほど、それに圧倒されてしまい、それをどう名づけていいかわからなくなるはずである。

「悲しい気分になる理由が君にはあると思うんだけど……君のお兄さんはスチュアートっていう名前だったよね。スチュアートは去年の夏に自殺したんだってね。君、お兄さんとは仲が良かったのかい」

「はい」

「お兄さんと君の仲について話してくれるかい」

「話すことなんかありません」

「お兄さんが死んだことで、君は傷ついて混乱しているんだ」私はこう言ってみた。

何の反応も見られなかった。ただ、前よりひどく腕の傷をかきむしりはじめたように思われただけだった。明らかに彼は、この最初の面接で自分の兄の自殺について話せるような状態にはない。私は、とりあえずこの問題を棚上げにすることにした。

「お父さんやお母さんについてはどうかな。お父さんやお母さんについて、何か話してくれないかな」こう私はきいてみた。

「優しいです」

「そりゃいい。どんなふうに優しくしてくれる?」

「ボーイスカウトの集まりのときなんか、車で送ってくれます」

「いいことじゃないか。もちろんこれは、普通の親ならだれでも、できるときにはしてくれることだと思うよ。お父さんやお母さんとはうまくやってるんだね?」

「はい」

「問題はないんだね?」

「ときどきは、親に悪いこともします」

「ほお、どんなこと?」

「親を困らせます」

「どんなふうに困らせるのかな」

「車を盗んだりして」ボビーはそう答えたが、これは得意がっているわけではなく、もの悲しげな、絶望的な重苦しさを伴った言い方だった。

「ひょっとしたら、そのために君は車を盗んだんじゃないかって、そう思わないかい？　親を困らせるために」

「いいえ」

「そうか、君には親を困らせるつもりはなかったんだ。ほかに、どんなふうにして親を困らせてきたって思う？」

ボビーは答えなかった。しばらく間を置いたあと、私は答えをうながした。

「どうなの？」

「ただ、困らせてるってことはわかります」

「だけど、どうしてそれが君にわかる？」

「知りません」

「お父さんやお母さんから罰を受けることもあるのかい」

「いえ。二人とも優しくしてくれます」

「だったら、どうして君がご両親を困らせてるって考えるんだい」

「怒鳴《どな》られるんです」

「ほお。どんなときに怒鳴られる？」

「わかりません」

いまやボビーは、しきりに手の甲や腕の傷をかきつづけ、頭をこれ以上下げられないというほど低くうなだれている。私は、もっとあたりさわりのない問題に質問を向けるほうがいいと考えた。そうすれば彼も少しは心を開き、われわれ二人の関係も発展しはじめるにちがいない。

「家では何かペットを飼ってる?」私はこうきいてみた。

「犬を飼ってます」

「どんな種類の犬?」

「ジャーマン・シェパードです」

「名前はなんてつけてる?」

「インゲ」

「ドイツ人の名前みたいだな」

「そうです」

「ドイツ・シェパードにドイツ人の名前か」私は、いま自分が置かれている取調官のような立場からなんとかして抜け出そうとしてこう言った。「いつもインゲを連れて歩いてるのかい」

「いいえ」

「世話は君がしてるの?」

「はい」

「だけど、あまり気に入ってるみたいじゃないね」

「あれは、父の犬です」

「ああ、そうか。だけど、世話は君がしてるんだろう?」

「はい」

「なんだかおかしな話だね。それで君は腹が立たないのかい」

「いいえ」

「自分のペットが欲しいって思う?」

「いいえ」

どうもペットの話題はうまくいきそうもなかった。そこで私は、もうひとつの話題、若い人の興味を引き出せそうな話題に切り替えることにした。

「クリスマスはついこのあいだのことだったように思えるけど、クリスマスにはどんな贈り物をもらった?」

「たいしたものじゃありません」

「お父さんやお母さんから贈り物をもらったと思うけど、どんな贈り物だった?」

「銃」

「銃？」私はばかみたいに相手の言葉をくりかえした。

「ええ」

「どういう銃？」私はゆっくりした口調できいた。

「二二口径」

「二二口径のピストル？」

「いいえ、二二口径のライフルです」

長い沈黙が続いた。私は途方に暮れたような気持ちになっていた。面接を打ち切りにしたいと考えていた。面接を打ち切って、このまま家に帰りたいと思っていた。ようやく私は、自分をせき立てるようにして言うべきことを言った。

「君の兄さんが自殺に使った銃も二二口径だったと思うけど」

「はい」

「クリスマスの贈り物にそんなものが欲しいって言ったのかい」

「いいえ」

「じゃあ、何が欲しいって言ったんだい」

「テニスのラケット」

「だけど、もらったのは銃だった」

「ええ」

「どんな気持ちがした？　兄さんが持ってたのと同じ種類の銃をもらって」

「同じ種類のじゃありません」

私はほっとした気分になりはじめていた。たぶん、私が勘違いしていたのだろう。

「ごめん。同じ種類の銃かと思ったもんでね」

「同じ種類の銃じゃない」ボビーが答えた。「あの銃です」

「あの銃？」

「ええ」

「つまり、兄さんの銃？」いまや私は、いますぐにでも家に帰ってしまいたい気持ちになっていた。

「はい」

「君の兄さんの銃、兄さんが自殺に使った銃をクリスマス・プレゼントにもらったっていうのかい」

「ええ」

「兄さんの銃をクリスマス・プレゼントにもらって、どんな気持ちがした？」

「わかりません」

こんな質問をしたことに、私は後悔に近いものを感じていた。彼にわかるわけがないだろう、こんな質問にボビーが答えられるわけがないじゃないか。

私はボビーの顔を見た。銃の話をしているあいだ、彼の様子には何の変化も見られなかった。あい変わらず傷をかきむしりつづけているだけである。そうしたしぐさがなければ、彼は死んだ人間のように見えたにちがいない。恐怖を通りこした鈍い目つき、ものうげな、生命を失ったも同然の無表情。

「ああ、君にわかるはずないよね。ところで、おじいさんやおばあさんに会ったことはある？」

「いいえ。サウス・ダコタに住んでるから」

「親せきの人で、君が会ったことのある人はいる？」

「はい」

「親せきの人で、君が好きな人は？」

「ヘレン叔母《おば》さんは好きです」

このときの彼の答えには、かすかながらも気持ちがこめられているように私には思われた。

「この病院にいるあいだ、ヘレン叔母さんに見舞いに来てもらえたらうれしいかい」

「遠くに住んでるんです」

「だけど、なんとかして来てくれたとしたら？」

「叔母さんが来たいって言うんなら」

　このときの彼の言葉にも、かすかな期待がこめられているように私には感じられた。また、私自身にもそうした期待があった。ヘレン叔母さんという人に連絡をとってみようと私は考えた。もうこの面接は終わりにしたいと思った。これ以上は耐えられなかったのである。私は、ボビーに病院内での日課を説明し、翌日また私が診察する、病院のなかでは看護師が親切にめんどうを見てくれる、寝る時間になったら看護師が睡眠薬をくれるはずだ、と伝えた。それから私は、ボビーを看護師室に連れていった。

　ボビーに関する書類の作成を終え、私は病院の中庭に出てみた。雪が降りはじめていたが、私はこの雪を喜んだ。数分間、降る雪を身に浴《あ》びたままたたずみ、それから診察室にもどり、退屈な、決まりきった書類仕事に没頭《ぼっとう》した。こうした仕事ですら、そのときの私には喜ばしいものに思われた。

　翌日、私はボビーの両親に面接した。二人の話によると、彼ら夫婦は仕事熱心だという。夫のほうは工具やダイスをつくっており、自分の腕の確かさに誇りを持っているベテラン機械工である。妻のほうは保険会社に秘書として勤め、家庭をきちんと維持していることに誇りを持っていた。二人とも、毎日曜日にルーテル教会に通っている。夫は、週末にはビールをほどほどに飲む。妻のほうは、木曜の夜の女性ボウリング・リーグに加わっている。二人とも身長は平均程度、とくに容姿《ようし》端麗《たんれい》でもなければ醜くもないといったこの夫婦は、ブルーカラー階級としては上層に属し、物静かで、秩序正しく、堅実な夫婦である。見たところ、こうした悲劇——最初が長男のスチュアートの自殺、そしてこんどはボビーの事件——が二人に降りかかるなどということは、まったく理不尽なことのように思われた。

「私、泣きました」母親のほうが言った。

「ご長男の自殺は、お二人には信じられなかったでしょうね」私はこうきいた。

「まったくです。ひどいショックでした」父親が答えた。「あの子はしっかりした子でした。学校の成績も良かったし、ボーイスカウトにも入っていました。家の裏の原っぱでリス撃ちをするのが好きでした。口数は少なかったんですが、だれからも好かれていました」

「自殺の前に、沈みこんでいる様子は見られませんでしたか」

「いいえ、そういうことはまったくありませんでした。いつもと同じだったと思います。もっとも、無口な子で、自分が考えていることをあまり口にしない子でしたから」

「遺書みたいなものはなかったんですか」

「いいえ」

「お二人のどちらかの血縁の方で、精神病とか、ひどいうつ病にかかった方、あるいは自殺した方はいらっしゃいませんか」

「私のほうにはありません」父親が答えた。「両親はドイツからの移民で、ドイツにはけっこう親類もいるようですが、私はあまりよく知りません」

「私の祖母は老人性認知症で入院してましたが、ほかに精神的な病気にかかった者はいません」続いて母親が答えた。「自殺した者も一人もいません。——あの、先生、まさかボビーまでが……ボビーまでそんなことするなんて言うつもりじゃないでしょうね」

「そう考えています」私はこう答えた。「その可能性はおおいにあると思います」

「なんてことなの、そんなの我慢できない」母親は静かにむせび泣いた。「そういうことって、つまり自殺っていうのは、家族に続いて起こることなんですか」

「ええ。統計的には、兄弟姉妹に自殺者のいる人の場合、その人も自殺する危険性が高いと言えます」

「なんてことなの」母親がまたむせび泣いた。「ほんとにボビーも、そんなことするかもしれないってことですか」

「息子さんが危険な状態にあると、考えたことはなかったんですか」私はこう質問した。

「いや、これまでいちども」父親が答えた。

「しかし、息子さんは、かなりの期間、うつ状態にあったはずです。ご心配じゃなかったんですか」

「いや、むろん心配しましたよ」父親が答えた。「しかし、それは当然のことだと思っていました。あの子の兄が死んだりしたものですから。そのうち治るだろうって考えていました」

「精神科医とか、そういう人に診せようとは考えなかったんですか」私は続けて質問した。

「いや、そんなことは考えもしませんでした」また父親が答えたが、その口調には不快感がこめられていた。「いまもお話ししたとおり、こういうことはそのうち終わると思ってましたから。それほどひどいとは思っていませんでした」

「息子さんの学校での成績が下がっていると聞いてますが」

「ええ、恥ずかしいことですけどね」こんどは母親が答えた。「あんなに成績が良かったのに」

「学校でも、息子さんのことを多少は心配していたと思いますが、この問題で学校から何か連絡はありませんでしたか」

かすかにではあったが、母親が落ち着きのない様子を見せた。「ええ、ありました。もちろん、私も心配しました。仕事を休んで父母面談にも行きました」

「その必要があるときには私のほうから学校と連絡をとりたいんですが、かまいませんか。そうするほうがいいと思うんですが」

「ええ、もちろんです」

「その父母面談のとき、学校側ではだれも、息子さんを精神科医に診せるように言いませんでしたか」

「いいえ」母親が答えた。彼女はもう平静をとりもどしているように見えた。というより、彼女が平静を失っていたかどうか、私は疑問に思った。

「何か、カウンセリングのようなものを受けさせたほうがいいという話はありませんでした。でも、精神科医に診せるという話はありませんでした。そういう話があれば、もちろん私たちもそうしたと思います」母親はこう続けた。

「そうです。そうしていれば、どれほどひどいものだったか、われわれにもわかったと思うんですがね」父親があとを続けて言った。「話がカウンセリングということだったもんで、ただ息子の成績のことだけが問題になってるんだと思ってました。もちろん、成績が心配じゃなかったというわけじゃありません。ただ、必要以上に息子を追いつめるようなことはしたくなかったもんで。子供を追いつめるってのはよくないですよね、先生？」

「息子さんをカウンセラーのところに連れていくことが、追いつめることになるかどうかはわかりませんが」私はこう言った。

「そうよね、追いつめるってことにはならないわよね」こう母親は言ったが、そのときの彼女は守りの姿勢よりも攻撃の姿勢を見せていた。「うちみたいなところでは、平日に子供をあちこち連れていくのはむずかしいんです。うちは二人とも働いてますからね。それに、そのカウンセリングをやってくれる人たちってのは、休みの日には会ってくれませんからね。仕事を毎日休むってわけにはいきませんもの。生活していかなきゃならないんですから」

夜間あるいは週末に利用できるカウンセリング・サービスを見つけることができたはずだ、いや、できなかった、といった議論をボビーの両親相手にしても実りはないように思われたので、私はヘレン叔母さんの問題を持ちだしてみることにした。

「ところで、息子さんの入院はごく短期間になると思いますが——私の判断では、おそらく私の上司も同じ意見だと思いますが、息子さんはしばらく違った環境で暮らす必要があるんじゃないかと思います。息子さんを引き取って、しばらくいっしょに暮らしてくれる親せきの方はいらっしゃいませんか」

「いないと思いますがね」父親がすぐさま答えた。「年ごろの男の子を置いてくれるような親類はいないと思いますよ。みんな自分の生活で手いっぱいですからね」

「息子さんからヘレン叔母さんの話を聞きました。その叔母さんなら引き取ってくれそうな気がするんですが」私はこう言ってみた。

母親が話に割りこんできた。「私たちと暮らしたくないって、息子がそう言ったんですか」

「いいえ、この問題についてはまだ息子さんにも話していません。あらゆる可能性を考えて、そうお話ししてみただけです。そのヘレン叔母さんという方は、どういう方ですか」

「私の妹です」母親が答えた。「でも、それは問題外です。妹は二、三百マイル離れたところに住んでますから」

「そんなに遠いとも思えませんね。それに、息子さんの生活環境を変えることを考えてるんですから、それぐらいは離れていたほうがいいと思います。息子さんがときどき帰ってこられる距離ですし、お兄さんが自殺した場所、それに、そのほかに息子さんがいま経験している圧力の生じている場所からは十分に離れています」

「役に立つとは思えませんわ」母親が言った。

「ほお?」

「その……妹とは私、あまりつきあいがありません。というか、全然つきあってないんです」

「どうしてなんでしょう」

「ただ、うまくいってないってことです。妹はお高くとまっています。妹はそういう女です。どうしてそうなったのか私にはわかりませんけど。ただの掃除婦なのにね。ヘレンのだんなってのがまた、あまりぱっとしない男で、二人で清掃サービスの仕事をやっています。どうすればあんな偉そうな態度をしていられるのか、私にはわかりませんね」

「妹さんとうまくいってないことはわかりました。ほかに、息子さんがいっしょに暮らせそうな人はいませんか」

「いいえ」

「奥さんは妹さんがお嫌いのようですが、息子さんはこの叔母さんになんとなく好感を持っているようです。これは大事なことだと思いますね」

「ちょっといいですか、先生」父親が話に加わってきた。「そうやって何を探りだすつもりか知りませんがね、先生はまるで警官か何かのような口のきき方をしますね。おれたちは何も悪いことはしていない。もし先生が、子供を親から引き離そうとしているんだったら、そんな権利はあんたにないはずだ。おれたちはあの子のために一生懸命働いてきた。いい親だった」

わたしは、だんだん胃がむかつくような気持ちになっていた。

「私が気になっているのは、あなた方が息子さんにあげたクリスマス・プレゼントのことなんですけどね」私はこう言った。

「クリスマス・プレゼント？」二人は当惑したような顔をした。

「ええ。銃をあげたそうですね」

「そうですが？」

「息子さんが欲しがったんですか」

「あいつが何を欲しがっていたか、わかるわけないでしょう？」父親はけんか腰の口調になったが、そのあとすぐ、哀れっぽい言い方でこう言った。「息子が何を欲しがっていたか、覚えてませんよ。何しろ、あんまりいろいろなことが起こってね。この一年間は実に苦しい一年でしたよ」

「それはわかります。しかし、どうしてまた銃なんかをやったんです？」私はこうきいた。

「どうしてかって？　いいじゃないですか、あの年ごろの男の子にはいいプレゼントですよ。あの年ごろの男の子ってのは、たいてい銃を欲しがるもんです」

わたしは、ゆっくりとした口調でこう言った。「もう一人の息子さんが銃で自殺したんだから、あなた方は銃というものにいい感じを持っていないと思っていました」

「あんた、例の銃ぼく滅運動の人ですか」父親がふたたび、かすかにけんか腰の姿勢を見せてこう言った。「まあ、いいでしょう。そういう人もいますからな。おれ自身はガンマニアじゃないですけどね。しかし、銃が問題なんじゃない、使う人間が問題なんだって、そう考えてますよ」

「ある意味では、私もそう思います。上のお子さんが自殺したのは、ただ銃を持っていたからというわけじゃない。もっと大きな原因があったはずです。その原因がおわかりになりますか」

「いや。さっきも話したとおり、スチュアートがふさぎこんでいたことも知りませんでしたね」

「そのとおりです。上の息子さんはふさぎこんでいました。人間は、ふさぎこんででもいないかぎり、自殺なんてしないもんです。息子さんがふさぎこんでいたことも知らなかったわけだから、銃を持っていることを心配する理由もなかったわけですね。しかし、ボビー君がふさぎこんでいたことはご存じだった。クリスマスのずっと前からふさぎこんでいた。プレゼントに銃をもらうずっと前からです」

「ねえ、先生。先生にはおわかりにならないと思いますけど……」母親が、とりなすように夫のあとを引き受けて言った。「こんなに深刻な問題だっていうこと、ほんとに知らなかったんです。ただボビーは、兄のことで気持ちが動揺しているとばかり思ってたもんですから」

「それで、お兄さんが自殺に使った銃をくれてやったっていうんですか。ほかの銃じゃなくて、自殺に使った銃ですよ」

ふたたび父親が前面に出てきてこう言った。「うちには新しい銃を買ってやる余裕なんかないですからね。なんで、そういうことで責められるのかわかりませんね。われわれにしてやれる、いちばんいいプレゼントを息子にしてやった。金ってのは、そのへんの木にぶら下がってなっているわけじゃない。うちはただの労働者家庭です。銃を売って金をつくることもできたはずだが、そうはしなかった。とっておいて、子供のプレゼントにするつもりだったんだ」

「それが息子さんにどう受けとめられるかってことは、考えなかったんですか」

「どういうことです?」

「兄が自殺に使った銃をくれてやるってことは、弟にも同じことをしろ、兄と同じように自殺しろって言うようなもんじゃないですか」

「そんなことはボビーにはひとことも言ってません」

「当たり前ですよ。しかし、ボビー君がそうとるとは、考えてもみなかったんですか」

「いや。そうは考えませんでしたね。おれたちは、あんたみたいに教育を受けた人間じゃない。大学に入って、かっこいいものの考え方を習ったわけじゃない。おれたちはただの労働者です。そういうふうに考えろって言われたって、無理な話だ」

「たぶん、そうかもしれません。しかし、それが問題なんですよ。つまり、そういうことも考える必要があるということです」

私たちは、長いあいだたがいに相手の顔を見つめあっていた。この二人はどう思っているのだろう。私はこういぶかった。この夫婦が罪の意識を持っていないことは確かだ。腹を立てているのか、おびえているのか、被害者意識におちいっているのか、そこのところはわからない。彼らにたいして私は何の共感もいだいていなかったが、自分がどういう感情を持っていたかはわかる。私は二人に反感を感じていた。それに、ひどく疲れていた。

「息子さんのことやこんどの事件について妹さんに連絡したいんですが、許可していただけますか」私は母親のほうを向いて言った。「お二人の同意の署名をいただきたいんですが」こんどは父親のほうを向いて言った。

「同意なんかしないね」父親が答えた。「身内の問題を家族以外の人間に話してもらいたくないし、それに、あんたはずいぶん偉そうなことを言うね。まるで、裁判官か何かのように偉そうなことを言う」

「その反対ですよ」私は冷たいほど理性的にこう言った。「私がしようとしていることは、この問題を可能なかぎり家族内で処理するために、最良の方法をとろうとしていることです。いま現在は、この問題の関係者は、あなた方ご両親と私と、それに息子さんのボビー君だけです。私は、これにボビー君の叔母さんを加える必要があると考えています。すくなくとも、その叔母さんが力になってくれるかどうか、たずねる程度のことはする必要があると思います。お二人の同意がいただけないとなると、この問題を上司に相談しなければなりません。そうなると、問題を州の児童保護局にまわさざるをえなくなるんじゃないかと、私は思っています。そうなると、あなた方はほんとうの裁判官を相手にすることになります。いずれはそういうことになると思います。しかし、もしボビー君の叔母さんが力になってくれるというんでしたら、州当局に話をする必要もなくなると思います。もっとも、これはお二人次第です。ヘレン叔母さんに連絡する許可をいただけるかどうかは、あなた方ご両親が決めることです」

「あら、うちの人がばかなこと言ってごめんなさい、先生」ボビーの母親が明るい魅力的な笑みを見せながら言った。「息子を精神病院なんかに入れることになって、気が動転してるんですよ、この人ったら。それに、先生みたいに教育のある方と口をきいたことがあまりないもんですから。もちろん、同意します。妹に助けてもらうことには反対しません。できることはなんでもします。私たちが心配しているのは、息子のボビーのことですから」

彼らは同意書にサインして帰っていった。その晩、私は、妻といっしょに病院の職員パーティーに顔を出したが、普段よりかなり多く酒を飲んだ。

翌日、私はヘレン叔母さんに連絡した。彼女は夫といっしょにすぐ私に会いに来た。二人は事情をすぐにのみこみ、ひどく心配している様子だった。彼ら夫婦もまた労働者だったが、精神科の治療に必要なかぎり、ボビーといっしょに暮らすことに喜んで同意してくれた。

幸いなことにボビーの両親は、勤め先を通じて、精神科診療にたいして十分な給付を行う保険に入っていた。私は、ヘレンの住んでいる町で最も有能な精神科医に連絡をとったが、その精神科医は、長期の外来精神療法患者としてボビーを受け入れることに同意してくれた。ボビー自身は、どうして自分が叔母や叔父と暮らさなければならないのか理解していなかったが、それを説明してやったところで、彼にはまだそれに対処できるような心の準備ができていないように思われた。私はただ、そうするほうが君のためにいいのだとだけ言ってやった。

二、三日もするとボビーは、こうした変化を安心して受け入れる気持ちになっていた。それどころか、数回にわたるヘレンの見舞い、新しい生活環境にたいする期待、病院の助手や看護師から受けた介護などが功を奏して、ボビーの病状は急速に快方に向かった。入院三週間後の退院の日までには、彼の腕や手の傷はただの傷跡だけとなり、病院の職員と冗談を交わすまでになっていた。

それから六カ月が過ぎて、私はヘレンから、ボビーは元気にやっているようだ、学校の成績がふたたび上がりはじめた、との知らせを受け取った。また、私が紹介した精神科医からは、ボビーは治療に必要な信頼関係を身につけたが、自分の両親や、彼にたいする両親の仕打ちといった心理学的現実にたいしては、ようやくにしてそれを直視する方向に向かいはじめたばかりだということを聞いた。それ以後、私はそれ以上の情報を得ていない。ボビーの両親とは、あの最初の面接後、ボビーの入院中に二度、それもほんの数分会って話をしただけである。それ以上のことは必要ないと私は考えていた。

＊

子供が精神科の診療に連れてこられたときには、その子供は「見なし患者」と呼ばれるのが通例となっている。この「見なし患者」という名称を用いることによってわれわれ精神療法医は、その子が患者と呼ばれるようになったのは、両親やほかの人たちがそういうラベルをはったからであって、治療の必要な人間はほかにいる、ということを言おうとしているのである。われわれがこうした名称を用いるようになったのは、子供が「患者」と見なされるにいたるまでの過程に疑いをいだくようになったたからである。障害の診断を進めるうちに、その障害の源が当の子供自身にではなく、その子の両親、家族、学校あるいは社会にある、ということを発見することが多い。もっと簡単な言い方をするならば、その子以上にその子の親のほうが病気だということが明らかになるのが普通である。親のほうは、矯正《きょうせい》が必要なのは子供のほうだと考えているが、通常は、そう考えている親自身が矯正を必要としていることが多い。患者と呼ばれるべきは親のほうなのである。

これはボビーのケースに見られた例である。彼は重症のうつ病にかかっており、絶対的に治療を必要としてはいたが、彼のうつ病の根源、その原因は彼自身にあるのではなく、彼にたいする両親の行為にあったのである。彼は抑うつ状態にあったが、その抑うつ状態についてはなんら病的なものは見られない。十五歳の少年は、だれもが、自分の置かれた状況によって抑うつ状態におちいるものである。病的なものは、彼の抑うつ状態にあるのではなく彼の家庭環境にあるのであり、彼の抑うつ状態はその家庭環境にたいする彼の自然な反応である。

子供にとっては――それが思春期の子供であれ――親というものは神のような存在である。彼らにとっては、親のすることは当然のことのように思われる。子供が自分の親を、客観的に、よその親と比較することはまれである。親の行動を現実的に評価することは彼らにはできない。親に間違った仕打ちをされた子供は、通常、自分のほうが悪いのだと考えてしまう。醜い、ばかな二流市民として扱われた子供は、醜くばかな二流市民としての自分のイメージを持って成長する。愛のない育てられ方をした子供は、自分が人に愛されない人間だと信じこむようになる。これは、「親の愛に著しい欠陥があるときは、子供は、その原因が自分自身にあると考えて反応する可能性がきわめて高く、そのため、非現実的なまでに否定的な自己像を身につけるようになる」という子供の発達の一般法則として語ることができる。

ボビーが最初に病院に連れてこられたときは、彼自身が、文字どおりえぐりとられている穴のようなもので、少しずつ自分自身の表面を破壊しつつあった。あたかもこれは、自分の皮膚の内側、自分自身の内部に何か間違ったもの、何か邪悪なものがあると彼が考え、それを見つけだすために自分の体をほじくっているようなものである。なぜそんなことになったのだろうか。

自分の親しくしていた人が自殺するようなことがあれば、その最初のショックに続いてわれわれに生じる反応は――普通の人間、通常の良心（善悪の判断力）を持っている人間であれば――その自殺した人に自分が何か悪いことをしたのではないかと不安になることである。これと同じ反応がボビーにも生じたはずである。スチュアートの自殺の直後、ボビーは、あらゆる小さなできごとを思い出していたはずである。つまり、一週間前に自分が兄を間抜けのデブと呼んだこと、そのひと月前には、けんかの最中に兄をけとばしたこと、兄にいじめられたときなどは、この兄が地球上から姿を消してくれればいい、としょっちゅう考えていたこと、などである。ボビーは、すくなくともある程度は、兄の死にたいして責任を感じていたはずである。

そうしたときに当然行われるべきこと——そして健全な家庭であれば当然行われたであろうこと——は、両親が彼を慰め、安心させてやることである。兄の自殺について話して聞かせることである。自分たちも気づいていなかったけれども、おまえの兄さんは心の病気にかかっていたのだと説明してやることである。人間というものは、毎日の口げんかや兄弟同士のいがみあいで自殺などしないものだと言ってきかせることである。もし、だれかに責任があるとすれば、おまえの兄さんの人生に最も大きな影響力を持っていた自分たち親に責任がある、と語るべきだったのである。しかし、私が確かめることができたかぎりでは、ボビーの親たちはこうした慰めの言葉を彼にかけてやったことはない。

必要としていた慰めが得られそうもなかったため、ボビーは目に見えて落ちこんでいった。学校の成績は下がった。その時点で彼の親たちは、そうした状況を是正《ぜせい》するか、あるいは自分たちにそうするだけの力がないときには、専門家の助けを求めるべきだった。しかし、彼らは、実際に学校からそういう話があったにもかかわらず、それをしなかった。自分のうつ状態にたいして何の注意も払われなかったことからボビーは、これを自分の罪を確認するものとして解釈した、ということすら考えられる。自分に罪がある以上、自分がふさぎこんでいることにだれもかまってくれないのは当然のことだ、と彼は考えた。つまり、自分で自分がみじめな気持ちになるようなことをしたのだ、気がとがめるのは当然のことだ、と考えたのである。

こうしたことがあってボビーは、クリスマスのころには、自分は凶悪な犯罪者だと考えるようになっていた。そして、頼んだわけでもないのに、兄を殺した凶器をクリスマス・プレゼントとして贈られた。この「贈り物」の意味をどう彼は解釈しただろうか。自分の両親が悪い人間で、だから自分を破滅させようとしている、まさに兄を破滅させたように、などとボビーが考えただろうか。そういうことはまずありえない。また、たとえ十五歳の判断力をもってしても、自分の親はだらしがなく、よく考えもせずに、ただ金がかからないというだけの理由でその銃を自分にくれたのだ、と考えることが彼にできただろうか。おれは親に愛されていないのだ、それがどうした、などと考えることができただろうか。すでに自分が悪い人間だと信じこんでおり、また、自分の親の姿を明確に見ることができるほど成熟していなかった彼にとって、残されている解釈はただひとつ――この銃は自分にたいするメッセージ、「おまえの兄が自殺に使った銃で、おまえも同じように自殺しろ、おまえは死んでもいい人間なのだ」というメッセージだと考えることである。

幸いなことに、ボビーはすぐにはこのメッセージに従わず、おそらく彼に残されていた唯一の心理的選択を行った。すなわち、自分自身にたいして公《おおやけ》に犯罪者のレッテルをはることによって自分の悪にたいする罰を受け、自分が刑務所に入ることによって社会が自分の悪から保護される、と考えたのである。そこで彼は車を盗んだ。きわめて現実的な感覚から彼は、車を盗むことによって死を逃れようとしたのである。

以上はあくまでも想像である。ボビーの心のなかでどういうことが起こっていたのか、正確に知る手だては私にはない。まず第一に、思春期の子供というものは内にこもる傾向が強いものである。自分の心の動きを他人に打ち明けることが少なく、ましてや赤の他人、人をおびえさせる白衣を着た大人にたいしてはそうである。かりにボビーが私に打ち明けたいと考え、また、そうすることができたとしても、やはり、自分の心の動きを語ることは彼にはできなかったと思われる。そうしたことにたいする彼自身の意識が漠《ばく》としたものだからである。大人の「思考生活」も、その大部分は無意識のレベルで行われるものであるが、子供や思春期初期の精神活動は、そのほとんどが無意識のものである。彼らは、自分が何をしようとしているかほとんど意識しないまま、考え、結論を出し、行動を起こす。したがって、いったい何がどうなっているのかは、彼らの行動から推測する以外にわれわれには方法はない。しかし、経験を積めば、そうしたわれわれの推測が驚くほど正確なものだということがわかる。

こうした推測から、いまひとつの子供の発達の法則に到達することができる。これは悪の問題に特有のものである。すなわち、「子供が親の著しい悪に直面したときには、ほぼきまって、その状況を誤って解釈し、その悪は自分自身のなかにあると考えてしまいがちだ」ということである。

賢明かつ健全な大人であっても、悪に直面したときには通常は混乱してしまう。だとすれば、自分の最も愛する人間、自分が頼りにしている人間の悪に直面した純真な子供はどうなるだろうか。しかも、邪悪な人間は、自分の欠陥を認めることを拒否し、自分自身の邪悪性を他人に投影しようとするものだという事実を考えるならば、その子供が、そうしたプロセスを誤って解釈し、自分自身を嫌悪するようになるというのも当然のことである。ボビーが自分自身の肉体に穴をあけようとしていたのも不思議ではない。

こう考えてくると、患者と見なされていたボビーには病的なところはなく、むしろ彼は、自分の両親に特有の邪悪な「病」にたいして、多くの子供と同じように、予想どおりのかたちで反応していたと考えるべきである。彼は何か悪いところのある子供と見なされていたわけであるが、全体の状況からして悪の所在は、彼にではなく、ほかの場所にあったのである。彼が必要としていたものが、治療よりもむしろ保護であるとされたのも、そのためである。真の治療はそのあとに行われ、そして、事実に反する「自己像」を逆転させるための治療がつねにそうであるように、その治療は長期にわたるむずかしい治療となる。

見なし患者から真の患者、つまり、ボビーの障害の真の根源となっている両親に注意を転じてみると、本来ならば、彼らこそが病人と見なされるべきものである。治療を受けるべきは彼らである。しかし、彼らは治療を受けなかった。なぜだろうか。これには三つの理由がある。

まず第一に、彼らが治療を望まなかったということがあげられる。治療を受けるには、すくなくともある程度までは、本人がそれを望まなければならない。そして、本人が治療を望むためには、本人がその必要性を認識していなければならない。すくなくともある程度までは、本人が自分の欠陥を認識していなければならない。

世の中には、重症の、しかも明白にそれと確認される精神障害をかかえ、精神科医の目から見れば絶対的に治療を必要としていながら、その必要性を認識していない人がきわめて多い。そうした人たちは、たとえいたれりつくせりの条件で治療が提供されたとしても、それを受け入れようとはしない。そうした人たちのすべてが邪悪な人間だというわけではない。それどころか、圧倒的多数はそうではない。しかし、最も頑強に精神科の診療に抵抗するこうした人たちのなかには、徹底的に邪悪な人間がいる。

ボビーの両親は、私が申し出るあらゆる種類の治療を拒絶するだろうと思わせる兆候を見せていた。彼らは、息子のスチュアートの自殺にたいして自責の念を見せる素振りすら見せていなかった。また、弟のボビーの問題では、私の遠まわしの指摘――もっと早く専門家の助けを求めなかったという点であなたたちはうかつだった、あなたたちのクリスマス・プレゼントの選び方はどう考えても思慮を欠いたものだったという指摘――にたいしても、彼らは、ただ理屈をこねてそれを合理化し、けんか腰に反論してくるという反応しか見せなかった。ボビーのことを本気で心配してやろうという気持ちが彼らにあるとは私には感じられなかった。また、ボビーが彼らのもとを離れてほかの人と暮らすほうがいいという私の意見は、彼らにとっては、自分たちの親としての能力にたいする批判を意味するものだという理由で「禁忌《きんき》」であった。自分たちに落ち度があったと認めるどころか、自分たちが「労働者」だという理由のもとに、いかなる批判を受けることも拒否したのである。

とはいえ、すくなくとも治療の申し出ぐらいはしてみるべきだったかもしれない。あらゆる可能性から判断して、彼らがこの申し出を拒絶すると思われたのは事実である。しかし、これは、その申し出をしなかった――すくなくとも、彼らが理解と思いやりを持った親として成長するのを助ける努力をしなかった――理由になるものではない。しかし、私には、たとえなんらかの奇跡によって彼らが精神療法を受けるつもりになったとしても、その診療は失敗に終わるような気がしていたのである。

無念としか言いようのないことではあるが、精神療法の患者として最も治療の容易な人、精神療法の恩恵を最も受けやすい人というのは、現実には最も健全な人――つまり、最も誠実、正直で、思考パターンがほとんどゆがめられていない人である。これとは逆に、患者の症状が重ければ重いほど――つまり、その行動が不誠実、不正直であればあるほど、また、その思考がゆがんでいればいるほど――治療が成功する可能性は小さくなる。そのゆがみや不誠実さの程度が極端な場合には、治療は不可能にすらなる。精神療法医たちのあいだでは、患者の精神病理が「圧倒的」だという言い方がよくされる。これは、文字どおりの意味である。精神療法の親密な関係においてこうした患者に働きかけようとした場合、膨大なうそや、ゆがめられた動機、ねじくれたコミュニケーションの迷路にわれわれ施療者のほうがひきずりこまれ、文字どおり圧倒されてしまうのである。こうした患者を病の泥沼から救いだそうというわれわれの試みが失敗するというだけでなく、われわれ自身がその泥沼にひきずりこまれかねない、という危険をきわめて正確に感じるのが普通である。この種の患者を救うにはわれわれはあまりにも非力である。われわれが迷いこむゆがんだ回廊《かいろう》の行き先を知るには、われわれはあまりにも無知である。彼らの憎悪に対抗して愛を維持するには、われわれはあまりにも小さな存在である。

ボビーの両親を治療の対象とした場合にもこれと同じことが言える。彼らが持っていると思われる病の大きさにこちらが圧倒されてしまうような気がしたのである。治療の申し出を彼らが拒絶すると思われただけでなく、自分には治療の試みを成功に導く力が欠けている、ということを私自身が知っていたのである。

いまひとつ、私がボビーの両親を治療の対象としなかった理由がある。それは、自分が相手を好きになれないという単純な理由である。というより、ただ単に好きになれないという以上のものがあった。彼らにたいして私は、吐き気をもよおすような嫌悪感を感じていたのである。精神療法によって人を救おうとするには、すくなくとも、相手にたいして正の感情の兆しのようなものを感じる必要がある。相手の苦悩にたいする共感の念、たとえわずかといえども、相手の苦しみにたいする同情、相手の人間性にたいするなんらかの尊重の念、また、人間としての相手の潜在力にたいする期待が必要である。しかし、私には、そうしたものを彼らに感じることができなかったのである。何時間も、また何週間、何カ月も、ボビーの両親と同じ部屋に座り、彼らのケアに没頭している自分の姿を想像することすらできなかったのである。それどころか、彼らと同じ部屋にいることすら、私には耐えられないように思われた。彼らがそこにいること自体が不潔なことのように思われ、できるだけ早く診療室から出ていってもらいたかったのである。

ときには私も、まったく見込みがないのではないかと思われる患者の治療にあたることもある。これは、その見込みがないという私の判断が間違っているかもしれないという不安からであり、あるいは、自分の勉強のためである。しかし、ボビーの両親の場合には、そうした気持ちにすらなれなかった。彼らが私の治療を拒絶すると思われたからだけではない。私が彼らを拒絶したのである。

人間というものは、たがいに相手にたいしてなんらかの感情をいだくものである。

精神療法医が患者にたいしていだく感情は「反対転移」と呼ばれている。この反対転移は、最も強い愛情から最も強烈な憎悪にいたるまで、およそ人間のいだく感情の全領域にわたって生じるものである。反対転移をテーマとした本は数多く書かれているが、この反対転移は、施療者と被療者の関係にきわめて有益に作用するか、さもなくば、きわめて有害なものになるかのどちらかであるとされている。施療者のいだく感情が妥当性を欠いている場合には、この反対転移はゆがめられ、混乱し、治療のプロセスがわき道にそれる。一方、反対転移が適切なものである場合には、患者の障害を理解するうえで最も有効な手段となりうる。

精神療法医にとってきわめて重要な仕事となるのが、自分に生じた反対転移が適切なものかどうかを見きわめることである。この仕事をまっとうするには、施療者は、患者だけでなく、自分自身をも絶えず分析しなければならない。自分に生じた反対転移が不適当なものである場合には、自分自身を治療するか、あるいは患者を他の心理療法家、その症例にたいしてより客観的な立場をとりうる人に紹介するのが施療者の責任となる。

健全な人間が邪悪な人間との関係において経験することの多い感情が嫌悪感である。相手の邪悪性があからさまなものであるときには、この嫌悪感はほぼ即時に生じるものである。相手の邪悪性がより陰微なものである場合には、この嫌悪感は、相手との関係が深まるにしたがって徐々に強まってくる。

この嫌悪感は、施療者にとってきわめて役に立つもの、優れた診断の手がかりとなることもある。自分が邪悪な人間にあい対していることを、最も現実的に、最も素早く施療者に知らせてくれるのがこの嫌悪感である。しかしながら、鋭い外科用のメスと同様に、この診断の手段は最大限の注意を払って用いるべきものである。その嫌悪感が、相手の患者の側にある何かから生じたものではなく、施療者自身のなんらかの病から生じたものである場合には、その施療者が謙虚な人で、これを自分自身の障害として認識していないかぎり、あらゆるかたちの弊害が生じると考えられる。

しかし、嫌悪感が健全な反応となるというのはどういう場合であろうか。なぜそれが、情動的に健全な施療者にとって適切な反対転移となるのだろうか。嫌悪感というのは、おぞましいものを避け、それから逃げだしたいという気持ちを即時に起こさせる強力な感情である。そしてこれは、邪悪なものにあい対したときに、健全な人間が通常の行動を起こすための、つまり、それから逃げだすための、最も有効な判断手段となるものである。人間の悪は、それが危険なものであるがゆえにおぞましいものである。邪悪なものは、長期にわたってその影響下に置かれている人間を汚染し、または破滅させるものである。自分のしようとしていることを十分に理解している場合は別として、邪悪なものに出会ったときにとるべき最良の道は、それを避けることである。嫌悪反対転移は、本能的な、あえて言うならば、神の与えたもうた早期警報レーダーシステムのようなものである。

反対転移の問題については、これまで私は数多くの専門文献に目を通してきたつもりであるが、とくに嫌悪感について書かれたものをまだ読んだことがない。これにはいくつかの理由が考えられる。嫌悪反対転移は、邪悪なものにあい対したときにのみ生じる独特の感情であり、その邪悪な相手について書くことなしに嫌悪反対転移のみを書くことは不可能なことだからである。また、一般に邪悪性は従来の精神医学の研究の対象外とされてきたもので、したがって、この種の反対転移もまた、当然、研究の対象外とされてきているからである。さらに、心理療法家は一般に優しい人間で、この種の激しいネガティブな反応は、どちらかといえば心理療法家の側の自己像をおびやかすものとなる。したがって、心理療法家には、そうした反応の持つ強烈なネガティブな性格から、邪悪な患者との関係を維持することを避けるという強い傾向がある。

さらにまた、前にも書いたとおり、何よりもまず、邪悪な人間が自分から進んで心理療法の対象となることはほぼ皆無と言える。よほど異常な状況にでも置かれないかぎり、この種の人間は、治療によって自分の心に光を当てられることをなんとしても避けようとするものである。そのため、心理療法家にとって、この種の人間と長期にわたって関係を維持し、そうした人間あるいはそうした人間の反応を研究することがむずかしくなっている。

いまひとつ、邪悪なものにあい対したときのわれわれに生じる反応がある。それは混乱である。ある女性は、邪悪な人間に出会ったときの自分に生じた混乱を、「突然、自分が考える能力を失ったかのようだった」と書いている。この場合もやはり、その反応はきわめて適切なものである。うそというものは混乱を引き起こすものである。邪悪な人間というのは、他人をだましながら自己欺まんの層を積み重ねていく「虚偽の人々」のことである。患者にあい対したときに混乱を感じた施療者は、まずはじめに、この混乱は自分自身の無知からくるものではないかと疑うべきである。しかし、それと同時に、こう自問すべきでもある。「この患者は、私を混乱させるようなことをしているのではなかろうか」

前に私は、嫌悪反対転移は邪悪な人間にあい対する際の適切な――救いともなる――反応であると書いた。ただし、これにはひとつだけ例外がある。その混乱が理解可能なものである場合には——つまり、邪悪性の診断が可能であり、施療者が、自分の相手にしているものが何であるかを認識したうえで、邪悪な人間との診療関係を結ぼうと決意した場合には——そのときには、また、そのときにのみ、嫌悪反対転移を一時無視することが可能であり、また、そうすべきである。しかし、これには数多くの条件が必要となる。悪を治療しようという試みは、軽々しく行うべきものではない。心理的、精神的に大きな力を持っている人間のみが行うべきことである。そうした力を持った施療者が、邪悪な人間とは恐れるべきものではあるが、それと同時に哀れむべきものである、ということを理解したうえで、これを行うべきである。自分自身を照らしだす光や自身の良心の声から永久に逃れつづけようとするこの種の人間は、人間のなかでも最もおびえている人間である。彼らは、真の恐怖のなかに人生を送っている。彼らを地獄に送りこむ必要はない。すでに彼らは地獄にいるからである。

したがって、邪悪な人たちを生き地獄から救いだす試みは、ただ世の中のためというだけでなく、彼ら自身のためでもある。邪悪な人間の特性に関する知識をほとんど持っていないわれわれには、いまのところ、それを治療する能力や技術はない。邪悪性が特定の病気であるとの認識すらわれわれにないことを考えれば、その治療に際するわれわれの無能ぶりは無理のないことである。

　本書がその命題のひとつとしていることは、邪悪性を精神病の一形態として規定できないか、これを、すくなくともほかの大きな精神病に向けられていると同程度の科学的研究の対象にすべきではないか、ということである。通常の状況においては、毒ヘビの巣に近づかないようにすることは当然のことであり、また、賢明なことでもある。しかし、研究のために、また、抗毒素血清開発用の毒液を手に入れるために、あるいはひょっとしてヘビの進化を助けるために、科学者――経験を積んだは虫類学者――が毒ヘビの巣に近づくことは当を得たことである。ヘビが翼を生やして竜になることも考えられる。そしてこの竜を、たけだけしいと同時に御《ぎょ》しやすい神のしもべとして飼いならすことも可能である。人間の悪が病気であり、哀れむべきものであると考えることができるならば――もっとも、これもまた危険なことではあるが――そして、自分のしようとしていることを理解しているならば、自分のいだいている嫌悪感を心のこもった同情に変え、治療のために悪に近づくべきである。

　二十年という歳月を経たいま、ボビーとボビーの両親のケースを思い返してみると き、いまの私だったら、その後に積んだ経験をもとにして別の対処の仕方をするだろうか、と私は考えている。いまでも私は、あのときの私の第一の義務は、ボビーを両親の手から救いだすことだったと考えている。また、この義務をまっとうするためには、とりあえずは力を行使する以外に方法はなかったといまでも考えている。二十年を経てなお私は、荒っぽい力を行使する以外に、邪悪な人間にたいして迅速《じんそく》に影響を与えうると考えられる方法を何も学んでいない。この種の人間は、穏やかな優しさにたいしては、また、私が慣れ親しんでいるいかなるかたちの精神的説得にも、すくなくとも即座には反応しないものである。

しかし、この二十年のあいだに私に生じた変化がひとつある。いまでは私は、ボビーの両親が邪悪だということを知っている。当時はそれに気づいていなかった。当時も彼らに邪悪なものを感じてはいたが、それにあてはめるべき名称を知らなかったのである。われわれの用いている専門用語のなかに、そうした名称が存在しなかったのである。聖職者ではなく科学者であるわれわれは、そうした言葉を用いてものを考えるべきではないとされていたのである。

あるものに適切な名称を与えることによってわれわれは、それに対処する際の力を相当程度に得ることができる。ボビーの両親に出会った当時の私は、自分が相手にしようとしているものがいかなる性質のものであるか知らなかった。それにたいして嫌悪感を抱いてはいたが、好奇心をいだいていたわけではなかった。当時の私は、単にそうしたものにたいする健全な配慮からだけでなく、それにたいする恐れから――それと気づかずにいだいていた恐怖心から――ボビーの両親とのつきあいを避けたのである。いまでも私は恐れをいだいている。しかし、いまの私のそれは、盲目的な恐怖心ではない。その名称を知ったことによって、そのものの持つ力の大きさについてある程度知ることができたのである。自分のよって立つべき安全な基盤をある程度得ているいま、そのものの持つ力の性質について好奇心をいだくだけの余裕を私は得ている。それに近づくだけのゆとりを持っている。したがって、いまならば何か違ったことができるはずである。

邪悪と罪悪

ボビーの両親――また、次章に紹介する似たような人たち――をよりよく理解するには、邪悪と罪悪を区別して考える必要がある。邪悪な人たちの特性となっているのは、本質的には、そうした人たちの罪悪そのものではない。彼らの罪悪の名状しがたさ、その持続性、そしてその一貫性である。これは、邪悪な人たちの中核的な欠陥が、罪悪そのものにではなく、自分の罪悪を認めることを拒否することにあるからである。

ボビーの両親や次章に語られる人たちは、その邪悪性を除けば、ごく普通の人たちである。通りの向こうに住んでいる人たちである。また、どんな町にも住んでいる人たちである。裕福な生活を送っている人もいれば、貧乏な暮らしをしている人たちもおり、また、高い教育を受けた人もいれば教育のない人もいる。こうした人たちに劇的なところはあまりない。また、犯罪者のらく印を押されているわけでもない。多くの場合、こうした人たちは「堅実な市民」、つまり日曜学校の先生、警察官あるいは銀行員であり、また、ＰＴＡの活動に積極的に参加していることも多い。

こういうことがなぜありうるのだろうか。邪悪でありながら犯罪者と呼ばれていないのはなぜだろうか。生命や生気にたいして「犯罪」を犯すという意味においては彼らは犯罪者である。しかし、たとえばヒトラーのように通常以上の政治力を持ち、普通の人が受ける制約をまぬかれている、というようなきわめてまれなケースを除けば、彼らの「犯罪」はきわめて陰微《いんび》な、表面に現れないものであり、したがって、彼らを犯罪者として明確に規定することは不可能である。この隠微性と見せかけについては本書のほかの部分でくりかえし語るつもりであるが、これが、本書の原題ともなっている「虚偽の人々」（*People of the Lie*）の根底にあるものである。

私は犯罪者と呼ばれている受刑者たちの治療に長年あたってきたが、こうした人たちが邪悪な人間だと意識したことはほとんどない。これら犯罪者と呼ばれている人たちは明らかに破壊的な人間であり、また、そうした破壊性が反復されるのが普通である。しかし、彼らの破壊性には、どちらかと言えば行き当たりばったりのものがある。また、一般に彼らは、官憲当局にたいしては自分の悪行にたいする責任を否定するが、にもかかわらず、彼らの悪にはどこか開けっぴろげなところがある。これは、彼ら自身が好んで指摘するところである。つまり、自分たちが捕《つか》まったのは、自分たちが「正直な犯罪者」だからにすぎないというのである。彼らが言うには、真の悪人というのは刑務所などには入らない。むろん、彼らのこうした言い方は自己正当化にすぎない。しかし、私の信じるところでは、彼らの言うことはおおむね的を射ている。

刑務所に入っている人たちは、なんらかのかたちで精神科医による標準的な診断を受けるのが普通である。彼らに下される診断はさまざまで、普通の言葉でいうならば、狂気、衝動性、攻撃性、あるいは良心の欠如といったものがそれである。しかし、私が問題としているボビーの両親のような人たちは、この種の明白な欠陥を持っておらず、また、われわれが日常的に行っている精神医学的分類に明確にあてはまらない人たちである。これは、邪悪な人たちが健常者だということではない。単に、こうした人たちの病気にたいする定義を、まだわれわれが考えだしていないというにすぎない。

邪悪な人間と通常の犯罪者とを区別するからには、当然、人格特性としての邪悪性と悪行とを区別する必要がある。ほかの言い方をするならば、悪い行いが邪悪な人間をつくりあげるわけではない。さもなければ、われわれすべてが邪悪な人間ということになってしまう。われわれは、だれもが悪い行いをしているからである。

　罪を犯すということは、きわめておおざっぱな言い方をするならば、「的を外《はず》す」ことだと定義することができる。つまり、われわれは、的の中心を射損なったときに罪を犯すのである。罪というのは、絶えず完全でありつづけることができなかったというだけのことにすぎない。絶えず完全でありつづけることはわれわれには不可能なことであるから、われわれはみな罪人である。自分にできる最善のことをしなかったというようなことは、われわれにはごく日常的に起こるものである。そして、この自分にできる最善のことを怠るごとに、われわれは、たとえ明白に法に反していない場合であっても、なんらかの罪——神にたいする罪、隣人あるいは自分自身にたいする罪——を犯していることになる。

　むろん、罪には大きなものもあれば小さなものもある。しかし、罪悪や邪悪を程度の問題として考えるのは間違いである。貧乏人をだますより金持ちをだますほうが、その悪質さという点で程度が低いように思われるかもしれない。しかし、人をだますことに変わりはない。ある企業から金をだましとることと、試験でカンニングペーパーを使用すること、浮気をしていながら遅くまで仕事をしていたと妻に語ること、近所の人と電話で長話をしていながら、忙しくて夫の衣類をクリーニング店にとりに行く時間がなかったと夫に（あるいは自分自身に）言い訳することとのあいだには、法律上は違いがある。たしかに、許されやすいうそと許しがたいうそがあり、状況によってはその差はますます大きくなる。しかし、それがうそであり、裏切りであるという点では、これらはみな同じものである。

最近うそをついたことがない、というほど良心的な人であっても、なんらかのかたちで自分自身にうそをつかなかったかどうか考えてみる必要がある。あるいは、自分に都合のいいように解釈していなかったかどうか考えてみるといい。また、自分にできることをしなかったとすれば、それは自分自身にたいする背信行為である。自分自身にたいして完全に正直であれば、自分の罪に気づくはずである。その罪に気づかないならば、自分自身にたいして完全に正直ではないということになり、それ自体が罪である。これは避けることのできないことである。われわれはみな罪びとである。

その行動や罪の大きさで邪悪な人間を定義できないとすると、この種の人たちをどう定義すればいいのだろうか。その答えは、彼らの罪悪の定常性にある。通常は陰微なものではあるが、彼らの破壊性は驚くほど一貫している。これは、自分自身の罪悪感に耐えることを絶対的に拒否する、というのがこの「一線を越えた」人たちの特性だからである。

第1章で紹介したジョージの場合は、罪の意識のおかげで邪悪な人間になることをなんとかまぬかれた。彼には、すくなくとも初歩的な程度には、罪の意識に耐えようとする意志があった。そのおかげで彼は、悪魔との協定を拒絶することができたのである。自分のいだいている「罪の意識」の痛みに耐えることができなかったならば、彼の道徳的退歩は続いていたはずである。

これにたいして、私が邪悪と呼んでいる人たちの最も特徴的な行動としてあげられるのが、他人をスケープゴートにする、つまり、他人に罪を転嫁《てんか》することである。自分は非難の対象外だと考えている彼らは、だれであろうと自分に近づいてくる人間を激しく攻撃する。彼らは、完全性という自己像を守るために、他人を犠牲にするのである。

スケープゴーティング、つまり罪の転嫁は、精神医学者が「投影」と呼んでいるメカニズムによって生じるものである。邪悪な人間は、自分には欠点がないと深く信じこんでいるために、世の中の人と衝突したときには、きまって、世の中の人たちが間違っているためそうした衝突が起こるのだと考える。自分の悪を否定しなければならないのであるから、他人を悪と見なさざるをえないのである。自分の悪を世の中に投影するのである。

したがって悪とは、他人をスケープゴートにするために最も頻繁に行われるものである。私が邪悪のらく印を押した人たちは、慢性的に他人をスケープゴートにする人たちである。前著『愛と心理療法』のなかで私は、悪とは「……精神的な成長を回避するために政治的な力を行使すること――すなわち、あからさまな、または隠された強圧をもって自分の意志を他人に押しつけること」であると定義した。言い換えるならば、邪悪な人間は、自分自身の欠陥を直視するかわりに他人を攻撃する。精神的に成長するためには、自分自身の成長の必要性を認識することが必要である。この認識をなしえないときには、自分自身の不完全性の証拠となるものを抹殺《まっさつ》する以外に道はない。

奇妙なことに、邪悪な人たちは、悪を破壊するために破壊的になることが多い。問題は、彼らがその悪の所在を見誤っていることである。自分自身のなかにある病を破壊すべきであるにもかかわらず、彼らは他人を破壊しようとする。生命というものは、しばしば、彼らの完全性自己像をおびやかすものである。そのため彼らは――通常は正義の名のもとに――生命を憎み、生命を破壊することに専念することが多い。しかしながら、この場合の彼らの過ちは、彼らが生命を憎んでいることよりも、むしろ、自分自身の罪深い部分を憎んでいないというところにある。ボビーの両親が、意識的にスチュアートやボビーを殺そうとしていたかどうかは疑わしい。しかし、彼らについてもっとよく知ることができたならば、彼らの殺人的行動は、絶えず他人を犠牲にせざるをえない極端な自己防衛によって動かされている、ということを発見できたのではないかと思う。

このように、自己嫌悪の欠如、自分自身にたいする不快感の欠如が、私が邪悪と呼んでいるもの、すなわち他人をスケープゴートにする行動の根源にある中核的罪であると考えられるが、だとするならば、その原因は何であろうか。私の見るところでは、その原因が良心の欠如にあるとは考えられない。

良心もしくは「超自我」をまったく欠いているように思われる人間は、刑務所の内外を問わずいることは事実である。そういう人たちを精神科医は精神病質者または社会病質者と呼んでいる。この種の人たちは、罪の意識を欠いているがために、ただ犯罪を犯すというだけでなく、ある種の無謀さをもって犯罪を犯すことが多い。彼らの犯罪性にはきまったパターンや意味といったものはあまり見られない。他人をスケープゴートにするといった特徴もとくに見られない。精神病質者には良心が欠けているために、自分自身の犯罪性をも含めて、心をわずらわせたり、不安の対象となったりするものがほとんどないように見受けられる。彼らは、刑務所の外にいようと中にいようと、ほとんど幸せであるかのように見える。彼らもまた自分の犯罪を隠そうとはする。しかし、彼らのそうした試みは、きわめておそまつ、不完全、また計画性を欠いたものであることが多い。ときには彼らは「道徳的知的障害者」と呼ばれることもあるが、彼らの心配や不安の欠如はある種の無邪気さと呼ぶことのできるものである。

しかしながら、私が邪悪と呼んでいる人たちにはこうしたことはまずあてはまらない。完全性という自己像を守ることに執心する彼らは、道徳的清廉性《せいれんせい》という外見を維持しようと絶えず努める。彼らが心をわずらわせることはまさにこれである。彼らは社会的規範というものにたいして、また、他人が自分をどう思うかについては、鋭い感覚を持っている。ボビーの両親に見られたように、彼らの身なりはきちんとしており、時間どおりに仕事をこなし、税金を払い、外向けには非のうちどころのない生活を彼らは送っている。

「イメージ」「外見」「外向け」といった言葉が、邪悪な人たちの道徳性を理解するうえで重要なものとなる。彼らには善人たらんとする動機はないように思われるが、しかし、善人であるかのように見られることを強烈に望んでいるのである。彼らにとって「善」とは、まったくの見せかけのレベルにとどまっている。これはとりもなおさず虚偽であり、私が彼らを「虚偽の人々」と呼ぶゆえんもここにある。

虚偽とは、実際には、他人をあざむくよりも自分自身をあざむくことである。彼らは、自己批判や自責の念といったものに耐えることができないし、また、耐えようともしない。彼らは慎み深さをもって暮らしているが、その慎み深さは、自分自身を正しい者として映すための鏡として維持されているものである。しかし、もし彼らに善悪の感覚がなければ、自己欺まんというものも必要ないはずである。われわれがうそをつくのは、正しくないと自分で気づいている何ごとかを隠すためにほかならない。うそをつくという行為の前に、なんらかの良心が基本的なかたちで介在するのである。何かを隠す必要を感じなければ、隠しだてなどする必要はない。

ここである種のパラドックスにおちいる。邪悪な人たちは自分を完全だと考えていると私は書いた。しかしながら、それと同時に彼らは、自分自身の邪悪な性格にたいして名状しがたい意識を持っている。というより、彼らが死にもの狂いになって逃れようとしているのがこの意識である。邪悪性の基本的要素となっているのは、罪悪や不完全性にたいする意識の欠如ではなく、そうした意識に耐えようとしないことである。彼らは、自身の邪悪性を自覚していると同時に、そうした自覚から逃れようと必死の努力をする。精神病質者のように心楽しく道徳意識を欠いているのではなく、彼ら特有の良心の陰にある自分の邪悪性の証拠となるものを消し去ることに、絶えず専念しているのである。われわれが邪悪になるのは、自分自身にたいして隠しごとをすることによってである。邪悪な人たちの悪行は直接的に行われるものではなく、この隠しごとをする過程の一部として間接的に行われるものである。邪悪性とは罪の意識の欠如から生じるものではなく、罪の意識から逃れようとする気持ちから生じるものである。

『愛と心理療法』のなかで私は、精神の病の根底には怠惰、つまり「当然の苦しみ」を逃れたいという欲求があると書いたが、ここで問題にしていることもまた、苦痛の回避、苦痛からの逃避である。もっとも、邪悪な人たちとわれわれ精神的に病んでいる普通の罪人とのあいだの違いは、邪悪な人たちがある特殊なタイプの苦痛から逃れようとするところにある。邪悪な人たちというのは、一般的な意味での苦痛からの逃避者、つまり怠惰な人間ではない。それどころか彼らは、ご立派な体面や世間体を獲得し維持するためには人並み以上に努力し、奮闘する傾向がある。地位や威信を得るためであれば、大きな困難にも甘んじ、熱意をもって困難に取り組むことすらある。彼らに耐えることのできない特殊な苦痛はただひとつ、自分自身の良心の苦痛、自分自身の罪の深さや不完全性を認識することの苦痛である。

自省に伴う特有の苦痛を避けるためにはあらゆることをやってのける彼らが、精神療法を受けようとするなど、通常の状況のもとではまず考えられないことである。邪悪な人たちは、光——自分の正体を明らかにする善の光、自分自身をさらけだす精察《せいさつ》の光、彼らの欺まんを見抜く真実の光——を嫌うものである。精神療法は、光を照射する優れた処置である。よほどゆがんだ動機による場合は別として、邪悪な人は、精神科医の診療台に横たわるくらいなら、ほかに考えられるあらゆる道を選ぶはずである。精神分析によって求められる自己観察の試練を受けるということは、彼らにとって自殺に等しいことである。人間の邪悪性については科学的にはほとんど知られていないが、その最大の理由は、研究の対象となることを当の邪悪な人たちが極端に恐れるというところにある。

邪悪な人たちの中核的欠陥が良心の欠如でないとするならば、ほかにあげられるものは何だろうか。私の考えるところでは、人間の悪の心理学的問題の中核を成しているのが、ある種のナルシシズムである。

ナルシシズムと意志

自己愛《ナルシシズム》はさまざまなかたちをとるものである。なかには正常なものとされているるものもあれば、幼児期には正常とされるが成人の場合には正常でないとされるものもある。また、ほかとくらべて著しく病的なものもある。ナルシシズムの問題は、重要な問題であると同時に、複雑な問題でもある。もっとも、本書は、このナルシシズムの問題のすべてを等しく検討の対象とすることを目的とするものではない。したがって、エリッヒ・フロムが「悪性のナルシシズム」と呼んでいる、ある種の病的ナルシシズムの問題に話を進めたい。

悪性のナルシシズムの特徴としてあげられるのが、屈服することのない意志である。精神的に健全な大人であれば、それが神であれ、真理であれ、愛であれ、あるいはほかのかたちの理想であれ、自分よりも高いものになんらかのかたちで屈服するものである。健全な大人であれば、自分が真実であってほしいと望んでいるものではなく、真実であるものを信じる。自分の愛する者が必要としているものが、自分自身の満足よりも重要だと考える。要するに、精神的に健全な人は、程度の差こそあれ、自分自身の良心の要求するものに従うものである。ところが、邪悪な人たちはそうはしない。自分の罪悪感と自分の意志とが衝突したときには、敗退するのは罪悪感であり、勝ちを占めるのが自分の意志である。

邪悪な人たちの異常な意志の強さは驚くほどである。彼らは、頑として自分の道を歩む強力な意志を持った男であり女である。彼らが他人を支配しようとするそのやり方には、驚くべき力がある。

神学者は、人間の悪は人間の持つ自由意志がもたらす結果であると語る。神は、神自身のイメージに合わせてわれわれ人間をつくる際に、われわれ人間に自由意志を与えた。そのため、人間が悪を選ぶことを容認せざるをえなかった。この問題を世俗的、進化論的観点から考えることも可能である。進化の遅れている動物の「意志」は、おおむね彼らの本能に支配されているように見受けられる。ところが人間は、猿から進化したときに、そうした本能の支配からほぼ抜けだし、その結果として自由意志を獲得した。この進化によって人間は、完全な自由意志に従うか、それとも、より高い原理に従うことによって自己管理を行う、新しい道を探るかという立場に立たされた。しかし、それでもなお、そうした服従の域に到達しうる人間と、それができない人間とがいるのはなぜだろうかという疑問が残る。

というより、悪の問題は自由意志そのものにあるのではないかとも考えたくもなる。邪悪な人間というのは、自分の意志を抑えることが不可能なまでに強力な意志を持って生まれてきた人たちではないかとも思われる。「偉大な」人たち——その偉大さが善に向けられていようと、悪に向けられていようと——を特徴づけているものは、そのきわめて強力な意志だと私は考えている。イエス・キリストの強力な意志――つまり力と権威――は福音書から感じとることのできるものであるが、これは、ヒトラーの強力な意志がその著『我が闘争』に感じられるのと同じことである。しかし、キリストの意志はその父である神の意志であるが、ヒトラーのそれは彼自身の意志である。その最も大きな違いは、「喜んで従おうとする意志と、我を通そうとする意志」の違いである。この服従を拒否する意志、我を通そうとする意志が、悪性のナルシシズムの特徴となっているものである。

「転落の前にうぬぼれあり」とはよく言われることであるが、いうまでもなく、一般の人がうぬぼれと呼んでいるものは、しゃれた精神医学用語でいう「悪性のナルシシズム」のことである。悪の根源にうぬぼれがある以上、キリスト教教会当局が一般にうぬぼれを第一の罪のひとつと見なしているのも偶然ではない。うぬぼれの罪とはいえ、これは、やるべきことを首尾よくやりとげたあとに人がいだく誇り、当然の達成感をさして言っているのではない。この種の誇りも、正常なナルシシズムと同様に落とし穴にはまる危険性を持ったものではあるが、しかし、これは、健全な自負心の一部となっているものであり、自尊心の現実的な感覚である。ここで問題にしていることは、われわれが本来的に持っている罪や不完全性を非現実的に否定しようとするある種の誇り——つまり、自身の欠点を日々証明するものが暗に示している判定を否定し、これを攻撃さえしようという衝動に人を駆りたてる、ある種の尊大なプライドまたはごう慢さである。

この尊大なプライド、このごう慢な完全性自己像、このきわめて悪性のナルシシズムを引き起こす原因となっているものは何であろうか。多くの人がこの悪性のナルシシズムの魔の手を逃れているように見えるとき、これにとりつかれる少数の人間がいるのはなぜだろうか。ここ十数年、精神医学者たちはナルシシズムという事象にますます目を向けるようになってきているが、しかし、この問題にたいするわれわれの理解はまだ幼稚な段階にある。たとえば、過度の自己陶酔のさまざまなタイプを区別することすらまだわれわれにはできない。なんらかのかたちで明らかに——あるいは完全に——ナルシシスティックでありながら、邪悪な人間となっていない人も多い。現段階で私に言えることは、邪悪な人たちの特徴となっているある種のナルシシズムは、とくに意志に影響を及ぼしているもののように思われる、ということだけである。

私自身の経験から言うならば、邪悪性は家族内に広まるもののように思われる。第4章に紹介する女性は邪悪な両親を持っている。しかし、家族パターンは、いかにそれが正確なものであろうと、古くから言われてきた「性格と育ち」の問題を解くうえで役立つものではない。

邪悪性は遺伝子的なものであるために家族内に広まるのであろうか。それとも、親を見ならうことによって子供が身につけるものであろうか。あるいは、親にたいする防衛手段として子供が身につけるものであろうか。また、邪悪な親を持った子供のなかに、通常はその傷あとのようなものを残してはいるものの、邪悪な人間になっていない子供が多いという事実をどう説明すべきであろうか。これは、膨大な量の困難な科学的研究がなしとげられるまでは、われわれにはわからないことである。

とはいえ、病的ナルシシズムの根源に関する理論のなかで優勢を占めているものによると、これは防衛現象ということになっている。幼い子供のほとんどは実にさまざまなナルシシズム的特性を示すものであるため、ナルシシズムというものは、通常は、愛情深い、理解のある親のもとで正常な発達をとげる過程において「卒業する」ものと考えられている。しかし、冷酷で愛情のない親を持った場合、あるいは、ほかのかたちで子供時代に精神的外傷を受けた人の場合、耐えがたい人生の変転から自分を守るための一種の心理的要さいとして、幼児ナルシシズムが保存されると考えられている。

この理論は人間の邪悪性の根源にも十分適用しうるものである。中世の大聖堂の建立者たちは、怪物《ガーゴイル》――これは、それ自体が悪のシンボルである――の彫刻を聖堂の控え壁《バットレス》に取りつけ、より大きな悪霊を寄せつけないようにした。これと同じように、邪悪な親からの攻撃にたいして身を守るために子供が邪悪になる、ということも考えられる。したがって、人間の邪悪性――あるいはその一部――を、一種の心理的ガーゴイリズムと考えることも可能である。

しかしながら、人間の悪の源にたいして別の見方もできる。現実にわれわれ人間のなかには、きわめて善良な人間もいればきわめて邪悪な人間もおり、多くの人はその中間にある。したがって、人間の善と悪をある種の連続体として考えることも可能である。個人としてのわれわれは、なんらかのかたちでこの連続体の上を移動するものと考えられる。もっとも、金持ちがより金持ちとなり、貧乏人がより貧乏になる傾向があるのと同様に、善人はより善人となり、悪人はより悪人となる傾向があるようにも思われる。これについてエリッヒ・フロムは『悪について』にかなりのスペースを割《さ》いて書いているが、フロムは、人間の悪の根源を進行的プロセスであると見ている。つまり、われわれは邪悪につくられているわけではなく、また、邪悪になることを強制されているわけでもない。ただ、長期間にわたる長い選択の連続を通じて、徐々に邪悪になるというのである。私は、フロムのこの見方――とくに、選択と意志を重視している点を称賛する。それがうまくあてはまる場合には、この見方は正しいと思う。しかし、全面的にこれが真実であるとは考えられない。ひとつには、このフロムの見方は、真の選択の自由のなかで自分の意志を行使する機会をあまり得ていない幼児の性格を形成する方向に働く大きな力を考慮に入れていない。また、この見方は、意志そのものの力を過小評価しているようにも思われる。

人間が、意志の自由を行使したいという純粋な欲求以外になんら明確な理由もなく、邪悪な選択を行う例を私は目撃している。これはあたかも、この種の人間が自分自身にこう語っているようなものである。「この場合の正しい行動とされているものをおれは知っている。しかし、おれは道徳などというばかげたもの、あるいは、おれ自身の良心といったものにすら縛りつけられるのはごめんだ。おれが善いことをするとすれば、それは、それが善いことだからだ。しかし、おれが悪いことをするのは、それをしたいからにほかならない。だから、おれは悪いことをする。それがおれの自由だからだ」

私自身の見方に従えば、自由意志の問題は、偉大な真理の多くがそうであるように、ひとつのパラドックスである。一方では自由意志というひとつの現実がある。われわれは、陳腐《ちんぷ》な「教義」や条件づけその他の多くの要因なしに、自由に選択することができる。その一方では、われわれには自由を選ぶことができない。そこにはふたつの状態があるのみである。神と善に従うか、それとも、自分の意志を超える何ものにたいしても服従を拒否するかである。この服従の拒否こそが、とりもなおさず、人間を悪魔の力に隷属《れいぞく》させるものである。結局のところ、われわれは神か悪魔のいずれかに帰依《きえ》しなければならない。私は、善にも、また完全な利己心にもとらわれることなく、神と悪魔のまさに中間にある状態が真の自由な状態ではないかと考えている。しかし、この自由はばらばらに分断される。これは耐えることのできないことである。われわれは、いずれに隷属するかを選ばなければならないのである。

以上、人間の悪の根源にあると考えられるさまざまな要因を検討してきたが、そのひとつだけを正しいものとしてとりあげ、他を捨て去る必要はないと私は考えている。顕著な心理的障害はすべて「過剰規定」(多重規定)されたものである、という法則が精神医学にはある。つまり、植物が数多くの根を持つように、心理的障害もまた、ふたつ以上の、通常は数多くの異なった原因を持つということである。悪の問題も例外ではないと私は確信している。ただし、そうした種々の要因のなかに、人間の意志のミステリアスな自由があるということを銘記《めいき》しておくべきである。

第3章　身近に見られる人間の悪

第1章で紹介したジョージの事例は、まだ邪悪にはなっていないけれども、おおいにその危険性を持った人間の例を示したものである。また、第2章では、基本原理的なものを一部明らかにする意味で、なんらかの理由で一線を越えた夫婦の例を紹介した。これに続いて本章では、明らかに邪悪といえる人間の例をあげようと思う。また、ボビーのケースと同じように、こうした邪悪な人間の犠牲となっている患者の治療の問題についても語るつもりである。

これからあげる男性や女性や家族は、精神科医としての私が実際の診療で遭遇した人たちである。したがって、私が懸念していることは、こうした人たちは特殊なケースだと考える読者がいるかもしれない、ということである。「この人たちはたしかに邪悪かもしれないが、こうした人は、自分たち、自分の同僚、知人、友人あるいは親類の人たちとは違った種類の人間なのだ」と読者は言うかもしれない。

精神科の診療を受けるような人間は普通とは違っている、こうした人たちには普通の人間とは根本的に違ったところがあるのだ、と一般の人たちは考えがちである。しかし、これは間違いである。われわれ精神科医は、好むと好まざるとにかかわらず、自分の診療室のなかだけでなく、カクテルパーティー、会議、企業といった場所で、数多くの精神病理学的事例を目にするものである。もっとも私は、精神科医を訪れる人と訪れない人とのあいだにまったく何の違いもないと言おうとしているわけではない。ただ、その違いは微妙なものであり、しかもその違いは、しばしば「正常」な人たちの正常性を疑いたくなるようなものなのである。

生きていくということは、最良の条件のもとにおいても困難かつ複雑なものである。われわれはみな問題を持っている。精神科医の診療を受ける人たちというのは、自分のかかえている問題が平均より大きいという理由で精神科医を訪れるのではなかろうか。あるいは、自分のかかえている問題を直視する勇気と英知を持っているからこそ、精神科医の診断を求めるのではないだろうか。ある場合には前者が、また、ときには後者が、そしてときにはその両者が理由となっていることもある。以下に紹介するデータは精神科医としての私の実際の診療から得たものではあるが、その事例のなかで私は、精神科の患者についてよりも、むしろ、どこにでも見られる人間について多くを語ることになるはずである。

前章で紹介したボビーとその両親のケースが普通と違っている点といえば、その結果がどちらかといえば望ましい方向に向かったという、ただ一点だけでしかない。幸運にもボビーは、自殺する前に車を盗み、周囲の注意をひくことができた。幸いにもボビーには、自分のめんどうを見てくれる親類がいた。また幸いにも、両親がかけていた保険のおかげで、精神療法（心理療法）を受けるための金銭的負担にも耐えることができた。しかし、邪悪性の犠牲となっている人たちの多くは、そうした幸運に恵まれていない。

ほかの点でもボビーのケースはそれほど珍しいものではない。私の乏しい診療体験においても、ボビーの両親のような親にはほぼ毎月お目にかかっている。おそらく、ほかの精神科医もこれと同じことを経験しているはずである。われわれが邪悪な人間に出会うのは一生に一度か二度というわけではなく、ほぼ日常的に人間性の危機にわれわれは接しているのである。

「邪悪」という名称はわれわれ精神科医の用語に明確な位置を占めるべきである、というのが私の主張である。たしかに、こうした名称を与えること自体がきわめて大きな危険性を伴うものだが、これについては最後の章で述べることにする。しかし、名称がないことには、こうした症例を扱うに際して、いったいどうすればいいのか明確に知ることはできない。今後もわれわれは、あい変わらず、邪悪性の犠牲となっている人たちを救ううえで限られた能力しか得ることはできないということになる。ましてや、邪悪な人たちそのものの治療にあたることなどおぼつかない。研究する勇気さえ持てない病気を相手に、その治療にあたるなど不可能なことだからである。

本書の読者は、ボビーの両親のどこかに邪悪な面があることは認めてくれるかもしれないが、それでもなお、こうしたケースは普通とは違ったケースなのだと多くの人は考えたがるものと思う。私はいま、われわれは絶えず邪悪な人間に出会っていると書いたが、それでも納得してはもらえないものと思う。いずれにしても、クリスマス・プレゼントに自殺用の銃を子供に贈るような親はそう多くはないはずだからである。

そこで、もう一人の十五歳の少年の事例をあげてみようと思う。この少年もまた、いわゆる「見なし患者」であり、邪悪性の犠牲者である。ボビーのケースとは違って、よりとらえどころのないこのケースは、まさに紹介するに値するものだと思う。この少年の両親は裕福な暮らしをしており、見たところ、文字どおり少年を殺そうなどという欲求を外に表してはいないが、しかし、なんらかの理由で少年の精神を圧殺することに没頭していたように思われる。

ロージャーとその両親

精神科医として働いてきた私は、一時期、政府の役人としての地位についたことがある。こうした地位につくと、通常は、現場の診療にたずさわることは不可能となる。それでも私は、ときどき人から簡単な相談を受けることはあった。こうした相談を持ちこんでくる人たちの多くは地位の高い政官界人士だったが、その一人に、自分の所属する法律事務所を休職して、連邦政府のある省の法律顧問を務めているR氏がいた。

あれは六月のことだったが、このR氏が、五月に十五歳になったばかりの息子、ロージャーのことで相談に来た。ロージャーは、郊外の公立学校に通う優秀な生徒だったが、第九学年になって成績が徐々に、しかし確実に下がっていた。学年末の成績発表のおり学生指導教員から両親に、ロージャーを第十学年に進級させはするが、彼の学業成績低下の原因をはっきりさせるために精神科の診断を受けるよう助言があった。

いつものやり方として私は、まず、「患者と見なされている」ロージャーに面接した。一見して彼は、ボビーの上流階級版といった感じの少年だった。ネクタイや仕立てのいい衣服を身につけてはいるが、思春期後半特有のひ弱な、ぎこちない姿を見せている。彼もまた、ボビーと同様、おし黙って視線を床に落としたままだった。もっとも、手の甲をかきむしるようなしぐさは見せておらず、ボビーほど落ちこんでいるとは思えなかった。しかし、彼の目つきはボビーと同じように生気の失せたものだった。明らかにロージャーは幸せな子供とは思えなかった。

ボビーのときと同様、初めのうちはロージャーとの対話から何も得ることができなかった。自分の学業成績がどうして悪くなったのか彼にはわかっていなかった。自分が抑うつ症にかかっていることにも気づいていなかった。彼の語るところによると、自分の生活はすべて「うまくいっている」という。最後に私は、もっと年下の子供用として私が考えていたゲームを使ってみることにして、デスクの上から飾りのついた花瓶《かびん》をとりあげてこう言った。

「これが魔法の瓶だとして、これをこすると妖精が現れ、君に三つの願いをかなえてくれると言ったとする。どんなことでもいい、三つ願いをかなえてくれるというんだ。君だったら、どんな願いごとをする？」

「ステレオかな」

「いいねえ。欲しいものとしてはステレオなんかいいと思うよ。まだあと二つ残っている。もっと大きな願いごとにして欲しいね。いいかい、かなうかどうかなんてことは考えないで願いごとをするんだ。この妖精にはなんでもできるんだ。だから、自分がいちばん欲しいと思っているものを頼んでごらん」

「バイクなんかもらえるかな」ロージャーはどうでもいいというように答えたが、それでも、それまで見せていた気のなさそうな態度とはいくぶん違っていた。このゲームは、すくなくとも、それまでの対話よりは彼の気に入ったらしかった。

「いいねえ。いいものを選んだと思うよ。だけど、かなえてもらえる願いごとはあとひとつだ。もっと大きな願いごとをするんだ。いちばん大事な願いごとを考えてごらん」

「だったら、寄宿学校に行きたい」

私は驚いてロージャーの顔を見つめた。にわかに話が現実味を帯び、身近なものになってきたのだ。私は心のなかで成功を祈った。

「それは面白い願いごとだね。もっと詳しく話してくれるかい」

「何も話すことはありません」ロージャーはつぶやくように言った。

「いまの学校が嫌いで、それでどこか別の学校に行きたいんじゃないのかい」私はこうきいてみた。

「学校は問題ありません」これがロージャーの返事である。

私はもういちどきいてみた。「じゃあ、家を出たいのかい。家でいやなことがあるんじゃないかな」

「家は問題ありません」ロージャーはこう答えたが、その声にはおびえたようなひびきがあったように思われた。

「お父さんやお母さんには、寄宿学校に入りたいっていう話をしたことある？」

「去年の秋……」ロージャーの声はほとんどささやくような小さな声だった。

「きっと、勇気のいることだったと思うけど、それでご両親はなんて言ってた？」

「だめだって」

「ほお、どうしてだめなんだろう」

「知らない」

「ご両親にだめだって言われたとき、どう思った？」

「べつにどうも」これがロージャーの答えである。

これで、一回の面接で得られるかぎりのものは十分に得たと私は思った。ロージャーが施療者である私を信頼してうちとけるようになるまでには、かなりの時間がかかると思われた。私は、ご両親とちょっと話をしてから、それからまた君と話がしたい、と彼に告げた。

R夫妻は、四十代前半の上品な人たちだった。話しぶりの明瞭な、申し分のない服装をした、一見して上流階級の生まれと思われる夫婦だった。

「お時間を割いてくださって、大変ありがとうございます、先生」R夫人が優雅なしぐさで白い手袋を脱ぎながら言った。「ご高名はかねがねうかがっております。お忙しかったんじゃございません？」

私は、二人がロージャーの問題をどう考えているか話してくれるように言った。

「ええ、それで先生のところにおうかがいしたんですがね」R氏が洗練された笑みを浮かべながら答えた。「実際のところ、この問題をどう考えたらいいのかわかりません。原因がわかっていればしかるべき手を打つこともできますし、先生にご相談することもなかったんですがね」

R氏とR夫人は、素早く、気楽に、ほとんどうちとけた調子で、ごく自然に返答役を交代しながらこれまでのいきさつを話してくれた。新学年が始まる直前までは、ロージャーは夏のテニスキャンプで楽しく過ごしていた。家庭内には何も変わったことはなかった。それまでロージャーは、ごく正常な子供だった。妊娠も出産も正常、幼児期に栄養の問題もなかった。排便のしつけも正常。友達との関係も正常。家庭内でも緊張した状況はほとんどなかった。R夫妻は幸せな結婚生活を送っている。むろん、ときには夫婦げんかもあったが、子供の前でけんかしたことはなかった。ロージャーには十歳になる妹がおり、この妹は学校では問題なくやっている。むろん、二人のあいだで言いあいをすることはあったが、これはごく普通のものである。いうまでもなく、ロージャーにとって、子供から大人に成長する段階がむずかしいということはわかっている。しかし、それが原因だとは考えられない。そうでしょう？　彼の成績が下がったのはなぞとしか言いようがない。以上が二人の説明である。

こちらが質問する前に疑問に答えてくれるような、高い知性をそなえた洗練された人との面談は気持ちのいいものである。しかし、にもかかわらず私は、漠とした不安を感じていた。

「息子さんが何に悩んでおられるのかご存じないとおっしゃいましたが、何か思い当たることがあると思うんですがね」私はこうたずねた。

「もちろん、学校があの子に合わないんじゃないかとも考えてみました」夫人のほうが答えた。「ですけど、これまでべつに問題がなかったものですから、そう考えていいものかどうかわかりません。でも、子供というのはいずれ変わるものですわね、そうじゃございません？　いまあの子に必要なのは、そんなことじゃないように思いますけど」

「ええ、そうです」Ｒ氏が夫人を補うようにして話しはじめた。「あの子を近くのカトリック教区立学校に入れることも考えてみました。家のすぐ近くにある学校で、学費も大変安い学校です」

「お宅はカトリックですか」

「いいえ、聖公会派のプロテスタントです。しかし、あの子にとって、教区学校のしつけが役立つと考えたものですから」Ｒ氏はこう答えた。

「とても評判のいい学校なんですの」夫人がこれにつけ加えて言った。

「息子さんを寄宿学校に入れるということを、これまで考えてみたことはありませんでしたか」私はこうたずねた。

「いいえ」Ｒ氏の答えである。「もちろん、先生がそのほうがいいと考えておられるんでしたら、考えないでもないですがね。しかし、これは金のかかることですな。最近の学校の金のかかることは、腹が立つほどです」

ちょっとした沈黙が続いた後、私はこう言った。「去年の秋、息子さんは、寄宿学校に行きたいと言ったそうですね」

「息子がですか？」Ｒ氏がちょっとうつろな目をして言った。

「あら、お忘れになったの？」夫人がごく自然に話に割って入ってきた。「あのとき、ずいぶん真剣に考えたじゃありませんか」

「そうでした。おっしゃるとおりです。先生がおっしゃったのはごく最近のことかと思ったものですから。つまり、息子の成績の問題が起こってからのことかと思いまして。あのときのことでしたら、それはずいぶん考えましたよ」

「ということは、反対されたわけですね」

夫人があとを継いで語りはじめた。「これは偏《かたよ》った考えかもしれませんが、主人も私も、年端《としは》もいかない子供が親元を離れて暮らすべきじゃないと考えているものですから。親が子供嫌いだという理由で寄宿学校に送られる子供も大勢いますわね、きっと。でも、子供というものは、温かい、安定した家庭で暮らすのがいちばんだと思います。そうお思いになりません、先生？」

「だけど、先生がそのほうがいいとおっしゃるのなら、もういちど考えてみたほうがいいと思うよ」R氏が口をはさんだ。「どう思います、先生？　寄宿学校に入れれば息子の問題は解決するとお考えですか」

私の頭は混乱してしまった。この夫婦には、どこか根本的に間違ったところがあるように感じられた。もっとも、その感じはごくあいまいなものだった。自分の子供が寄宿学校に入りたいと言ったことを忘れる親がいるだろうか。しかも、そのあとで覚えていると言いなおしている。これはうそだ、何かを隠している。私はこう疑っていた。しかし、確信は持てなかった。それに、かりにそうだとしても、それがどういう意味を持つものだろうか。こんな小さなうそをとりあげて、全体的な話を組み立てるべきだろうか。

ロージャーの家庭には何かよくないところがあって、それでロージャーは絶望的に家から逃げだしたがっているのだ――彼が寄宿学校に入りたがっているのもそのためだ――という想像を私は働かせていた。しかし、これは単なる想像にすぎない。ロージャーは、家庭内の問題をいっさい語ろうとしていない。一見したところでは、R夫妻は知性の高い、よく気のつく、責任感の強い親に見える。私には、寄宿学校に入るのがロージャーにとって好ましいことだという直感のようなものはあった。しかし、確証はない。どうやってこの親たちに、ましてや、あれだけ裕福な生活をしていながら費用についてはうるさい親に、これを納得させることができるだろうか。それに、どうして彼らはこうまで費用にこだわるのだろうか。

むろん、ロージャーが家を離れたからといって、それで彼の学業成績が上がり、あるいは彼がいまより幸せになると保証できるものが私にあるわけではない。しかし、この問題をいいかげんにごまかしてしまえば、ロージャーにとってよくない結果になるのではなかろうか。私は逃げだしたいような気持ちだった。

「いかがですか」R氏が私に返事をうながした。

「まず第一に、息子さんはうつ状態にあると思います。その原因は私にはわかりません。普通、十五歳の少年には自分のうつ状態の原因を語る能力はありませんし、また、原因をつきとめるには相当の時間と努力を必要とするものです。しかし、息子さんの成績が下がったのはうつ病のひとつの症候で、また、息子さんのうつ状態は、何かよくないことが起こっていることの兆候です。なんらかの手を打つ必要があります。そのうちに治るというようなものではありません。成長すれば卒業するというようなものでもありません。適切な手を打たなければ、問題は悪化するだけだと私は思います。ここまでの点で何かご質問はありませんか」

とくに質問はなかった。そこで私は話を続けた。

「次に、息子さんを寄宿学校に入れるのが、この場合の正しい処置、あるいは正しい処置のひとつだというように私には思えます。しかし、現時点では確信が持てません。私が根拠としているのは、息子さんがそう望んでおられるということぐらいのものです。しかし、それで十分だと思います。私の経験から言いますと、この年齢の子供がそうした希望を軽々しく述べることはないはずです。それに、この年代の子供は、その理由をはっきり述べる能力は持っていないかもしれませんが、何が自分にとっていないことかをつかむ直感的な能力を持っていることが多いからです。息子さんが寄宿学校に行きたいとお二人に語ったのは六カ月前のことですが、六カ月たったいまでもそういう希望を持っています。ということは、そうした希望を真剣にとりあげて、尊重してやるべきだと思います。ここまでの点で何かご質問はありませんか。どうもわかりにくいという点はありませんか」

夫妻は、よくわかると答えた。

「もし、いまここで結論を出さなければならないとすれば、ためらわずに息子さんを寄宿学校に入れることを私はおすすめしますね。もっとも、いますぐお決めになる必要はないようにも思えます。もっとよくお考えになる時間的余裕もあるように思います。現段階では、息子さんが寄宿学校に入ったからといってよくなるという保証はないわけですから。もっとよくお考えになるようおすすめします。お電話いただいたおりにもお話ししたことですが、いまの私は簡単なご相談にお答えするだけで、それ以上お役に立てるかどうかわかりません。それに、この問題では、必ずしも私は適任ではないようにも思います。自分の気持ちがよくわかっていない十代の子供を扱うときのひとつの方法として、心理テストを受けさせることが考えられます。私が考えているのは、マーシャル・レブンソン博士に息子さんのことを頼んでみることです。レブンソン博士は心理テストだけでなく、思春期の子供の診断と心理療法を専門としておられる心理学者です」

「レブンソン？　ユダヤ人の名前ですね」R氏が言った。

私は驚いて彼の顔を見た。「さあ、知りません。たぶん、そうかもしれません。たしか、この仕事をしている人たちの半分はユダヤ人だと思います。それが何か？」

「いや、とくに何も」R氏はこう答えた。「私には偏見といったものはありません。ただちょっと、そうかなと思っただけです」

「その方、心理学者だとおっしゃいましたわね」こんどは夫人が質問してきた。「どういう資格をお持ちの方ですか。精神科の先生以外の方に息子をおまかせするのはどうかと思いますので」

「レブンソン博士は申し分のない資格を持った方です。どんな精神科医にも劣らない、信頼のおける方です。もし精神科医のほうがいいとおっしゃるのでしたら、喜んでほかの精神科医をご紹介します。ただ、正直言いまして、こういったケースについてレブンソン博士ほど信頼のおける人を、このあたりでは私は知らないものですから。それに、ほかの精神科医のところに行ったとしても、いずれは心理学者のテストを受けるように言われるはずです。この種のテストは心理学者だけがやるものですから。それに……」私はR氏のほうを向いて続けた。「心理学者の料金のほうが、精神科医の料金よりちょっとばかり安いはずです」

「自分の子供のことですから、この際、金は問題ではありません」R氏は答えた。

「そうですわね、レブンソン先生は適任だと思いますわ」夫人が手袋をはめながらこう言った。

私は、処方せんの余白にマーシャル・レブンソン博士の名前と電話番号を書いてR氏に手渡し、こう言った。「ほかにご質問がなければ、息子さんにもういちどお会いしたいのですが」

「息子に？」R氏は驚いたような顔をして言った。「息子ともういちど話をして、何をお調べになりたいんです？」

「ご両親とのお話のあとで、もういちど話がしたいと息子さんには言ってあります。思春期のお子さんについては、いつもこういうやり方をしています。どういう処置を親御さんにおすすめしたか、本人に伝えるチャンスですから」

R夫人が立ち上がり、手袋をはめた手をさしのべてこう言った。「もう失礼しなくては。これほど時間がかかるとは思ってませんでしたので。ずいぶん長い時間おじゃまして、先生にはほんとうに申し訳ありませんでした」

私は彼女の手をとった。しかし、手をとったまま、彼女の目を見ながらこう言った。「息子さんともういちどお話しする必要があります。ほんの数分です。それ以上は時間をとらせませんから」

R氏はそれほど急いでいる様子を見せていなかった。いすに座ったまま彼はこう言った。「もういちど息子とお話しになりたいというのが、どうもわかりませんな。先生がどんな処置をすすめてくださったか、息子には関係がないように思いますが。これはわれわれ親が決めることじゃないでしょうか。息子はまだ子供です」

「ええ、最終的にはご両親の決められることです。費用を負担されるのはご両親ですからね。しかし、これは息子さんの人生の問題です。いまここで、どういうことが話しあわれているのか、いちばん関心を持っているのは息子さんです。寄宿学校に転校するようおすすめしたことや、レブンソン博士をご紹介したこと、それに、これは最終的にはご両親が決められることだということを息子さんに話してきかせるつもりです。それから、息子さんのことをよく知っているのは私よりご両親のほうだ、息子さんにいちばんいい方法を判断できるのもご両親のほうだ、ということも話してきかせます。お二人は十五年間、息子さんといっしょに暮らしてこられたわけですが、私のほうは、ほんの一時間足らず話をしただけですから。しかし、息子さんには、自分の身にどういうことが起こっているかを知る権利がありますし、レブンソン博士のテストを受けるとすると、どういうことが期待できるかを息子さんに説明するのがフェアだと思います。こうしたことを息子さんに隠しておくということは、どうも人間的なやり方ではないように思いますが、いかがでしょうか」

R夫人が夫のほうを向いて言った。「先生のおっしゃるとおりにしましょうよ、あなた。こういう哲学的なお話をしていたら、約束の時間にもっと遅れてしまいますわ」

というわけで、私はもういちどロージャーと話すことができ、両親にどういう助言をしたかをかいつまんで話してきかせた。また、レブンソン博士に会ったときには心理テストのようなものを受けることになるかもしれないが、心配することはないと説明した。たいていの人は、こうしたテストを面白がって受ける、ということも話してやった。ロージャーは、「大丈夫です」と答えただけで、何もきかなかった。このとき私は、ほとんど本能的に、普通ならばあまりしないことをした。つまり、彼に自分の名刺を渡し、必要なときはいつでも電話をくれるようにと言ってやったのだ。彼は財布を持っていたが、私の名刺をていねいにその財布のなかにしまいこんだ。

その晩、私はマーシャル・レブンソン博士に電話し、博士のことをロージャーと彼の両親に話してあると伝えた。ただ、彼らが私の言ったとおりにするかどうかはわからない、とは言っておいた。

それから一カ月後、ある会合のおりにレブンソン博士に会ったので、あの件がどうなったかきいてみた。彼が言うには、ロージャーの両親からはなんの連絡もなかったという。私はさほど驚きもしなかった。これでロージャーの問題については、もう二度と私が関係することはあるまいと考えていた。

ところが、これは私の考え違いだった。

R氏から二度目の電話を受けたのは、それから七カ月後の一月末のことだった。「息子がとんでもないことをしでかしました。大変な問題を起こしたんです」R氏はこう言った。

R氏が言うには、「この件」についてはロージャーの学校の校長が私あてに手紙を書くと言っているから、二、三日中にその手紙は届くだろうとのことだった。それで、その次の週にR氏と会うことにした。

校長からの手紙は翌日の午後の便で届いた。ロージャーの家族が住んでいる郊外にある、セント・トマス・アクィナス・ハイスクールのシスター・メアリー・ローズ校長からの手紙だった。手紙の文面は次のようなものだった。

Rご夫妻に、ご子息ロージャーの問題で精神科医に相談するようおすすめしましたところ、以前ロージャーはペック先生の診察を受けたことがあるとのお話で、また、この問題について私から先生にお話し申し上げるようご依頼がありましたので、お手紙をさしあげるしだいです。

ロージャーは、昨年の秋、地元の公立学校から私どもの学校に転校してまいりましたが、前の学校では成績が下がっていたとのことでした。ロージャーの学業成績は当校においてもあまりかんばしいものではなく、学期平均の評価はすべて「C」となっております。ただし、社会への適応は優れております。ロージャーは、学友からも教職員からも好かれている生徒です。とくに、当校が設けております地域社会問題に関するプログラムでは、目立った働きを見せております。このプログラムの活動の一部としてロージャーは、放課後に地域の知的障害児たちを助けるという活動を選びましたが、この活動にたいするロージャーの熱意は私の目にも明らかなだけでなく、監督者からの報告にも、彼がこの仕事に通常以上の情熱と献身をもって取り組んでいるということが強調されております。それだけでなく、昨年のクリスマス休暇にニューヨークで開かれた精神発達障害会議には、ロージャーが当校代表の参加者として選ばれ、参加費用が支給されることに決まりました。

ところが、この一月の十八日、ある問題が起こったことから、とり急ぎこのお手紙をさしあげるしだいとなりました。その日の午後、ロージャーと級友の一人が、司祭職を引退されて当校に住んでおられるジェローム神父の部屋に押し入り、時計その他の神父の私物数点を盗みました。本来であれば、これは退学処分となる行為で、事実、ロージャーの級友はすでにこの処分を受けております。しかし、ロージャーについては、この事件は違った意味を持っているように私どもには思われます。私どもの目には、この種の行為はロージャーらしからぬことのように思われます。そのため教員会議では、ロージャーの著しい学業成績不良にもかかわらず、それが彼にとって最良の結果をもたらすとの先生からのご確認が得られるならば、引きつづき彼を当校に在籍させるとの決定が下されました。申し上げるまでもなく、私どもはこの少年にたいしてひじょうな好感を持っており、彼にとって助けになることができるものと思っております。

なお、これは先生のご診断のお役に立つことと思われますが、教員会議では、クリスマス休暇後のロージャーは、この事件を起こす前からひどくふさぎこんでいたとの発言が数人の教師からありました。

先生からのご助言をいただけるものと期待しております。さらに詳しい情報が必要とあれば、ご遠慮なく私あてにご連絡くださるようお願い申し上げます。

校長　メアリー・ローズ

約束の日にロージャーとその両親がやってきたとき、前回と同様私は、まず最初にロージャーに面接した。ロージャーは、前回同様、うつ状態にあった。違っているところといえば、多少かたくなな姿勢を見せていることだった。彼の態度には、わずかながらも敵意と虚勢のいりまじったものが見られた。彼には、自分がどうして年老いた神父の部屋に侵入したのかわかっていなかった。

「ジェローム神父さんのことを話してくれないかな」私はこうきいてみた。

ロージャーはちょっとおびえたような表情を見せたが、こう答えた。「何もお話しすることはありません」

「神父さんはいい人だと思うかい、それとも悪い人？」私はなおも質問を続けた。

「君は神父さんが好きかい、それとも嫌いかい」

「いい人だと思います」ロージャーは、そんなことは考えたこともなかったというように答えた。「ときどき、神父さんの部屋でクッキーやお茶をごちそうになったことがあります。僕は、神父さんが好きだと思います」

「どうして好きな人から物を盗んだりしたのか、それがわからないね」

「僕にもわからないって、さっき言ったはずです」

「きっと、もっとクッキーが欲しかったんじゃないかな」私は探りを入れてみた。

「ええ?」ロージャーは当惑したような様子を見せた。

「たぶん、君は、もっと優しくして欲しかったんじゃないかな。できるだけ優しくしてもらいたかったんじゃないかな」

「違います」ロージャーは語気《ごき》を強めて言った。「ただ、何か盗むものを探していただけです」

私は話題を変えた。「このあいだ君と話したとき、心理学のレブンソン先生にお会いするように言ったはずだけど、先生には会った?」

「いいえ」

「どうして会わなかったの」

「知りません」

「お父さんやお母さんは、君にこの話をしなかったのかい」

「いいえ」

「どう思う？　変だと思わないかい。私がそうすすめたのに、君もご両親もそれについて何も話しあわなかったってのは」

「わかりません」

「寄宿学校に行くことについても、このあいだ話しあったよね。ご両親とはこの話もしなかったのかい」

「いいえ。セント・トマスに行けって言われただけです」

「それについて、どう思った？」

「いいんじゃないかって、そう思いました」

「寄宿学校に行けたら行きたいって、いまでも思ってる？」

「いいえ、セント・トマスのほうがいい。先生、セント・トマスに残れるようにしてください」

私は驚いたし、突然、ロージャーが自分から進んで自分の意志を伝えようとしたことに心を動かされた。明らかに、ロージャーにとって学校は重要なものだったのである。

「どうしてあの学校がいいの？」私はこうきいた。

ロージャーは、一瞬、困ったような顔をしたが、それから考えこんでしまった。「わかりません」しばらくして彼は答えた。「みんなよくしてくれるし、あの学校では、僕はみんなに好かれているように思うんです」

「そうだと思うよ。メアリー・ローズ先生から手紙をいただいたんだが、その手紙には、君はあの学校でみんなから好かれているし、君にあの学校に残ってほしいとみんなが思っているって、そう書いてあった。だから、君が残りたいって思うんなら、ローズ先生にも私からそう言っておくし、ご両親にもそう言うつもりなんだ。話は違うけど、君、知的障害の子供たちに素晴らしいことをしてやってるってローズ先生の手紙にはあったけど、ニューヨークはどうだった?」

ロージャーはうつろな表情を見せた。「ニューヨークって?」

「知的障害の子供に関する会議で、君はニューヨークに行ったんじゃなかったのかい。学校がお金を出してくれたって、ローズ先生は書いていたけど。まだ十六歳にもなっていない君が選ばれたっていうのは、すごいことだと思うけど、会議はどうだった?」

「行かなかったんです」

「行かなかったって?」私はばかみたいに彼の言葉をくりかえした。それから、不安な気持ちにとらわれた。直感的に、何が起こったのか想像がついたからである。

「どうして行かなかったんだい」

「父や母が行かせてくれなかったんです」

「それはまた、どうして？」

「自分の部屋をきれいにしておかなかったからです」

「それで君はどう思った？」

ロージャーの顔が無表情になった。「それでいいんです」

私は、自分の声に怒りの調子がこもるがままにして言った。「それでいいって？君はごほうびにニューヨークに行かせてもらえるはずだったんだぜ。君がいいことをしたからなんだ。それなのに行かせてもらえなかった。なのに、それでいいって言うのかい。そんなばかな話ってないだろう？」

ロージャーはひどく悲しそうな顔をした。「僕の部屋、ほんとに汚なかったんです」

「それが、そんな罰に値することだって思うかい。あんな素晴らしい旅行――君が自分の力で手に入れた旅行、君にとって勉強になる旅行だぜ。それが、部屋をきれいにしておかなかったからって、それだけの理由でダメだって言われたんだ。そう思わないかい」

「わかりません」そう言うとロージャーは、あとは黙りこんで座っているだけだった。

「がっかりして、腹が立たなかったかい」

「わかりません」

「がっかりして、それからひどく腹が立って、それで、ジェローム神父さんの部屋に盗みに入ったんだって、そう思わないかい」

「わかりません」

　むろん、彼にはわからないことだった。彼にわかるはずのないことだった。すべてが無意識のうちに行われたことだからである。

「お父さんやお母さんに腹を立てたことある?」私は優しくたずねた。

　ロージャーは床に視線を落としたままだった。それからこう言った。「父や母は悪くないんです」

　ロージャーのうつ状態が変わっていないのと同様に、彼の両親の洗練されたもの静かな物腰も前回と変わっていなかった。

「また、ご面倒をおかけすることになって、ほんとうにあいすみません」ロージャーとの面接のあとR夫妻を診療室に招き入れると、夫人はこう言った。それからいすに座ると、手袋を脱ぎ、ほほえみながら彼女はこう言った。「私どもはまた先生にお目にかかりたかったんですけど、息子のことでまたご迷惑をおかけすることになるとは、思ってもいませんでした。校長先生からのお手紙、届いていると思いますけど」

私は届いていると答えた。

「家内も私も、息子がほんとうの犯罪人の道を歩んでいるのじゃないかと、それが心配で」R氏が言った。「たぶん、先生のアドバイスに従って、ご紹介いただいた先生のところに息子をやっておけばよかったと思います。なんとおっしゃいましたっけ、その先生のお名前。外国の方のお名前のようでしたが」

「レブンソン博士です」

「そう、そう。そのレブンソン博士に息子を診てもらったほうがよかったかもしれませんね」

「どうして、そうしなかったんですか」こう言いながらも私は、おそらく、前もって十分に用意された返事が返ってくるだけだろうと予想していた。私にまた会いに来るからには、この問題を避けるわけにいかないということは、二人とも十分承知していたはずである。事実、私と顔を合わせるとすぐに、二人は自分からこの問題を持ちだしてきたのである。しかし、私は二人の返事をきいてみたかった。

「実はその、先生のお話しぶりでは、この問題は息子しだいだというふうにとれたものですから」R氏はこともなげにこう答えた。「これは息子の人生の問題だ、というようなことを先生がおっしゃっていたことを覚えています。それから先生は、息子とこの問題について話しあわれましたね。そのあと、息子があまり気乗りしない様子だったもので、レブンソン博士のところには行きたくないのだと思いました。それで、強制するのはどうかと思ったものですから」

「それに、あの子の自尊心の問題も心配でした」夫人が口をはさんだ。「ただでさえ学校の成績が悪いところに、心理学者の検査を受けさせられたとなると、あの子が自信を失ってしまうと心配したんです。自尊心って、あの年ごろの子にはとても重要なものじゃございません？　ね、先生……でも、きっと私たち間違っていたんですわね」彼女は魅力的なほほえみを見せながらこうつけ加えた。

　見事なものである。わずかな言葉で、二人が私の助言に従わなかったという問題が、私とロージャーのせいにされている。この問題について、二人と言い争ってもしかたのないことのように思われた。

「どうして息子さんがこの盗みの事件に関係したか、何か思い当たることはありませんか」私はこうたずねた。

「まったくありません」R氏が答えた。「むろん、息子と話しあおうと努めました。

しかし、それらしいことは何も息子からはきき出せませんでした。いやあ、まったく見当がつきません」

「盗みというのは、多くの場合、怒りの行動です。最近、息子さんが何かに怒っている、腹を立てているというようなことはありませんでしたか。世の中に腹を立てているとか、学校やご両親に腹を立てているとか」

「私たちにわかることじゃございませんわね、先生」R夫人が答えた。

「息子さんが盗みをする前の月に、息子さんが腹を立てるようなやりとりがあったことに、何か思い当たりませんか」

「いいえ、先生」またR夫人が答えた。「お話ししたとおり、ほんとうに見当もつきません」

「クリスマスの休暇に、息子さんが障害児に関する会議でニューヨークに行くことをお許しになりませんでしたね」

「あら、そのことであの子が動揺してたんですの？」夫人が声を高めた。「行っちゃいけないと申しましたとき、あの子はべつに憤慨しているようにも見えませんでしたけど」

「息子さんには、自分の怒りをどう表現したらいいのかわかっていません。それが息子さんの場合、大きな問題となっています。しかし、行ってはいけないと言えば、息子さんが憤慨するとは考えませんでしたか」

「そんなこと、わかりませんでしたわ。そういうこと、予想できませんもの」夫人はいくぶんけんか腰になって答えた。「私たち、心理学者じゃございませんもの。ただ、正しいと思ったことをしただけですわ」

一瞬、私の目には、政治家たちがこうした予測の問題でやりあう委員会で、際限もない戦略討論に参加しているR氏の姿が浮かんだ。しかし、やはりこの問題も、議論してもしかたのないことのように私には思われた。

「なぜ、息子さんをニューヨークに行かせないことが正しいことだとお考えになったんですか」

「自分の部屋をきれいにしておかなかったからです」R氏が答えた。「部屋をきれいにしておけということは、いつも言ってることなんですがね。しかし、息子は言うとおりにしません。それで、自分の家をきちんとできないような人間には、大使になって外国に行く資格はない、と言ってきかせました」

「大使になることと、週末にニューヨークに行くことと関係があるかどうか知りませんが――」私はだんだん腹が立ってきてこう言った。「これに関してお二人が考えておられることは、どうも現実的ではないように思います。十五歳の少年が自分の部屋をきちんとしておくということは、あまりないことですからね。それどころか、そういうことをする少年のほうが心配ですね。子供が自分の力で、努力に値する問題で努力して手に入れた楽しい教育旅行を禁じる適当な理由とは、私には思えないんですがね」

「これについては先生、私どもには疑問がありますの」R夫人が上品に、ほとんど優しいといってていいほどの口調で言った。「息子が知的障害児たちとかかわりを持つことがいいことかどうか、ほんとうは確信が持てないんですの。結局、そうしたお子さんたちのなかには、精神的にも病気のお子さんがいるんじゃございません？」

私は救いようのない気持ちに襲われた。

「こうした雑談もけっこうなことだが、話を先に進めなくては」R氏が言った。「なんとかしなければ、息子はほんものの犯罪者になってしまいます。夏にお目にかかったときには、息子を寄宿学校に入れることについてお話をうかがいました。いまでも先生は、それがいいとお考えですか」

「いいえ」私は答えた。「六月の時点では、息子さんの寄宿学校入学の件については私にも不安がありました。それでレブンソン博士のテストを受けてから、最終的な結論を出すようおすすめしました。いままでも寄宿学校のことをまったく考えていないわけではありませんが、いまのほうがもっと不安を感じています。息子さんはいまの学校が気に入っておられます。いまの学校ではみんなからよくしてもらっていると考えているようです。ですから、突然学校を変わるということは、息子さんにとってよくないと思います。いますぐ急いでどうこうしなければならないということはないように思います。ですから、レブンソン博士のところに息子さんを行かせるよう、もういちどおすすめします」

「それじゃ、また振り出しにもどることになりますな」R氏は、明らかにうんざりしたように声を高めた。「何か、もっと決定的にすすめていただくことはありませんかね」

「そうですね、ひとつおすすめしたいことがあります」

「何ですか、それは」

「お二人に、治療を受けるよう強くおすすめします。息子さんはひどく助けを必要としていますが、ご両親のあなた方も同様に、助けを必要としておられるように思います」

一瞬、死んだような沈黙が続いた。それからR氏がかすかな笑み、面白がっているような笑みを浮かべた。

「それは面白いですな、先生」彼は落ち着いた口調で言った。「どうしてわれわれ二人が治療を必要としているのか、つまり、先生のお言葉ではそうなりますが、どうしてわれわれに治療が必要だとお考えになったのか、おおいに興味がありますな」

「ご興味を示していただいて恐縮です」私は答えた。「たぶん、お二人とも心を乱しておられると考えたわけです。私の考えでは、お二人とも、ご自身が精神療法をお受けになる必要があります。というのは、息子さんにたいする共感、つまり息子さんの気持ちになって考えるというところがお二人にはないようにお見受けしたものですから。息子さんをもっとよく理解していただくには、お二人ご自身が治療をお受けになる以外に方法はないと考えたものですから」

「たしかに、先生のおっしゃることは面白いですな」R氏は落ち着いた、洗練された口調で続けた。「自慢するわけじゃありませんが、私は自分の仕事ではかなり成功したほうだと思っています。家内も同様に、仕事では成功しています。もう一人の子供については、とくに問題もなくやっています。それに、家内は地域のリーダーにもなっていますし、教会の活動にも積極的に参加しています。都市計画委員会のメンバーにもなっています。こういうわれわれが、どうして精神的に病んでいるとお考えになったのか、ひどく興味がありますな」

「おっしゃりたいことは、病気なのは息子さんで、お二人は健全だということですね。たしかに息子さんは、最も目につきやすい問題を持っておられます。しかし、まず第一に、息子さんの問題はご両親お二人の問題です。それに、私の見るところでは、お二人がこれまで息子さんの問題についてとってこられた対応は、すべて間違っています。息子さんは寄宿学校に行きたがっていた。お二人は、問題を深く考えもせずにそれを拒否された。私は息子さんをレブンソン博士のところに連れていくようおすすめしました。あなた方はこの助言を無視された。そしてこんどは、息子さんが地域社会活動でほうびをもらったのに、そのほうびを受けることを息子さんに禁じた。それが息子さんにどういう影響を与えるか考えもせずにです。お二人が息子さんを意識的に傷つけようとしているとは申しません。しかし、心理学的に見てお二人の行動は、お二人が無意識の段階で息子さんに憎しみをいだいていることを示しています」

「ご意見をお聞かせいただき、ありがとうございます」R氏は、弁護士らしいなめらかな口調で言った。「それが、先生のご意見ということですな。つまり、ほかの見方もできるということですね。たしかに、私は、息子がほんものの犯罪者になろうとしているように見えるいま、ある程度の憎しみを息子にいだいています。それと、先生の心理学的見地からすれば、息子の行うどんな小さな悪事にも親であるわれわれに責任がある、ということになるのもわかります。しかし、人を非難するのはやさしいことです。息子に最高の教育を受けさせ、最も安定した家庭を与えるために汗水流しているわれわれとは、先生は違った立場に立っておられます。いいや、先生は汗水など流したことがありませんな」

「主人が申しておりますことは」R夫人が議論に加わった。「主人が言いたいことは、ほかにも原因があるんじゃないかっていうことです。たとえば、私の叔父はアルコール中毒でした。息子の問題は血筋を引いたものだという可能性もありますわね。つまり、ある種の欠陥遺伝子を受け継いだとか、私どもがどう扱おうと、結局、息子は悪いことをするといった」

私は、恐怖の念がつのってくるのを感じながら二人の顔を見た。

「つまり、息子さんが治癒不能だということもありうると、そうおっしゃりたいんですね」

「もちろん、息子が治癒不能だなどと考えたくございませんわ。何かの薬、何か息子の治療に役立つものがほかにあると考えるべきですわ」夫人は静かな口調で言った。

「でも、先生のような専門医の方々が、あらゆる病気の治療法を見つけてくださるな

らない。

これにたいしてどう答えるべきか。私は、科学的な、冷静な態度を保たなければならない。

「基本的には、全面的に、あるいは部分的に血を受け継いだ、遺伝的な精神病理学的条件というものは数多くあります。しかし、そういう条件のどれかが息子さんの問題の原因になっている、という証拠はまったくありません。息子さんの症状に関する私の診断は、息子さんはうつ病にかかってはおられますが、これは遺伝的なものでも治療不能なものでもない、ということです。それどころか、息子さんの問題は、息子さんが自分で自分の感情を理解できるように手助けしてやることができれば、また、あなた方お二人の息子さんにたいする対応のしかたを変える手助けをしてさしあげることができれば、完全に治癒可能なものです。もっとも、私の診断が正しいと保証することはできません。これはただ、私の経験と判断にもとづいた、最も可能性の高い推定です。私としては、自分の診断が正しいという確率は九八パーセントだと見ていますす。一〇〇パーセント正しいとは申し上げられません。もし疑わしいとお考えでしたら、ほかの精神科医に相談してみてはいかがでしょう。私のほうからご紹介することもできますし、ご自分でお探しになってもけっこうです。ただ、申し上げておかなければならないことは、ぐずぐずしてはいられないということです。息子さんの問題は、いま現在、適切な処置をほどこせば治癒可能なものだと思いますが、いまそういう処置を受けなければ、はたして治癒可能かどうか自信が持てません」

「それも先生のご意見ですな」R氏が法廷弁護士特有のやり方でこう切りこんできた。

「おっしゃるとおりです。たしかにこれは、私の意見にすぎません」

「それに、科学的証明の可能な問題でもないわけですね。息子の問題がこうだと先生は考えておられるけれども、知っているというわけではない。そうですな」

「そのとおりです」

「だとすると、息子が、現時点では先生には診断のできない遺伝的な治癒不能の病気を持っているということも、完全にありうるわけだ」

「たしかにありえます。しかし、その可能性はまずないと思います」こう言うと私は、しばらく間を置くためにたばこの火をつけた。私の手はふるえていた。私は二人の顔を見た。「いいですか。私が最も驚いたのは、お二人が、ご自身が治療を必要としていることを認めるくらいなら、ご自分の息子さんが不治の病を持っていると信じるほうがましだと考えておられる、つまり、息子さんを抹殺《まっさつ》してしまいたいと考えておられるように見えることです」

ほんの数秒のあいだではあったが、私が見ることのできたものは、二人の目のなかの恐怖、純粋な動物的恐怖だけだった。しかし、次の瞬間には二人は、持ち前の洗練された落ち着きをとりもどしていた。

「われわれがしようとしていることは、事実を直視することです。先生には、虚構と事実を分けて考えようというわれわれの努力を非難することはできないはずです。そうでしょう?」R氏が言った。

「多くの人が、精神療法を受けることを怖がります」私は、まるでクレムリン宮殿で聖書を売ろうとしているような気持ちをいだきながらこう言った。「気が進まないのは当然です。自分の内的思考や感情を調べられたいと思う人はいませんからね。しかし、いちど受けてごらんになれば、べつに恐れるものではないことがわかるはずです。そのほうがお二人にとってやりやすいとおっしゃるなら、私自身がよろこんでお二人の治療にあたらせていただきます。相談だけを受けるというのがいまの私の立場ですが、お二人や息子さんが必要としておられる手助けをしてさしあげるためでしたら、私にできることはなんでもするつもりです」

二人が私のこの申し出を受け入れると期待していなかったことは確かなことで、また、心のすみでは、二人がこの申し出を受け入れないでほしいと願っていたことも事実である。しかし、どうしてもこう言わざるをえない気持ちになっていたのである。二人の治療を引き受けるという考えは、気分のいいものではなかった。しかし、それと同時に、二人をだれかほかの精神科医に押しつけるというのも、なんとなく良心がとがめたからである。すくなくとも、ボビーのケースから七年が経過していた当時の私には、こうした事態に対処する考えもないではなかった。

「あら、先生のおっしゃるとおりですわ」R夫人が、あたかもティーパーティーでおしゃべりでもしているというように愛想よく言った。「自分自身について語るっていうのは楽しいことですし、頼りにできる方がいるっていうのも楽しいことですわ。でも、とても時間のかかる、とてもお金のかかるものなんでしょう？　そんな余裕のある高額所得層に属しているんでしたらよかったんですけど、あいにく、宅には子供が二人もいて、その教育や面倒をみなければならないんですのよ。そういう芸術的な楽しみに、年に何千ドルもお支払いするゆとりはないと思いますわ」

「お宅が高額所得層に属しておられるかどうか、私は知りません。しかし、連邦政府の保険に入っておられることはまず間違いないと思いますし、この保険は、どこで外来の精神療法をお受けになっても、最高の給付をしてくれるはずです。おそらく、治療費の五分の一をご自分で負担するだけですむはずです。それでも費用の点でご心配でしたら、家族治療というのを考えてみてはいかがですか。この家族治療というのは、ご両親と息子さんがいっしょに治療医の面接を受けるものです」

R氏が立ち上がってこう言った。「大変面白いお話でした、先生。たしかに、啓発される面がありました。しかし、ずいぶんと先生のお時間を費やしてしまいました。それに、私も事務所にもどらなければなりません」

「しかし、息子さんのことはどうします?」私はこうきいた。

「息子のこと?」R氏は無表情に私を見た。

「ええ、息子さんは、他人の部屋に侵入したという罪で苦しんでおられます。学業成績もかんばしくない。うつ状態にもあります。怖がってもおられます。悩んでもおられます。息子さんの将来はどうなると思います?」

「ええ、息子のことについては、よく考えてやらなければなりません」R氏は答えた。

「十分に考えてやる必要があります。それに、先生も十分考えてくださいました。おおいに助かりました」

「そうだといいんですが」私もまた立ち上がりながらこう言った。この二人との面接は、私が望もうと望むまいともう終わりかけていることは明らかだった。「私が申し上げたことを、真剣に考えていただければと思います」

「もちろんですわ、先生」R夫人が、満足げに目を細めてこう答えた。「先生からうかがったことは、全部、真剣に考えてみます」

前回と同様、R夫妻は、私がもういちどロージャーと話をすることを避けようとした。しかし、私はしつこくこう言った。

「息子さんはただの置き物じゃありません。どういうことになっているのか、知る権利を持っています」

こうして私は、数分のあいだ、ロージャーと最後の対話を交わすことができた。私は、彼がまだ私の名刺を財布のなかに入れていることを知った。私は彼に、シスター・メアリー・ローズに電話して、セント・トマス校に残れるよう話してやると伝えた。レブンソン博士に会うよう両親にすすめたことも伝えた。また、彼の両親にも治療を受けるようすすめたことも伝えた。

「いいかい、ロージャー。これは君だけの問題じゃないんだ。君のご両親も、すくなくとも君と同じくらいに精神的な問題をかかえておられると思う。ご両親が君のことをよく理解してくれているとは考えられないんだ。それに、君が必要としている助けをご両親が得ようとするかどうかもわからない」

予想していたとおりロージャーは、別れぎわまで、どうでもいいという態度をとりつづけていた。

それから三週間後、私は、R夫人の趣味のいい個人用便せんに同封された小切手を受け取った。便せんにはこう書いてあった。

先日は、突然ではございましたが、ふたたびお時間を割いていただき、大変ありがとうございました。夫も私も、息子のロージャーのことで先生が示してくださったお心遣いに心から感謝申し上げております。先生のお言葉に従い、ロージャーを寄宿学校に入れたことをお伝えしておきたいと思います。ノースカロライナの陸軍学校で、素行に問題のある子供の教育では大変評判のある学校です。これで、すべてうまくいくものと確信いたしております。いろいろとありがとうございました。

以上は、十年前の話である。その後ロージャーがどうなったか、私はまったく知らない。いま彼は二十五歳になっているはずである。ときおり私は、彼のことを思い出し、彼のために祈っている。

＊

邪悪性について語るときのむずかしさのひとつが、その陰微《いんび》なあいまいさである。私がボビーとその両親のケースから話を始めたのは、それが目立って明白なケースだったからである。兄が自殺に使った銃を弟に与えるという行為は、だれが考えてもはなはだしく常軌《じょうき》を逸《いっ》した行為である。たしかに、これは邪悪な行為である。しかし、ロージャーの両親の行為には、それほどあからさまな異常性は見いだせない。これは、旅行の許可を子供に与えるかどうか、どの学校を選ぶかといった問題にすぎない。これは、子を持つ親であればだれもが日常的に行っている決定である。ロージャーの両親が下した判断が私の判断と違っていたというだけでは、彼らを邪悪と決めつける根拠にはならないようにも思われる。それどころか、自分の意見に同意しなかった、自分の助言を受け入れようとしなかった患者に悪のラベルをはるということで、私自身が邪悪になっていなかっただろうか、と考えたくもなる。自分の判断と対立する人に安易に悪のラベルをはることによって、邪悪性の概念を私は悪用してはいないだろうか。

この、邪悪性の概念を誤って適用する可能性の問題はきわめて現実的な問題であり、これについては最後の章でかなりのスペースを割いて考察するつもりであるが、ロージャーが邪悪性の犠牲者だったという私の結論を正当化しうる根拠をあげる義務が私にあることは間違いない。とくに、このボビーとロージャーという二つのケースのうち、ロージャーのケースのほうがより典型的なものである以上、その根拠をあげることがより重要となる。

ボビーのケースのように、邪悪性が明白に露呈《ろてい》されることは、かりにあったとしてもきわめてまれなことである。外に現れる邪悪性の姿は、一見して普通の、表面的には正常な、しかも、見たところ合理的なものとなることがはるかに多い。前にも書いたとおり、邪悪な人間は変装の達人である。彼らが自分の本性を——他人にたいしても、また、自分自身にたいしても——進んで明らかにするということはまずありえない。

したがって、ただひとつの行為を見ただけで、人にたいして邪悪の判断を下すことができるなどということは、きわめてまれなことである。相手の行動パターンの全体、相手の立ち居振る舞いやスタイルを見て、それにもとづいて判断を下さなければならない。私がそういう判断を下したのは、ただ単に、ロージャーの両親が、ロージャーの気持ちを無視して、あるいは私の助言に逆らって、学校を選んだからというわけではない。彼らは、一年のあいだに三度も続けてそうしたことを行ったのである。また、ある特定の状況においてロージャーの感情を彼らが無視したからというわけでもない。ことあるごとに彼らはそうしていたのである。人間としてのロージャーにたいする彼らの心遣いの欠如は、まったく定常的なものだったのである。

しかし、これが邪悪だということになるだろうか。R夫妻は、ひどく無神経な、感受性に乏しい人たちであって、ただそれだけのことだと考えることもできる。しかし、実際には彼らは感受性に乏しい人間ではない。高い知性をそなえた彼らは、見事なほどに世の機微《きび》に通じている。彼らは、アパラチアの貧しく汚れた農夫ではない。高い教育を受けた、優雅な、洗練された礼儀をわきまえた夫婦であり、委員会の会合やカクテルパーティーでは如才《じよさい》なく振る舞う人たちである。もし彼らに感受性が欠けていたならば、そういう人間にはなれなかったはずである。R氏は、十分な検討もせずに法律的な問題で決定を下すようなことはしないはずだし、また、夫人のほうも、しかるべきときには人に花を贈ることをけっして忘れない女性である。しかし、こと息子のロージャーの問題となると、彼らはそうした配慮を払おうとしない。息子にたいする彼らの無神経さは選択されたものであったと考えるべきである。意識的にであろうと、無意識のうちにであろうと、彼らはそうした無神経さを選んだのである。

なぜだろうか。なぜ、彼らはそうした選択を行ったのだろうか。単に、息子のロージャーにわずらわされるのがいやだったのか。あるいは、彼らの息子にたいする対応は、息子にとって必要なことをしてやるというよりも、最も安上がりで容易なこと、という基準にもとづいて行われていただけだろうか。それとも彼らは、なんらかの陰《いん》険《けん》なやり方で、ロージャーを破滅させようとしていたのだろうか。私にはわからない。おそらく、今後もわかることはないだろう。邪悪性には、根本的に何か理解不能なものがあるのではないかと私は考えている。かりにそれが理解不能なものではないにしても、その特性上、探りだすことの不可能なものである。邪悪な人間は、つねに、自分たちの動機をうそで覆《おお》うものである。

R夫妻の私とのやりとりを注意深く読んだ読者には、彼らが数多くのうそをついていることがわかるはずである。ここにもまた、驚くべき定常性が見られる。これは、彼らが一つか二つのうそをついていたという問題ではない。ロージャーの両親は、くりかえし、また、常習的にうそをついている。彼らは「虚偽の人々」である。そのうそは、あからさまなものではない。訴えられて裁判にかけられるような種類のうそではない。しかし、そのうそは、いたるところに見られるのである。そもそも、彼らが私に会いにきたことが、ひとつのうそだったのである。

彼らがロージャーのことを本心から心配していなかったのならば、また、私の助言などほんとうは必要としていなかったのならば、なぜ私の診断を求めたのだろうか。その答えは、それが彼らの、うわべをとりつくろうやり方のひとつだったからである。

彼らは、ロージャーを救おうとしているかのように見せかけていた。いずれの場合も学校からそうするように言われたものであり、それにたいしてなんらかの対応を見せなければ、いいかげんな親だと見られてしまう。「息子さんを精神科医に診せたんでしょうね」ときかれたときに困るからである。はっきりとこう答えられるようにしておきたかったのである。「ええ、もちろん、何度も診せました。でも、効果がなかったようです」

私との最初の面会が彼らにとってあまり気分のいいものでなかったにもかかわらず、しかも、自分たちが私の助言に従わなかったことを問い詰められるはずだと承知していながら、なぜ彼らは、ほかならぬこの私のところに二度もロージャーを連れてきたのだろうか。しばらくのあいだは、私もそう自問していた。これは奇妙な選択のように思われる。しかし、あのときの私が、自分は単に簡単な相談に応じるだけだ、ということをはっきり彼らに語ったことを思い出した。これは彼らにとって、とくに私の助言に従う必要はない、ということを意味する。彼らには大きな逃げ道が残されていたのである。あのときの私の仕事のスケジュールが、彼らの見せかけの受診とうまく合致したのである。

邪悪な人間が選ぶ見せかけの態度に最も共通して見られるのが、愛を装うことである。これは、それとまったく正反対のものを隠そうとするものである以上、当然のことである。R夫妻が伝えようとしていたメッセージはこういうことである。「私たち夫婦は善人であり、愛情深い親だから、息子のロージャーのことを深く心配している」。第2章でも指摘したとおり、邪悪な人たちの見せかけは、すくなくとも他人をだますと同じ程度に、自分自身をだますためのものである。R夫妻は、自分たちはロージャーのためにできることはなんでもしてやっている、と実際に信じこんでいたのだと私は確信している。「息子を何度か精神科医に診せたのですが、なんの役にも立ちませんでした」と彼らが言うとき――彼らがそういう言い方をするにちがいないと私は確信しているが――彼らは真実の細かい部分を忘れてしまっているはずである。

世の中には愛情を持っていない親というものはざらにいるもので、そうした親たちの大半が、すくなくともある程度までは、愛の見せかけを行っているということは、経験を積んだ心理療法家であればだれでも知っていることである。むろん、そうした親たちのすべてが邪悪の名に値するというわけではない。これは程度の問題だと私は考えている。前章で紹介したマルティン・ブーバーの二種類の神話にあてはめて考えると、「転落しつつある人」と「転落した人」とがいる。この両者のあいだのどこに線を引くべきかは私にはわからない。ただ、R夫妻がその線を越えているということは、私にもわかる。

まず第一に、自分たちのナルシシスティックな自己像を守るために、彼らがどの程度までロージャーを犠牲にしようとしていたかが問題になる。彼らには限度というものがないように思われる。自分の息子を「遺伝的犯罪者」だと考えること――彼ら自身が治療を必要としているという私の言葉にたいし、その防衛策として、自分の息子が救いようのない、治癒不能の、出来損ないであるとまで冷淡に言うことなど、彼らにとってなんでもないことだったのである。必要とあれば自分の息子をスケープゴートにしようという彼らの欲求には、限度というものがないように私には感じられた。

また、彼らのついたうその程度――そのうその深さとゆがみぐあい――が問題となる。R夫人は私あての手紙にこう書いている。「先生のお言葉に従い、ロージャーを寄宿学校に入れたことをお伝えしておきたいと思います」。これはとんでもない言いがかりである。あたかも私が、ロージャーをセント・トマス校から遠ざけるような助言をしたかのような書き方をしているが、実際には私は、まさにこれと正反対のことを助言したはずである。また、彼らが私の助言に従ったかのように語っているが、彼らはまさに私の助言に反することをしている。そもそも私が助言したことは、彼ら自身が治療を受けることである。さらに、私が助言したからそうしたのだといったことをにおわせているが、実際には彼らは、私の助言などどうでもいいと考えていたはずである。たった一行の文章のなかに、一つや二つのうそではなく、三つのうそがたがいにからみあったかたちで語られている。これは一種の天与の才能であり、そのひねくれぐあいは称賛に値するものだとすら私は考えている。おそらくR夫人は、「先生のお言葉に従い」と書いたとき、彼女自身、実際にそう信じこんでいたのだと私は考えている。

＊

邪悪性の最も典型的な犠牲者となるのが子供である。これは、子供というものが最も弱い存在であり、社会の影響を最も受けやすいものだからというだけではない。親というものは子供の人生にたいしてほぼ絶対的な力を行使するものだということからも、当然のこととして予想されることである。奴隷にたいする主人の支配と、子供にたいする親の支配とのあいだには、それほど大きな違いはない。子供とは未熟なものであり、親に依存するものであることを考えると、親が大きな権力を持つのも当然と思われるが、しかし、この権力は、あらゆる権力と同様に、さまざまな程度に悪用されうるという事実を否定することはできない。しかも、親と子供の関係は、強制された親密性の関係である。奴隷の主人は、自分と奴隷の関係が我慢のならないものになれば、いつでも奴隷を売りとばすことができる。しかし、子供がその親から自由ではありえないと同様に、親のほうも、自分の子供や、子供によって加えられる圧迫から容易に逃げだすことはできない。

いまひとつ、ボビーとロージャーのケースに見られる典型的な、しかも興味をそそられる特徴として、彼らの両親の結束が異常なまでに固いということがあげられる。彼ら夫婦はチームとして動いている。ボビーの父親が邪悪で母親のほうはそうではない、あるいは、彼の母親が邪悪で父親のほうはそのしり馬に乗っていただけ、というわけではない。私が判断するかぎりでは、彼らは二人とも邪悪である。これはR夫妻についても言いうることである。二人とも同じ程度にいかがわしく見え、同じ程度に破壊的な意思決定に加わっていたように思われる。二人とも、自分たちが息子の問題に巻きこまれたときに、治癒不能の病人として息子を抹殺しようとしていたように思われる。

こうした両親の結束は、精神科医にとってはとくに驚くべきことでもない。子供に暴力を振るうといったケースを調べてみても、きまって、両親ともにその犯罪に加わっていることが明らかになる。常習的な父娘相姦《そうかん》といったケースについてすら、母親の側にある程度の暗黙の共謀のあったことが明らかになるのが普通である。しかし、やはりここでも、子供に暴力を振るう、あるいは近親相姦を行う親が邪悪な人間だと言おうとしているのではない。子供の精神病理には、ほぼつねに、その両親のいずれもがかかわりを持っていることとの例証としてこうした事象をあげたにすぎない。

しかしながら、精神科の日常の診療に見られる邪悪性の犠牲者は、必ずしも子供とはかぎらない。ここで、子供のいない四十代後半の夫婦、ハートレーとサラのケースを紹介したい。私がこの夫婦二人いっしょの面接を行ったのは一度かぎりで、以下に紹介するのはそのときの様子であるが、これによって、邪悪な人間が大人を犠牲にするそのやり方は、子供を犠牲にするときとはどこか根本的に違っていることが明らかになるはずである。また、前述の「邪悪な夫婦」の関係をさらによく理解するうえで手がかりが得られるものと思う。

ハートレーとサラ

私が彼ら夫婦に面接したのは、ハートレーが州立病院を退院して一週間後のことだった。その一カ月前の日曜の午前十一時、ハートレーはかみそりで自分の首の両側を切った。上半身裸のハートレーが浴室から居間に入ってきたとき、サラは自分たち夫婦の小切手帳の残高計算をしていた。

「おれ、また自殺しそうになったよ」彼はこう言った。サラがふりかえって見ると、ハートレーの上半身に血が流れていた。

サラが警察を呼び、警察が救急車を呼んだ。ハートレーは近くの救急病院に運びこまれたが、傷は比較的浅いもので、けい動脈もけい静脈も切断されていなかった。傷の縫合《ほうごう》が終わると彼は州立病院に移された。この五年間に彼が自殺をはかったのはこれが三度目で、州立病院に入院したのもこれで三度目だった。

彼ら夫婦は最近この地域に移り住んできた住民で、ハートレーは、州立病院退院後の予後診療のために私の働いていた診療所にまわされてきたのである。退院時の彼の診断は「退行期うつ病的反応」とされており、抗うつ剤と精神安定剤の大量投与を受けていた。

私が待合室にいる二人に声をかけたとき、ハートレーは妻のそばに静かに座り、鈍いまなざしで空間を見つめていた。白髪まじりで平均的体格の持ち主の彼は、あたかもせまい場所に押しこめられているとでもいうように、実際よりも小さく見えた。私は彼の姿を見てうんざりした。州立病院は、こうした患者を追いだす前に、もう少しましな治療をすべきだと私は考えていた。そのときの彼が、まだ、暗い穴蔵のような抑うつ状態にあったからである。しかし私は、愛想よくこの患者を迎え入れようと努めた。

「ペックです。どうぞお入りください」私はハートレーに言った。

「女房もいっしょでいいですか」ハートレーが口のなかでもぐもぐと、訴えかけるような調子でこう言った。

私はサラの顔を見た。やせた、骨ばった体格の女性で、夫より小さな体をしていたが、一見したところでは夫より大きく見えた。

「よろしいでしょうか、先生」彼女は優しい笑みを浮かべてこう言った。しかし、彼女のこのほほえみは、私を幸せな気持ちにさせるものではなかった。なぜかその笑みは彼女の表情と不釣り合いだった。口のまわりのこわばったしわには、かすかながらも皮肉がこめられている。彼女はスチール縁の眼鏡をかけていたが、その姿にはどことなく女性宣教師を思わせるものがあった。

私は二人を診療室に招き入れた。三人がいすに座ったとき、私はハートレーの顔を見てこう質問した。

「なぜ、奥さんもいっしょじゃなきゃいけないんですか」

「女房がいっしょだと安心する」彼は気のない口調でこう言った。その言い方にはなんの温かみも感じられず、ただ事実を述べている、といった調子だった。

そのときの私はいぶかしげな顔をしていたものと思われる。サラが陽気な笑みを浮かべてこう言った。

「もう長いことああなんですよ、先生。ちょっとでも私の姿が見えないと、機嫌が悪いんです」

「やきもち焼きなんですか」私はハートレーにきいた。

「いや」彼はけだるそうに答えた。

「じゃ、なぜです」

「怖い」

「何が怖いんですか」

「わかりません。ただ怖い」

「この人が考えていることのせいだと思います」サラが口をはさんだ。「言いなさいよ、あなた。あなたの考えてることを先生に話してみたら?」サラは夫にこう言ったが、夫のほうは無言だった。

「その考えていることっていうのは、どういうものですか」私はこう質問した。

「殺すっていう考えです」ハートレーが単調な口調でこう答えた。

「殺す？　殺人について考えているっていうんですか」

「いや、ただ殺すってことです」

「どうもよくわかりませんが」私はぎこちない調子で言った。

「ただの言葉による考えです」ハートレーはなんの感情もこめずにこう言った。「この〝殺す〟という言葉が自分の頭に入りこんでくるんです。まるで、だれかがそう言ってるみたいにです。ひょっとしたときに、この言葉が入りこんでくるんです。たいていは朝ですけどね。朝起きて、ひげをそりはじめて、自分の顔を鏡で見ると、それがそこにあるんです。〝殺す〟と書いてあるんです。ほとんど毎朝です」

「幻聴みたいなものですか。殺すという声が聞こえるんですか」

「いや、声は聞こえない。ただ、頭のなかにこの言葉が浮かぶだけで」

「ひげをそっているときに？」

「ええ。朝はいつも気分が悪い」

「西洋かみそりでひげをそっておられるんですね」ちょっとした直感のようなものから、私はこうきいてみた。ハートレーがうなずいた。私は続けて言った。「そのかみそりで、だれかを殺したいと思ってるようですね」

ハートレーはおびえたような表情を見せた。彼の顔に感情のようなものが現れたのはこれが初めてだった。

「いや」彼は強く否定してこう言った。「だれも殺したいとは思っていない。それは考えじゃなくて――ただの言葉です」

「だとすると、あなたは自分を殺したがっているように思われます。どうしてでしょうね？」

「みじめな気持ちなんです。私はだれにとってもいい人間じゃない。女房のお荷物になっているだけです」彼の声の重苦しさが私にのしかかってきた。明らかに彼は、いっしょにいて楽しくなるような種類の人間ではない。

「お荷物だと思ってらっしゃるんですか」私はサラにきいた。

「あら、気にしてませんわ」彼女は陽気に答えた。「自分の時間がもう少し欲しいとは思ってます。それに、お金の面でもあまり楽じゃありませんけどね」

「それで、ご主人がお荷物だと感じてらっしゃるんですね？」

「神様が助けてくださっています」サラはこう答えた。

「お金に困っているというのは、どういうことですか」

「この人、もう八年も働いてないんです。かわいそうに、ずっとふさぎこんだままなんです。でも、私が電話会社で働いて、なんとかやっています」

「私はセールスをやっていました」ハートレーが哀れっぽく口をはさんだ。

「結婚して十年ほどは、なんとか仕事もしていましたわ」サラがうなずいて言った。

「でも、ぜんぜんやる気がなかったんです。そうでしょう、あなた？」

「結婚した年には、コミッションだけで二万ドル以上も稼いだじゃないか」ハートレーが抗弁した。

「そうね。でも、あれは五六年のことでしょ？　あの年は電気のスイッチがブームだったんです」サラは辛抱強く私にこう説明した。「五六年当時は、電気のスイッチを売っていた人は、だれでもそれぐらいは稼いでいました」

ハートレーは黙りこんでしまった。

「なぜ、仕事をやめたんですか」私は彼にきいてみた。

「落ちこんでいたからです。朝がいちばんみじめな気分でした。仕事に行く気になれなかったんです」

「どうしてそんなに落ちこんでいたんです？」

ハートレーは、何かを思い出そうとして思い出せない、といったふうに困った顔をしていた。

「あの言葉のせいだったんだ」やっと彼が口を開いた。

「頭のなかの言葉、〝殺す〟とかいった言葉のことですか」

彼はうなずいた。

「ほかにも、似たような言葉があったんですか」私はこうきいた。

ハートレーは黙ったままだった。

「言っちゃいなさいよ、あなた」サラが言った。「ほかの言葉のことも、先生にお話ししたらどうなの？」

「ええ、ときどき、ほかの言葉も頭に浮かびました」ハートレーはしぶしぶこれを認めた。「〝切る〟とか〝なぐる〟とか」

「ほかには？」

「〝血〟という言葉が浮かぶこともありました」

「みんな、怒りの言葉ですね」私はこう言った。「怒りをいだいていなければ、そういう言葉が浮かんでくるとは思えませんね」

「怒りなんかいだいていない」ハートレーはけだるそうにこう言った。

「どう思います？」私はサラのほうを向いて言った。「ご主人が怒りをいだいていると思いますか」

「ええ、私を憎んでると思いますわ」あたかも近所の子供のかわいらしいいたずらについて語っている、とでもいうように、例の楽しむような小さな笑みを浮かべて彼女はこう答えた。

私は驚いて彼女の顔を見た。おそらくそうだろうとは私も疑ってはいたが、彼女がこうまで冷静にそれを認めるとは予想していなかったからである。

「ご主人に襲われるかもしれないと、心配じゃないんですか」

「あら、そんなこと。この人、ハエも殺せない人ですわ。そうでしょ、あなた?」

ハートレーは答えなかった。

「まじめな話、ご主人は、殺すこと、血を流すこと、なぐること、について考えています。私があなたでしたら、自分を憎んでいる夫、そんなふうに考えている夫といっしょに暮らすのは恐ろしいことだと思いますがね」

「でも、先生にはわかってらっしゃらない」サラは穏やかな口調でこう言った。「この人が私を襲うなんてことはありません。弱虫ですもの」

私はすばやくハートレーの顔をうかがった。彼の顔には何の表情も浮かんでいなかった。数分ほど私はただぼう然とそこに座り、どう面接を進めていくべきか考えをまとめようとしていたが、やっとの思いで彼にこう質問した。

「奥さんに弱虫だと言われて、どう思いますか」

「そのとおりです。私は弱虫だ」彼はぼそぼそとこう言った。

「そのとおりだと言うんですね。それで、どういう気持ちです？」

「強くなりたいとは思っています」彼はその気もなさそうに答えた。

「この人、車の運転もできないんですのよ」サラが口をはさんだ。「私がついていなければ、外出もできないんです。スーパーマーケットとか、人が大勢いるところには行けないんです。そうでしょ、あなた？」

ハートレーは黙ってうなずいた。

「奥さんの言うことには、何でも同意なさるんですね」私はこう言ってやった。

「女房の言うとおりです。女房といっしょじゃなければどこにも行けない」

「どうしてなんでしょう」

「怖いから」

「何が怖いっていうんです？」私はけしかけるようにしてこうきいた。

「知りません」彼はいじけたように答えた。「自分で何かしようとすると、いつでも怖くなるんです。サラがそばにいて手伝ってくれないと、怖くなるんです」

「まるで、子供みたいですね」

サラが満足げな笑みを浮かべて言った。「どちらかっていうと、ハートレーは子供です。まだ成長していないんです。でしょう、あなた？」

「あなたがご主人の成長を望んでいらっしゃらないのかもしれませんよ」私はすばやく彼女の顔を見て言った。

突然、サラはいやな顔をして、じろりと私を見た。

「望む？」彼女はぴしゃりとこう言った。「私の望みなんて、かなえられたことなんかありませんわ。私の望みなんてどうでもいいんです。私の望みなんて、だれも気にしてくれたことありません。私が何をしたいか、何をしたくないかなんてこと、問題じゃないんです。自分のしなければならないこと、神様が私に望んでいることを私はしているだけです。私が何かを望んだって、どうしようもないことですわ。ハートレーが私のお荷物になっているからって、だれがそんなこと気にかけてくれます？　私がひとりで働いて、車も運転して、買物もしていたって、そんなこと気にかけてくれる人はいません。でも、不平は言いませんわ。不平なんて言うもんですか。私にどんな権利があります？　いいえ、このサラには権利なんてないんです。サラは不平を言わない。ハートレーはうつ病にかかっています。でもそれは、私が不平を言うべきことじゃありません。ハートレーはうじ虫みたいな男です。でも、サラのことはだれも心配してくれない。私はただ、神様が与えてくださったお荷物を背負っているだけです。サラは、しなければならないことをしています」

この痛烈な非難の言葉に私はたじろぎ、ふたたび彼女と渡りあおうという気になれるかどうか、自信が持てなかった。しかし、私は、自分に何かできることがあるという気持ちよりも、好奇心にかられて質問を続けた。

「お見受けしたところ、お二人にはお子さんがいらっしゃらないようですが。子供はつくらないことにしてるんですか」

「この人には、子供をつくる能力なんかありません」サラがこう言った。

「ほお？　どうしてそんなことがわかるんです？」

サラは、私が人生というものに無知な男だというような目つきをしてこう説明した。

「婦人科の先生に診てもらったんです。私のほうには何も問題はないって、そう先生は言ってました。私のほうには悪いところは何もないんです」

「あなたも検査を受けたんですか」私はハートレーにきいた。

彼はかぶりを振った。

「なぜです？」

「どうして私が検査を受けるんです？」ハートレーは、わかりきったことを私が理解しようとしていない、とでもいうようにこう答えた。「サラに悪いところがなければ、悪いのは私のほうだ」

「あなたみたいに人の言いなりになる人に、これまでお目にかかったことがありませんね」私は言った。「奥さんの言いなりに、奥さんが検査のことで本当のことを言っていると思いこんでしまう。奥さんの検査結果が正常だから、異常があるのは自分のほうだと言いなりに信じてしまう。夫婦そろって正常なのに、子供ができないというケースもたくさんあります。あなたにもまったく問題がない、ということもありえます。どうして確かめてみないんですか」

「そんなことしたって意味ありませんわ、先生」サラが夫に代わって答えた。「私たち、もう子供をつくるのは無理な年ですもの。それに、これ以上検査を受けるお金もありませんし。うちじゃ、お金を稼いでいるのは私だけだってこと、先生お忘れになったんですか。それに……」ここで彼女は笑みを浮かべてこう続けた。「この人が父親になるなんて、想像できます？　食べていくお金さえ稼げない人が」

「しかし、ご主人には肉体的に父親になる能力がないわけではない、ということがわかるだけでも、検査してみる価値があるんじゃないでしょうかね」

「女房の言うとおりです」ハートレーがこう言った。あたかも、自分が不能だという妻の言い分を守ろうとしているかのようだった。「そんなことしても意味ないですよ」

　ここまでのやりとりで、私はひどい疲れを感じていた。次の患者の診療までまだ二十分残っていたが、もうこの面接を打ち切りにしたいという強い誘惑に私はかられていた。これ以上続けても、何の変化も得られないような気がしていた。ハートレーの力になれるようなことは何もないように思われた。彼の病状はあまりにも進みすぎている。しかし、なぜだろう。なぜ、どんなふうにして、こういう悲惨なことになったのだろう。

「あなたの子供時代のことを話してくれますか」私はハートレーにきいた。

「べつに話すことはありませんね」彼は口のなかでもごもごと答えた。

「学校はどこまで進まれました？」

「この人、イェール大学まで行ったんですよ」ふたたびサラが、夫に代わってこう答えた。「でも、成績不良で退学しちゃった。そうでしょ、あなた？」

　ハートレーはうなずいた。

　サラは、いみじくも、また冷酷にも、彼をうじ虫のような男と呼んでいた。このうじ虫がいちどは輝く目をした大学生だったということに、私は皮肉な思いを禁じえなかった。

「どうすればイェール大学に入れるんでしょうね」私はこうきいてみた。

「家が金持ちだったもんで」

「しかし、あなたも相当に優秀な頭を持ってたんでしょう」

「頭が良くたって、働かなきゃ、なんにもなりませんわ」サラがまた口をはさんできた。「二枚目だったらまだ何かの足しになったのにって、私いつもそう言ってますの」

私は彼女のほうを向いてこう言った。「ご自分で気がついておられるかどうか知りませんが、私がご主人のいいところを引き出そうとすると、きまって奥さんが口を出して、ご主人を萎縮《いしゅく》させるようなことをおっしゃいますね」

サラは、キンキンする声で私に言った。「萎縮させるですって？　私が夫を委縮させてるんですか。お医者さんって、みんな同じことを言うんですね。あんたがだんなを萎縮させてるんだって、みんなそう言いますわ。なんでも私が悪いみたいですね。そうよ、いつでもサラのせいにされるんだわ。夫が働かない、夫は運転ができない、夫は何もしない。でも、これはみんなサラのせいなんだわ。言っておきますけどね、先生、ハートレーは私と知りあう前から去勢されていたんです。この人の母親はアル中のぐうたら女で、父親はこの人と同じ弱虫だったんです。この人は大学だってちゃんと卒業できなかった。それなのに、私がお金のためにこの人と結婚したんだって、みんなが白い目で見るんです。ふん、お金なんてあるもんですか。あのぐうたら女の母親が、飲み代に全部使ってしまっていたんですからね。お金なんて、見たこともありませんわ。これまで、だれの世話にもなりませんでした。サラはだれの世話にもなりませんでした。サラは自分の力でやってきたんですからね。それなのに、サラが夫を去勢したって、そう言われるんです。でも、いったいだれが私のことをかまってくれたって言うの。だれもかまってくれなかった。ただ、白い目で私を見るだけだった」

「私がかまってあげられると思いますよ、もし、そうして欲しいとおっしゃるんでしたら」私は優しくこう言ってから、さらに続けた。「よかったら、あなたご自身の家族のこと、あなたの生い立ちについて話してごらんになりませんか」

「あら、こんどは私が患者ってわけね」彼女は皮肉な調子でこう言った。「でも、あいにくですけど、私には先生のモルモットになる気はありませんし、先生に助けていただくことなんか何もありません。私にはどこも悪いところなんかありませんもの。助けが必要なときには、牧師さんのところにまいります。牧師さんは私を理解してくださいます。私がどんな目にあっているか、牧師さんにはわかっていただけます。私に必要な力は、みんな神が与えてくれます。私がハートレーをここに連れてきたのは、助けを必要としているのは彼だからです。ですから、ハートレーを助けてやっていただけます、先生？　でも、先生にそんな力があればの話ですけど」

「まじめに話してるんですよ、私は。ご主人が助けを必要としておられるという点では、あなたのおっしゃるとおりです。われわれのほうでも、できることはなんでもするつもりです。しかし、私の見るところでは、あなたご自身も助けを必要としておられます。あなたが置かれているいまの状況は、おそろしくむずかしいものです。それであなたは気が転倒して、どうしていいかわからなくなっています。だれか相談する相手がいればずっと気持ちが楽になりますよ。ご希望でしたら、軽い精神安定剤を処方してあげます」

しかし、そのときにはすでに、彼女は冷静さをとりもどしていた。いすに深く座った彼女は、気はいいけれども見当違いのことをしている若者を見るような目で、私にほほえんでいた。

「ありがとうございます、先生。先生って、優しい方なんですね」彼女はこう言った。「でも、自分の気が転倒しているなんて私思ってません。この世の中に、私の気を転倒させるようなことなんてまずないでしょうね」

「失礼ですが、それは間違ってると思いますよ。あなたは混乱しておられる。ひどく混乱していると思いますよ」

「そうかもしれませんわね、先生」二度と心の動揺を見せるようなことはするもんか、というような調子でサラはこう答えた。「夫の病気は、私にとって大変な負担です。夫がいなかったら、私はもっと楽に暮らしていけたと思います」

私は内心ひるむような気持ちだったが、ハートレーは表情ひとつ動かしていなかった。すでに彼はひどく踏みにじられ、ひどい抑うつ状態にあったため、どんなことを言われてもそれ以上心を乱すようなことはないように思われた。

「なぜ、離婚なさらないんです?」私は彼女にきいた。「お荷物がなくなれば楽になるんじゃないんですか? それに、長い目で見れば、そのほうがご主人のためにもなることじゃないでしょうか。いずれはご主人も、自分の力で生きていかなければならなくなるはずですから」

「この人は私に頼りきってますから、そんなことできないと思いますわ、先生」サラは、母親のような笑みを浮かべてこう言うと、夫をふり返ってこうきいた。「私たち離婚したら、あなたやっていけるの?」

ハートレーはおびえたような表情を見せた。

「たしかに、ご主人にはむずかしいことだと思います」私もこれを認めた。「しかし、ご主人の長期入院の手続きをとることはできると思います。離婚後の面倒は病院で十分見てもらえます。治るまでの必要な期間、介護を受けることができます」

「あなた、そうしたほうがいいと思う？」サラは夫にきいた。「病院にもどって、私と離婚したほうがいいと思う？」

「頼むよ、頼むからそんなことしないでくれよ」ハートレーは哀れっぽい声で言った。

「どうして私と離婚したくないのか、先生にお話ししたら？」サラがこううながした。

「愛してるからだよ」ハートレーが泣き声で言った。

「ねえ、先生？」サラは勝ち誇ったように言った。「私を愛してるっていうんですもの、私には離婚なんてできませんわ」

「しかし、あなたのほうはご主人を愛してますか」

「愛する？」サラは、ほとんど面白がっているような口調でこう言った。「愛なんてものがあるのかしら。いいえ、義務って呼ぶべきですわ、先生。私には、夫の面倒を見てやる義務があります」

「どこまでがあなたのいう義務なのか、どこまでが、あなたご自身の必要としていることなのか、私にはわかりませんが」私は彼女にあい向かって言った。「そばで見ていますと、心の奥ではあなたは、ご主人という重荷を必要としているように思えます。おそらく、ご自分の子供を持ったことがないからじゃないでしょうか。ご主人を自分の子供にしようとしているんじゃないでしょうか。まあ、これは私にはわからないことですが、ただ、なんらかの理由であなたが、ご主人を支配したいという強い欲求を持っておられることはわかります。ご主人があなたに依存したいという強い欲求を持っているのと同じことです。あなたもご主人も、この奇妙な結婚によって、お二人のその欲求を満足させているわけです」

サラは、奇妙な、気味の悪い、うつろな笑い方をして言った。「似たもの夫婦ってことですわね、先生？　目くそ鼻くそで、どっちもどっちってことですわね。ええ、ハートレーと私はリンゴとオレンジみたいなもので、くらべてみるほうがおかしいと思います。でも、どっちがどっちかわからないでしょう？　私はリンゴかしら、それともオレンジかしら。ブツブツした皮をかぶってるかしら、それともツルツルの皮かしら。それとも、面《つら》の皮が厚いってことかしらね」彼女はまた奇妙な笑いを見せた。「ええ、たぶん私は、面の皮の厚い女よね。人にいろいろ言われながら耐えているんですもの、面の皮も厚くなりますわ。先生も、学者ぶった言い方で私のことをとやかくおっしゃいますわね。でも、そんなこと、どうってことありません。オレンジの皮をむきたがる人、リンゴを刻みたがる人、人の内面を探ってとやかく言いたがる人、そういう人たちの扱いには私慣れてるんです。神様が私を愛してくださいます。何ごとも神のおぼしめしです。人には考えたいように考えさせておけばいいんだわ。言いたいように言わせておけばいいんだわ。くだらないことだわ」ここで彼女はつばを吐いて、また続けた。「結局、みんな同じことを言いたがるんだわ、そうでしょう？　オレンジの皮にリンゴの切りくず。みんな生ゴミにしかならない、くだらないことだわ。学者ぶった人たちの言うことって、みんなそうだわ。生ゴミみたいなもんよね。ほかの果物のくずと同じなんだわ」彼女は勝ち誇ったように話を終えた。

彼女の取り乱した話を聞いているうちに、私は、彼女にたいする自分の対応のしかたが間違っていたのではないかと不安になった。生活力もなく、自殺をはかる哀れな夫のハートトレーは十分問題を抱えている。夫婦二人とも入院するようなことになったら、いったいどうすればいいんだ？　おそらく彼女は、追い詰められたような気持ちになっているにちがいない。彼女にもっと逃げ場を与えて、もういちど冷静さをとりもどさせるほうがいいのかもしれない。

「もう、そろそろ終わりの時間です」私は言った。「それに、治療をどう進めるか決めなければなりません。あなたご自身は、いまのところ治療の必要を感じておられないようですし、ちゃんとやっておられるようにも思います。ただ、ご主人のほうは絶対的に治療が必要だと思われます。そう思いませんか」

「ええ、かわいそうに、ハートレーの具合はよくないみたいです」先刻の取り乱した姿がうそのように彼女は言った。「この人を助けるためなら、できることはなんでもします」

私は、ひそかに安どのため息をついた。二人の結婚生活に私が干渉したことは、なんの効果ももたらさなかったかわりに、とくに害を与えた様子もなかったからである。

「薬は続けたほうがいいと思いますか」私はハートレーに質問した。

彼は黙ってうなずいた。

「お薬をやめるとあの〝考え〟がひどくなるんでしょう？　ね、あなた」サラが言った。彼はまたうなずいた。

「そのとおりだと思いますね」私もこう言った。「精神療法というのを受けてみる気はありませんか。ご自分の内面について、じっくりと時間をかけてだれかと話しあってみたいと思いませんか」

ハートレーはかぶりを振って、つぶやくような声でこう言った。「かえって気分が悪くなる」

「この前、自殺しようとしたのは、精神療法を受けるように言われたときでした」サラがこれを確認するかのように言った。

私は、ハートレーがこれまで病院で処方してもらっていた同じ薬の同じ量を処方せんに書き入れ、三週間後に、処方を変える必要があるかどうかを決めるためにまた来院するようにと言った。

「こんどおいでになったときは、こんなに長い時間はとらせません。すぐすみます」

「ええ、先生」サラがこう答え、われわれ三人は立ち上がった。サラは続けてこう言った。「先生はこの人のために十分してくださったんですもの、お礼の申し上げようもありませんわ」

それから二分後、カルテに簡単な記入をすませた私は、コーヒーを飲みに外に出た。事務局で受診料の支払いをすませたハートレーとサラの姿が見えた。彼らが病院のドアを出るときに、サラがこう言っているのが耳に入った。

「こんどの先生は、前の病院の先生よりはいいみたいね。すくなくとも、アメリカ人ですものね。前の先生のときは、おたがいに、相手の言ってることもよくわからなかったんですものね」

*

このハートレーとサラのケースで最も興味を引かれるのは、サラの邪悪性ではなく、彼女の邪悪性とハートレーとの関係であろう。ハートレーは完全にサラに隷属《れいぞく》している。こうした隷属関係は、王子や王女といった人間が魔女や悪魔の魔力に捕らえられるという、おとぎ話や神話の世界では珍しいものではない。悪に関するほかの神話と同様に、この種のおとぎ話や神話をもっと研究してみる必要はある。しかし、そうした話に出てくる主人公とは違って、ハートレーをこの隷属関係から救いだすことは私にはできなかった。というのは、彼の隷属関係は彼自身が望んだものだったからである。ハートレーは、みずから進んで魂をサラの管理の手に売り渡したのである。なぜだろうか。

面接の最中に私はハートレーにたいして、「あなたみたいに人の言いなりになる人に会ったことがない」と指摘している。人の言いなりになる人間というのは受動的な人間――すなわち、与えるよりも与えられる人間、先導するよりも従う人間、行動するよりも受け入れる人間のことである。このほかにもさまざまな言葉をあてはめることができる。たとえば「依存的」「小児的」「怠惰」などがそれである。ハートレーはおそろしく怠惰な男である。彼のサラにたいする関係は、母親にしがみついている幼児の関係である。私の診療室にひとりで入ることもできず、ましてや、自分自身のために自分の頭で考えるリスクを引き受けたり、そのためにエネルギーを費やすことなど考えられない男である。

エリッヒ・フロムは、「堕落症候群」つまり邪悪な性格タイプの要素を三つあげ、その一つを称して「近親相姦的共生関係」という言葉を考えだしている。ハートレーは、ほかの二つの要素を欠いているとはいえ、この近親相姦的共生そのものの生きた見本である。彼自身が一部邪悪な人間であるために、彼は、邪悪性にたいして服従的な関係を結んでいる。彼がこの隷属関係に完全に安住していないことは事実である。自分が恐ろしいわなに捕らえられていることをかすかながらも意識しているために、自分を救いだすための二つの安易な方法のあいだを、絶えず行ったり来たりしている。すなわち、サラを殺すか、それとも自分自身を殺すかである。しかし、あまりにも怠惰な彼は、自分に開かれている正当な逃げ道については考えてみることすらしない。つまり、心理的独立という、明白かつ困難な道を彼は避けているのである。

なぜハートレーがこうまで怠惰になったのか、はっきりしたことはわからない。サラが言うには、ハートレーの母親はアルコール依存症で、父親もまた弱い男だった。この彼の両親が、おそらく、彼の怠惰の手本としての役割を果したと考えられる。また、彼は、幼児期に必要とするものを適切に満たしてもらえなかったのではないかと思われる。ハートレーがサラと出会ったときにはすでに彼はひどく怠惰な人間になっており、自分が世話を受けることのできなかった強い母親を無意識のうちに求める、大人の服装をした子供だったと考えることができる。サラはこれにうってつけの女性で、自分の奴隷になりそうな人間を求めていた。ハートレーが彼女のこの欲求に見合った男だったことは間違いない。そして、いったんそうした関係が確立すると、それが悪循環となってたがいの病的なところが自然に強化される。彼女の支配力が彼の服従心をさらに強め、彼の弱さが、だれかに自分の力を振るいたいという彼女の欲求をさらに助長することになる。

したがってハートレーは、単に不本意ながらサラの邪悪性の犠牲になっていたわけではない。ここが重要な点である。というのは、このハートレーの事例は、われわれ人間は偶然に悪に加担するのではない、という一般法則を例証するものだからである。成熟した人間が、運命に強制されて邪悪な力のわなに捕らえられるということはない。自分自身でそのわなを仕掛けるのである。こうした行動原理については、第5章の「集団の悪」に関する部分で、いかに多くの人間が、いかに簡単に、きわめて凶悪かつ残忍な行動に加わるかについて考える際に、さらに詳しく検討したい。

もっとも、ここでは最小の集団――つまり、一組のカップル――に焦点を当て、いかにして二人の人間が悪に加担するかについて考えてみたい。ハートレーとサラのケースをとりあげたのは、ひとつには、この事例を観察するかぎり、邪悪なカップルのうちどちらの人間が邪悪な人間かを明らかにすることは不可能だと思われるからである。ボビーの両親もまた、二人とも邪悪であったように思われる。R夫妻の場合も同様に、二人が等しくロージャーの魂の破壊に加わっている。

しかし、これは単なる私の憶測にすぎないが、彼らは、見た目とは違って、等しく邪悪だったわけではないとも思われる。完全に邪悪な人間同士が、結婚生活という長期にわたる親密な空間のなかでいっしょに暮らすことが可能なものか、私は疑いを抱いている。結婚生活に必要な協力関係を維持するには、こうした人たちはあまりにも破壊的だからである。したがって、ボビーの両親のうちのどちらかが、たがいの邪悪性のなかでより支配的な位置にあったのではないかと私は疑っており、また、R夫妻の場合も同様であったろうと考えている。いかに邪悪なカップルであっても、十分に調べてみれば、どちらかが相手に、すくなくとも多少は隷属するという関係が見られるはずだと私は考えている。これは、その程度の差こそあれ、ハートレーがサラに隷属しているのと同じことである。

ハートレーとサラの関係はあまりにも奇妙な関係だと考える読者がいるとしたら、私もそれに同感である。私がこの事例をとりあげたのは、精神科医としての長年の診療経験からしても、このタイプのカップルとして彼らが最も「重症」だからである。しかし、奇妙なものではあるけれども、この事例のようなタイプの関係は広く見られるものである。結婚生活における隷属関係という事象はけっして珍しいものではない。精神科医であれば、そうした例は日々の診療において数多く見てきているはずである。また、一般の読者も、よく考えてみれば、自分の知り合いのなかにこうしたタイプの結婚生活を送っている夫婦がいることに気づくはずである。

邪悪性とは、自分自身の病める自我の統合性を防衛し保持するために、他人の精神的成長を破壊する力を振るうことである、と定義することができる。簡単に言えば、これは他人をスケープゴートにすることである。われわれが他人をスケープゴートにするときは、その対象となる相手は強い人間ではなく弱い相手である。邪悪な人間が自分の力を乱用するには、まず、乱用すべき力を持っていなければならない。邪悪な人間がなる相手にたいしてなんらかの支配力を持っていなければならない。この支配関係として最も一般的に見られるのが、親の子供にたいする関係である。子供というものは弱く、無防備で、しかも親との関係に縛られている。彼らは親に隷属すべく生まれてきたのである。したがって、邪悪性の犠牲になるのは、その大半がボビーやロージャーのような子供だということも、べつに驚くべきことではない。彼ら子供には逃げだすだけの自由もなければ、その力もない。

邪悪な人間の犠牲になる大人もまた、逃げだす力を持っていないはずである。銃を頭につきつけられた人間は無力である。家畜の群れのようにガス室に追いこまれたユダヤ人たちと同じ状況にあると考えられる。しかし、また、勇気の欠如から無力になる人たちもいる。子供やナチスに迫害されたユダヤ人たちと違って、ハートレーには物理的、肉体的に逃げだす自由があった。理屈からいえば、彼はただサラのもとを去ればよかったわけである。しかし彼は、怠惰と依存心の鎖によってみずからを彼女の支配に縛りつけてしまった。名ばかりの大人であった彼は、小児的無力に安住していたのである。銃口をつきつけられているわけでもないのに大人が邪悪性の犠牲になるときには、つねに、なんらかのかたちでハートレーが行ったと同じ取引を彼らはしている、と言うことができる。

精神病と人間の悪

ここでネーミングの問題について考えてみたい。科学は人間の悪にたいして、その考察の対象としての名称を与えることができなかった。したがって、「邪悪」という名称は精神医学用語には採用されていない。われわれはこれまで、特定の人間に悪という名称を与えることをいさぎよしとしなかった。したがって、悪の存在を前にしてわれわれは、「名づけようのない」恐怖や嫌悪を経験する。

あるものにたいして的確な名称を与えることによって、われわれは、それに対処するに際して必要な力を相当程度に身につけることができる。その名称を通じて、それを特定し、認識することができるからである。「肺炎球菌性肺炎」や「肺動脈塞栓《そくせん》症」といった病気にしても、実際にそうした名称がつけられるまでは、われわれはこれらの病気にたいして無力であった。こうした特定化なしには、それをどう扱うべきか途方に暮れるだけである。また、ある人の障害に「統合失調症」の名を与えるか、それとも「精神神経症」の名称を与えるかによって、治療の面からも、また予後の面からも、大きな違いが生じてくる。

効果的な治療法がない場合であっても、名称を与えるということは大きな意味を持つ。薔薇《ばら》色《いろ》粃《び》糠疹《こうしん》は醜く、ときには不快な皮膚疾患であるが、これにたいする適切な治療法はない。しかし、患者は、「ああ、これはバライロビコウシンですね。ハンセン病じゃありません。これには治療法はありませんが心配することはないですよ。べつに、ほかに障害を起こすわけではないし、二、三カ月もすれば自然になくなります」と皮膚科の医者に言われれば、喜んで治療費を支払うものである。

適切な名称によって特定できなければ、病気の治療を開始することすらできない。病気の治療は、まずその診断から始まる。しかし、はたして邪悪性というのは病気だろうか。そうは考えない人も多いと思われる。邪悪性を病気のカテゴリーに入れることをためらう理由はいくつかある。そのひとつは情動的なものである。たとえば、われわれは病人にたいして同情するよう習慣づけられているが、しかし、邪悪性がわれわれに引き起こす感情は、憎悪ではないにしても、怒りであり、嫌悪感である。兄が自殺に使った銃をクリスマス・プレゼントとして弟に与える親にたいして、われわれは同情や共感を覚えるだろうか。明らかに「取り乱した」異常な状態にあったと思われる場合は別として、人を殺した人間にたいしてわれわれは温かい目を向けるだろうか。

しかし、邪悪な人たちにわれわれが同情のかけらすら感じないという事実は、邪悪なものにたいするわれわれの情動的反応を語っているにすぎず、邪悪な人たちが病気か病気でないかを語っているわけではない。かりにわれわれが、いまだにハンセン病患者に恐怖や嫌悪感をいだいているとしても、ハンセン病が病気だということはわれわれも認めている。

こうした情動的反応は別にしても、邪悪性を病気と呼ぶことにわれわれがためらいを感じる合理的な理由が三つある。しかし、この三つの理由のそれぞれはそれなりの説得力を持ったものではあるが、それでもなお私は、邪悪性を文字どおり精神病と見なすべきであるとする立場をとる。この三つの理由のそれぞれに特有の誤りを検討しながら、私のこの主張を明らかにしていきたい。

邪悪性が病気でないとする第一の理由として、苦痛や障害のない人間を病人と見なすべきではない、苦痛や障害のない病気などというものはない、とする議論があげられる。これは古くから言われている主張であるが、しかし、今日では、これまでになく厳しい異論の唱えられているものである。

「病気」という言葉自体が、苦痛や障害を意味するものである。英語の disease という言葉は、ease（「安楽」を意味する）という語に dis-（「非、無」を意味する）という接頭語を加えた合成語、つまり、「安楽のない状態」を意味するものである。要するに、安楽のない状態、不快、苦痛の状態にある人は病気だということである。われわれは、望ましくない、不必要なかたちで苦痛や障害をこうむっているという理由によって、自分を病気だと規定するのである。たしかに「邪悪」な人たちは自分を病気だとは規定しておらず、また、彼ら自身が苦しんでいるとは見受けられない。彼らが自分を患者と見なしていないことは確かである。というより、前にも書いたとおり、みずからのナルシシズムによって、自分には何も悪いところはなく、自分は心理的に完全な人間の見本だと信じるというのが、邪悪な人間の特性である。もし、明白な苦痛や障害あるいは自己認識の有無が病気かどうかの判断基準となるのであれば、邪悪性が精神病であるとは考えられない。

しかし、この議論には大きな問題がある。初期の段階ではまったく自覚症状のない身体的疾患は数多くある。定期健康診断で血圧が二〇〇―一二〇とされている企業の重役が、自分の健康状態はすこぶる快調だと思っていることもある。そういう人に血圧を下げる薬を処方してやってはいけないのだろうか（血圧降下剤のせいで体調に不振をきたすことも十分にありうる）。それとも、その人が致命的な、あるいは障害をもたらすような発作を起こすまで、その人の高血圧を病気と見なすのを控《ひか》えるべきであろうか。現在では、女性の定期検診の一部としてパップテストを行うのがごく当たり前のこととなっているが、これは、子宮けい部のガンを治癒可能な段階で発見するためである。しかし、この治癒可能な段階というのは、その女性に不快感あるいは障害が生じる何年も前のことである。その女性が実際に体の不調を訴えるまで――そのときには、尿管がしゅようでふさがれ、回復不能のじん不全を起こしていると考えられる――苦痛を伴う外科処置を遅らせるべきだろうか。もし、病気というものが、いま現在それが引き起こしている苦痛や障害だけで判断されるものならば、たとえば高血圧症や初期のガンのほとんどは病気ではないということになるが、これはばかげたことのように思われる。

あるいは、アルコール中毒で精神障害を起こし、三日間も眠ることができず、木の葉のように身を震わせ、体温が四〇度、脈拍数一四五で、ひどい脱水症状を起こしている男の場合を考えてみたい。彼は、自分のいる病院が残虐な日本軍の捕虜収容所だと信じこみ、いますぐ、なんとかして逃げだして自分の命を守りたいと考えている。この場合、彼が病院を飛びだし、車の往来の激しい街路を駆けまわり、疲労、発作あるいは脱水症状で死ぬまで放置しておくべきだろうか。それとも、彼の意志に反して拘束《こうそく》し、回復するまで抗不安剤を投与すべきであろうか。

こうした場合、当然、われわれは後者の道を選ぶ。たとえ本人が病気だとは考えておらず、また、われわれの言葉を聞き入れようとしないとしても、この男が重い病気にかかっていることがわれわれにわかっているからである。明らかな証拠を前にしても自分の病気を認識できないこと自体が、そうした人たちの病の一部となっていることを知っているからである。だとすれば、邪悪な人たちについても同じことが言えるのではなかろうか。べつに私は、邪悪な人たちを肉体的に拘束し、あるいは、通常の生活を送るうえでの市民としての自由を奪うべきだと言っているわけではない。邪悪な人たちが自分に障害のあることを認識できないという事実自体が、彼らの病状の本質的要素となっている、ということを言おうとしているのである。また、邪悪性であろうと、せん妄であろうと、精神病であろうと、あるいは糖尿病であろうと高血圧症であろうと、病気というものは客観的な事実であって、主観的認識または認識の欠如によって決められるものではない、ということを言いたいのである。

情動的苦痛という概念を用いて病気を規定しようとすることもまた、種々の面で誤りである。前著『愛と心理療法』にも書いたが、精神的に最も健全かつ最も高い域に到達している人が、普通の人が経験する以上の苦悩に苦しむことを要求されることは多い。偉大な指導者というものは、賢明かつ正しい人間であるならば、普通の人間にははかり知ることのできない高度の苦悩に耐えていることが多いものである。これとは逆に、情動的病の根底にあるのが、通常は、情動的苦痛の回避である。憂うつ、疑い、混乱、失望といったものを完全に経験する人間が、安定、満足、自己充足した人間よりはるかに健全だということもありうる。というより、病気とは、苦痛を受け入れるよりも苦痛を拒否することだ、と定義するほうがより当を得ていると言うことができる。

邪悪な人間は、自責の念――つまり、自分の罪、不当性、欠陥にたいする苦痛を伴った認識――に苦しむことを拒否し、投影や罪の転嫁によって自分の苦痛を他人に負わせる。自分自身が苦しむかわりに、他人を苦しめるのである。彼らは苦痛を引き起こす。邪悪な人間は、自分の支配下にある人間にたいして、病める社会の縮図を与えている者である。

現実には、われわれ人間は、単に個人として存在しているのではなく、社会と呼ばれるより大きな有機体の構成要素となっている社会的動物である。かりに病気の定義として苦痛をあげることができるとしても、病気というものをただ単に個人の問題として考える必要はないし、また、そう考えるのは賢明なことでもない。先に紹介した二組の親たちは、自分たちは苦しんでいないかもしれないが、その家族が苦しんでいるのである。その家族障害の症状――抑うつ、自殺、学業成績の低下、窃盗――は彼らの指導の責めに帰すべきものである。「システム理論」の考え方からすれば、子供の苦痛は、子供自身の病に伴う症状ではなく、その両親の病に伴う症状を示すものである。ある人間が周囲の人間に大きな混乱や害をもたらしている場合、当の本人が苦痛を感じていないからといって、その人間が健全だと考えることができるだろうか。

さらに、邪悪な人たちの苦痛がどういうものなのかだれにも知ることはできない、ということもあげられる。邪悪な人たちがひどく苦しんでいるように「見受けられない」のは事実である。自分自身の弱さや欠陥を認めることのできない彼らは、外見を装わなければならないからである。彼らは、自分が絶えず物事を支配しているかのように、自分自身にたいして装わなければならない。彼らのナルシシズムがそれを要求するのである。しかし、実際には彼らが物事を支配していないということは、われわれにはわかる。前述の親たちも、いかに自分では有能だと考えていようとも、われわれの目から見れば彼らは、親としての役割において実際には無能である。彼らが有能なように見えるのは、ただそう見えるだけであって、単なる外見、見せかけにすぎない。彼らは、自分自身を支配しているわけでもない。彼らを支配しているのは、健全性、完全性という外見を維持するよう絶えず彼らをむち打っている、口やかましいナルシシズムである。

邪悪な人間が、その特有の外見を絶えず維持するために必要としている精神的エネルギーは、どれほど大きなものだろうか。おそらく彼らは、すくなくとも最も健全な人間が愛の行為に注ぐと同じ程度のエネルギーを、そのひねくれた「合理化」や破壊的な「補償」に費やしていると思われる。なぜだろう。何が彼らにとりついているのだろうか。何が彼らを動かしているのだろうか。基本的にはそれは恐怖である。彼らは、その見せかけが破れ、世間や自分自身に自分がさらけだされるのを恐れているのである。彼らは、自分自身の邪悪性に面と向かうことを絶えず恐れている。

あらゆる情動のなかで、恐怖は最も苦痛の大きいものである。日常の立ち居振る舞いではいかに冷静な落ち着いた態度を装おうと努めていても、邪悪な人たちは恐怖のうちに人生を送っているものである。それは、あまりにも慢性的な、彼らの存在そのものに織りこまれた恐怖——そして苦しみ——であるため、彼ら自身にはそれが感じられなくなっているほどだと思われる。かりに彼らがこの恐怖を感じているとしても、自身の内部のいたるところに巣くっているナルシシズムが、それを認識することを彼らに禁じているのである。彼らが送っている絶えまない不安の人生を考えると、彼らにたいする同情の念を禁じえない。

邪悪な人たちが苦しんでいるかどうかは別にしても、苦痛という経験は主観的なものであり、苦痛の意味は複雑なものである。したがって私は、病気や疾患を苦痛という観点から規定しないほうがいいと考えている。病気とは、「人間としてのわれわれの潜在的能力を完全に発揮することを妨げる、身体および人格の構造内に存する欠陥である」と定義すべきだと考えている。

以上のほかにも、邪悪性を病気と呼ぶことにためらいを感じさせる理由が二つあるが、これについてはごく簡単に反証をあげることができる。

そのひとつが、病気にかかっている人間は犠牲者でなければならない、とする考え方である。病気というものを、われわれに降りかかる災難、われわれにはいかんともしがたい状況、理不尽な運命によってもたらされる不幸な出来事、われわれのあずかり知らない創造ののろいとして、われわれは考えがちである。たしかに、多くの病気はそう思われる。しかし、また一方では、多くの病気――おそらくは大半の病気――がそうしたパターンにまったくあてはまらないように思われる。

してはいけないと言われているにもかかわらず、車の通りの多い街路に飛びだしてはねられた子供を犠牲者と呼ぶことができるだろうか。約束の時間に遅れたために、制限速度をはるかに超えて車を走らせて「事故」を起こしたドライバーの場合はどうだろうか。あるいは、ストレスから生じる実にさまざまな精神身体的（心身症的）障害について考えてみたい。自分の仕事が好きになれず、緊張による頭痛に悩まされている人は犠牲者だろうか。自分が無視され、孤立し、かまってもらえないときにきまってぜんそくの発作を起こす女性がいるとする。彼女は犠牲者だろうか。こうした人たちは、また、多くの人たちは、なんらかのかたちで、またある程度までは、自分で自分を犠牲者にしているのである。彼らの動機、彼らの怠慢、彼らの選択が、彼らのけがや病気の発生に深く、また緊密なかかわりを持っているのである。こうした人たちは、いずれも、自分のおちいっている状況にある程度の責任を有する。にもかかわらず、われわれはこうした人たちを病人と呼ぶ。

最近、この問題がアルコール依存症との関係で議論されたことがある。アルコール依存症が病気であると主張する人がいる一方、これは自分で招いたものと思われるため病気ではないと主張する人がいる。この議論は、医師だけでなく、裁判所や議会までも巻きこんで行われたものであるが、結局は、アルコール依存症の人は自分以外のだれの犠牲にもなっていないと思われることも事実であるが、しかし、れっきとした病気である、との結論に到達している。

邪悪性の問題もこれと似たようなものである。個人の邪悪性は、ほとんどの場合、その人間の子供時代の状況、親の罪、遺伝的なものにある程度まで追跡可能なものである。しかし、邪悪性はまた、つねに、その人間の行った選択——というよりは一連の選択の総体の結果でもある。われわれは、だれもが、自分の魂の健全な状態に責任を負っている。しかし、だからといって、その健全性の劣っている状態が病気ではないということにはならない。ここでもまた、病気というものを犠牲や責任という観点から規定せず、前述のとおり、「人間としてのわれわれの潜在的能力を完全に発揮することを妨げる、身体および人格の構造内に存する欠陥」と定義すべきだと私は考える。

邪悪性を病気と規定することにたいするいまひとつの反論として、邪悪性は治療不能だとする考え方がある。治療法も、また治癒したケースも知られていないものを、なぜ病気と名づけるのかというわけである。医者の診療カバンのなかに若返りの万能薬が入っているというのであれば、老化を病気と呼ぶことにも十分な意味があるが、一般には、また、現状では、老化は病気と見なされていないではないか、という議論である。われわれは、老化というものを、避けることのできない人間の条件の一部であり、われわれに運命づけられた自然のプロセスであり、これにたいして怒ってみたところでどうしようもないものとして受け入れている。

しかし、この議論は、治療法や治癒の例がないにもかかわらず、ためらうことなくわれわれが病気と呼んでいる数多くの障害がある、という事実を無視した議論である。多発性硬化症や知的障害などがそれである。われわれがこうした障害を病気と呼んでいるのは、おそらく、いつの日かこれと戦う手段を見いだすことを期待しているからだと思われる。邪悪性もこれにあてはめて考えることができないだろうか。現時点では、邪悪な人たちの憎悪や破壊性を完全に治療し治癒させるための、一般的に考えられる効果的なかたちの療法がないことは事実である。というより、これまで行われてきた邪悪性の分析によると、治癒はおろか、その治療に取り組むことすらきわめてむずかしいことが明らかになっている。しかし、はたして邪悪性の治療は不可能なものであろうか。こうした困難を前にして、かりにこれがわれわれ人類の最大の問題だとしても、「これはわれわれの力を超えたものだ」などと手を投げだし、ただため息をついているべきであろうか。

現時点では人間の悪をいかに治療すべきかわかっていないという事実は、むしろ、これを病気と名づけるに最もふさわしい理由となるものである。これを病気と名づけることによって、この障害は不可避的なものではない、治癒可能なものであり、科学的に究明されるべきものであり、その治療法を探すべきものである、ということになるからである。邪悪性を病気とすることによって、統合失調症あるいは神経衰弱といったほかの精神病と同様に、研究の対象とすべきものとなる。人間の悪という事象は科学的究明の対象となりうるものであり、また対象とすべきものだ、というのが、私が本書で提起している中心的提言である。われわれは、現在置かれている無知、無力の状態を抜け出し、真の「悪の心理学」の方向に向かうことができるはずであり、また、向かうべきである。

邪悪性が精神病理学的障害であるとするならば、はたしてこれは、それだけでひとつのカテゴリーを設けるほどユニークなものか、それとも、既存のカテゴリーのひとつに含めるべきものかという問題が生じる。これまでこの問題がないがしろにされてきた事実を考えると不思議なことではあるが、邪悪性は、単純に現行の精神病分類体系に従ったひとつのサブカテゴリーとして加えるだけで十分だとも思われる。人格障害という名称をもって設けられている既存の幅広いカテゴリーには、個人の責任の否定を大きな特徴とする精神医学的条件も含まれている。自分の罪の意識に耐えようとしない、自分の不完全性を否定する、という邪悪な人たちの特性を考えるならば、邪悪性はこの幅広い診断カテゴリーに容易にあてはめることができる。また、この広い分類項目には、「自己愛的（ナルシシズム的）人格障害」と名づけられたサブカテゴリーもすでに設けられている。私の考えるところでは、邪悪性はこの自己愛的人格障害のひとつの変種として分類するのがまさしく妥当であると思う。

ただし、ここで、これに関連を有するひとつの問題を考えてみる必要がある。サラにたいして私が、彼女の置かれている結婚生活の状態は彼女の責任であると迫ったときに、彼女が突然「狂乱状態」におちいったことを思い出していただきたい。「リンゴとオレンジ」、「学者ぶった言い方」といった痛烈な言葉を発する過程で彼女は、冷静さを失っていただけでなく、思考の脈絡を失っていたように思われる。彼女の論理はつじつまを失ってしまっている。こうした思考の混乱は、人格障害の特徴というよりは統合失調症の特徴である。サラが統合失調症の患者だということがありうるだろうか。

精神科医のあいだでしばしば「一時性統合失調症」と呼ばれているものがある。サラのように、通常は世の中でうまくやっており、本格的な統合失調症になることもなく、また入院も必要としないが、一時的に、とくにストレスを受けたときに思考の混乱を見せ、それが明らかに「典型的」な統合失調症のように見える人たちの症状を、われわれ精神科医はこう呼んでいるのである。もっともこれは、公式の診断カテゴリーとなっているものではない。というのも、これについて明確に規定すべき条件が十分にわかっていないからである。それどころか、これが真の統合失調症と実際に関係があるのかどうかさえ、わかっていない。

しかしながら、こうした明瞭性の欠如にもかかわらず、この問題は提起すべきものである。というのは、精神科医の診療を受けている邪悪な人たちの多くは、この一時性統合失調症の症候を有することがあると診断されているからである。逆の言い方をすれば、われわれが一時性統合失調症患者と呼んでいる人たちの多くは邪悪な人たちである。両者がまったく同じというわけではないが、この二つのカテゴリーには大きく重なりあった部分があるように思われる。

精神医学は、私が邪悪性と呼ぶものを包含する、これまでとは違った新しいタイプの人格障害を認識すべきときが来ていると私は考えている。自己の責任の放棄はあらゆる人格障害の特徴となっているものであるが、これに加えて、邪悪性はとくに次のような特性によって識別できる。

(a) 定常的な破壊的、責任転嫁的行動。ただしこれは、多くの場合、きわめて隠微なかたちをとる。

(b) 通常は表面に現れないが、批判その他のかたちで加えられる自己愛の損傷にたいして過剰な拒否反応を示す。

(c) 立派な体面や自己像に強い関心をいだく。これはライフスタイルの安定に貢献しているものであるが、一方ではこれが、憎しみの感情あるいは執念深い報復的動機を隠す見せかけにも貢献している。

(d) 知的な偏屈性。これには、ストレスを受けたときの軽度の統合失調症的思考の混乱が伴う。

*

以上、邪悪性にたいして正確な名称を与えることの必要性を、邪悪な人たち自身の立場から述べてきた。つまり、彼らのこうむっている苦しみの性格をよりよく理解し、それを抑止し、できることなら、究極的にはこれを治癒させる方法を見いだすべきだと書いてきた。しかし、いまひとつ、邪悪性に正しい名称を与えるべきだとする重要な理由がある。すなわち、その犠牲者の治療のためである。

邪悪性というものが容易に認識、特定、管理のできるものであれば、この本は必要のない本である。しかし、現実にはこれは、何にもまして対処のむずかしい問題である。成熟した一人前の大人が邪悪性と折り合いをつけるのに大きな困難をかかえているのだから、ましてやこの邪悪性のなかに暮らす子供にとって、それがいかにむずかしいものであるかを考えてみる必要がある。こうした子供たちは、その心《プシケ》の防衛を大幅に強化することによって、情動的にかろうじてこれに耐えているのである。こうした防御、つまり心理的防衛が子供時代を通じて生き残るうえで不可欠なものとなっている一方、そうした防衛が不可避的に成人してからの人生をゆがめ、または傷つけるものとなる。

そうであるとするならば、邪悪な親を持った子供は重症の精神病理学的障害を持った大人に成長することになる。長年、われわれは「邪悪」という言葉を用いることなく、そうした犠牲者を対象に治療を行ってきたし、また、多くの場合、その治療はきわめて大きな成功を収めてきた。しかしながら、その障害の根源に正しい名称を与えることなくして、邪悪性と隣り合わせに生きてきたことによる傷が完全に治癒しうるものかどうかは疑問である。邪悪性の犠牲となっている人たちに、自分の苦しみの真の名称を知るように助けを提供することは、精神療法医としてのわれわれの義務である。

以下に二つの臨床例を簡単に紹介するが、この二つのケースは、施療者がまず最初に邪悪性を発見し、それを邪悪と名づけないかぎり、そうした助けを提供することが不可能だったと思われる事例である。

ブードゥー教の夢

そのときのアンジェラは、口をきくことができない状態にあった。

彼女は、他人と親しい関係を結ぶことができないという理由で、三十歳のときに治療を開始した。彼女は有能な教師で、生徒にたいしてはなめらかな口調で授業を進めることができた。しかし、私とあい対すると、とたんに口がきけなくなってしまうのである。ほとんど理解不能の、短いけいれんのような言葉をときおり伴った沈黙が続くのである。口をきこうと努力するたびに、二こと三こと言葉を発した後、突然、あえぐようなすすり泣きを始めることが多かった。

最初、私は、このすすり泣きが抑えがたい悲しみを表しているものと思っていたが、そのうち徐々に、これは、彼女が明確にものを言うことを妨げようとするメカニズムであることがわかってきた。これは、口ごたえをするなと言われ、泣くことによってしか親の不当な扱いに抗議できない子供を思わせるものである。アンジェラは、親しい人とつきあう際にも同様に口をきくことがむずかしくなると語っていたが、しかし、私とあい対するときが最もひどくなることは明らかだった。彼女にとって私は、明らかに、権威を持った人間——親のような存在——だったのである。

アンジェラの父親は、彼女が五歳のときに家族を捨てている。自分が母親に育てられたことしか彼女は覚えていない。母親は変わった女性だった。イタリア系のアンジェラは黒髪の持ち主である。ところが、彼女が十一歳のとき、母親は彼女の髪をブロンドに染めてしまった。アンジェラは髪を染めるのがいやだった。自分の黒髪が好きだったからである。しかし、なぜか母親はブロンドの髪の子供を欲しがっていた。それで彼女の髪を染めてしまったのである。

このできごとは典型的なものである。アンジェラの母親は、独自の権利を持った一人の人間としての自分の娘を認める能力あるいは気持ちを、ほとんど持っていなかったものと思われる。たとえば、アンジェラにはプライバシーというものがほとんどなかった。彼女は自分の部屋を与えられてはいたが、母親は、その部屋のドアを閉めることを厳しく禁じていた。部屋のドアを閉めてはいけない理由がアンジェラにはわからなかったが、しかし、これに抗議しても無駄だった。いちど、彼女が十四歳のときに、これについて母親に抗議したことがあるが、そのときの母親はふさぎこんでしまい、その状態がひと月以上も続いた。その間アンジェラは、料理をしたり、弟の面倒を見てやったりしなければならなかった。アンジェラの母親について最初に思いつく言葉が、「侵入的」あるいは「押しつけがましい」というものである。彼女の母親は救いようのないほど押しつけがましい人間である。アンジェラの人格あるいはプライバシーに押し入ることにためらいを感じることもなく、また、その押しつけがましさをじゃまされることに我慢のできない人間である。

アンジェラの治療が二年目に入ってから、彼女の言語障害と母親の押しつけがましさとのあいだの関係が明らかになった。彼女の沈黙は、母親の侵入性が超えることのできない堀のようなものだったのである。いかに母親が彼女の思考や人格に押し入ろうとしても、この沈黙の堀によってアンジェラは自分のプライバシーを守ることができたのである。したがって、母親がプライバシーを侵そうとすると、アンジェラはきまって口がきけなくなったのである。

また、この沈黙の堀は、母親を閉めだすだけでなく、アンジェラの怒りを内に閉じこめておく役割を果たしていたことも明らかとなった。母親に反ぱくすることが恐ろしい結果をもたらすということを彼女は知っていた。これにたいする罰はみじめなものだった。したがって、自分が母親にたいする敵意を表に出しそうな危険を感じると、きまって彼女は口がきけなくなったのである。

いうまでもなく、精神療法というものは、きわめて侵入的かつ押しつけがましいものであり、また、施療者は権威を持った人物となるのがつねである。私がアンジェラにたいして父親的な役割を果たしており、また、彼女の心の奥底の隠れ場所に侵入しようとしている以上、アンジェラが私にたいして、子供時代に掘ったこの沈黙の堀を劇的に活用したとしても不思議なことではない。私と彼女の母親とのあいだには根本的な違いがあるということを知ったあとに、初めて彼女はこの堀による守りを緩めることができたのである。私が彼女の考えていることを知ろうとし、その考えに影響を与えようとすらしている点では違いはなかったが、彼女の母親とは違って、一貫して彼女のアイデンティティーを真に尊重し、彼女の精神のユニークな個性を尊重していることが、しだいに彼女にもわかってきたのである。彼女が私にたいして自由にものが言えるようになるまでに、二年の歳月を必要とした。

しかし、アンジェラは依然として母親から自由になることができなかった。父親に似た男と結婚して捨てられた彼女は、子供をかかえ、ときには母親の経済的援助に頼る必要もあった。しかし、それよりも重要なことは、いまだに彼女が、いつの日かなんらかのかたちで母親が変わり、ありのままの彼女を評価するようになってくれるのではないか、という期待にしがみついていたことである。アンジェラが次のような夢の話を語ってくれたのは、治療が三年目に入ってすぐのことだった。

「私はある建物のなかにいました。どういう種類のオカルトかわかりませんが、あるオカルト集団の人たちが、白いローブを着てやってきました。なぜか知りませんが、私はそのオカルトの恐ろしい儀式に参加することになっていました。それだけでなく、私には不思議な力がそなわっていました。自分の体を天井まで浮き上がらせ、そのまま浮かんでいることができるという力です。そうしながらも私は、その儀式に加わっていました。それは、自分が望んでしていることではありません。そういう状況に捕らわれていただけです。とても不愉快でした」

「その夢について、あなた自身はどう考えていますか」私はこう質問した。

「ええ、どうしてあんな夢を見たのか、そのわけは私にもよくわかっています。先週、あるパーティーで、ハイチから帰ってきた夫婦の話を聞いたんです。その夫婦は、ブードゥー教の儀式が行われている場所に行ったときのことを話していました。その場所というのは、森のなかの、木が切り開かれたところだったそうです。血のついた石がいくつか置かれていて、あたりにはニワトリの羽が散らばっていたそうです。そのときの様子をその夫婦が話すのを聞いていて、私、怖くなりました。あんな夢を見たのも、そのせいだと思います。夢のなかで見た儀式はブードゥー教の儀式みたいで、私は何かを殺すよう強制されていたみたいでした。それなのに、なぜか私もいけにえにされそうになっていました。なんだか、とてもいやな……もうこれ以上、話したくありません」

「ほかに、どんなことがその夢に関係していると思いますか」私は質問した。

アンジェラはいらだっている様子だった。「何もありません。あの夢を見たのは、ブードゥー教の儀式の話を聞いたからです。それだけです」

「しかし、それだけでは夢の説明にはならない」私はなおもこう言った。「この二、三週間にあなたが経験したことのなかで、そのことを選んで夢を見たわけだから、選んだ理由が何かあるはずです。ブードゥー教の儀式があなたの関心を呼んだ特別な理由が何かあるはずです」

「ブードゥー教の儀式なんかに関心はありません」アンジェラはこう言った。「あの夢のことなんか、もう考えたくありません。血なまぐさい、いやな夢なんです」

「その夢について、あなたがいちばんいやだと思っていることはなんですか」

「なんだか、よくないものがあるんです。だから、お話しするのがいやなんです」

「いま現在のあなたの生活に、何かよくないことが起こってるみたいですね」

「いいえ、そんなこと」アンジェラは抗弁した。「あれは、ただのばかみたいな夢です——こんな話、もうしたくありません」

「あなたのお母さんについて、何かよくないものがあるんじゃないかって、そう考えてるんじゃないですか」私はこうきいてみた。

「母はいじわるですけど、悪い人じゃありません」

「いじわるな人と、悪い人とどう違うんだろう」

アンジェラは、この質問には直接答えずにこう言った。「ほんとうは、私、母に腹を立てているんです。もう、何度も腹を立てました」

「ほお？　そのことについて話してくれますか」

「先月、私の車がとうとう動かなくなったんです。新しい車の頭金ぐらいは銀行から借りられるんですけど、利子を払うのが大変だと思ったから、母に電話して、無利子で千ドル貸してもらえないかってきいたんです。そのときは母は、とても優しく、いいわよって言ってくれました。でも、そのあとお金を送ってくれないんです。それで、二、三週間してからまた電話しました。そうしたら母は、あと二週間しないとお金は渡せないって言うんです。銀行の利子を損するとか言って。どういうことなのか私にはわかりませんでしたけれど、母は口ではああ言っていながら、ほんとうは私にお金を貸したくないんだなって気がつきました。そしたら、先週、弟から電話がありました。母は、直接私に話したくないことがあると、いつも弟に言わせるっていうことはもうお話ししたと思いますけど。ともかく、弟が言うには、母は胸にしこりができて、たぶん手術することになるかもしれないんだそうです。母は、自分はもう年寄りで、医者にかかる費用も十分出せるかどうか心配してるって、弟は言ってました。それで、母の気持ちがはっきりわかりました。そのあと、やっと母から正式の約束手形が送られてきました。それにサインすれば、母からお金を借りることができるんです。でも、私がサインしないだろうって母は考えていたはずです。一年ぐらい前でしたら、私もそうしなかったと思います。でも、そんなことかまっていられません。私にはお金が必要ですし、母以外にお金のあてがなかったんです。それで、その手形にサインしたんですけど、いまでも悪いことをしたような気がしてるんです」

「一年前だったらサインしなかった?」

「一年ぐらい前だったら、とても気がとがめて、そんなことできなかったと思います。でも、先生の治療を受けているあいだに母について話したことから、これは母のいつものゲームのやり方だって気がついたんです。母は、いつも自分が入院するっていう話をします。いつも手術の話をします。いつも、私に何かくれるって言いながら、そのあとすぐ、それをとりあげるようなことをするんです」

「これまで何回ぐらい、お母さんはそういうゲームをしましたか」

「わかりませんわ。何度も何度もです」

「ほんとうはこれは、お母さんの儀式なんじゃないですか」

「ええ、たしかにそうです」

「それであなたは、最近、悪い儀式に加わったことになる。そうでしょう?」私はこう説明した。

アンジェラは、ようやくわかりかけてきたという顔で私を見ていた。「それが、あの夢に出てきたっていうんですか？」

「そうだと思います。これまで何度も、あなたはこの儀式を受けてきた。いまじゃあなたは、お母さんがあなたに罪の意識を感じさせようとしていることを知っている。それでもお母さんは、あい変わらずあなたに罪の意識を感じさせている。そうでしょう？　いまでもあなたは、まだ気がとがめているんでしょう？」

「ええ。でも、こんどの母の胸のしこりの話は、ほんとうのことかもしれません。私、母に残酷なことをしたんじゃないでしょうか」

「それであなたは、その儀式では自分がいけにえなのか、それともいけにえを捧げる側なのかはっきりわからない。ちょうどあの夢のように」

「そのとおりだと思います」アンジェラは同意した。「私、いつも気がとがめているんです」

「あの夢の大事な要素となっているのは、その儀式の邪悪な性格だというような気がしますね。このお母さんとの儀式のやりとりについて、それを邪悪なものにしているのは何だと思いますか」

　アンジェラは悲しそうな顔をしてこう言った。「わかりません。私が母に残酷なことをしているってことですか」

「お母さんは、どれくらいのお金を持ってらっしゃるんでしょうね」私はこうたずねた。

「ぜんぜん見当もつきません」

「正確なところをきいてるんじゃありません。ただ、お母さんがシカゴに三つもアパートを持っていることは、あなたも知っている。そうでしょう?」

「でも、そんなに大きなアパートじゃないんです」アンジェラは抗議するように言った。

「たしかに、高層アパートじゃないでしょう。しかし、あなたから聞いたかぎりでは、それぞれ十世帯ぐらいは住めるアパートです。環境もいい。それに、どれも抵当になんか入っていない。そうでしょう?」

アンジェラはうなずいた。

「だとすると、銀行に預けてある現金は別にしても、その三つのアパートだけでどれくらいの財産になると思います? すくなくとも五十万ドルぐらいにはなるんじゃないですか」

「たぶん、そうなると思います」アンジェラはしぶしぶ答えた。「でも、お金のことは、私にははっきりしたことはわかりません」

「それはそうですね。しかし、そういうやり方で、あなたは物ごとをはっきりと見ることを避けていると思います。そのアパートが、百万ドルもの資産価値を持ったものかもしれないとは、考えたことありませんか」

「ええ、ひょっとすると、それくらいになるかもしれません」

「だとすると、すくなくとも五十万ドルから百万ドルの財産をお母さんがご自分名義で持っていることは、あなたも知っている。それなのに、お母さんは、自分の娘や孫が出かけるのに必要な車を買うお金――たった千ドルのお金をあなたに貸すのが大変な負担だ、というように見せかけている。ほんとうはお母さんはお金持ちです。それなのに、貧乏しているようなふりをする。お母さんが貧乏の話をするとき、お母さんはうそをついていることになる。そうですね？」

「ええ。だから私、母に腹を立ててるんだと思います」アンジェラもこれを認めた。

「いいですか、邪悪なものがあるときには、きまってそこにはうそがある」私はこう説明した。「邪悪なものというのは、必ずうそと関係があります。あなたとお母さんのあいだの儀式のやりとりが邪悪なものになっているのも、それがうそにもとづいたものだからです。あなたがうそをついているわけではない。うそをついているのはお母さんです」

「でも、母は悪い人じゃありません」アンジェラが声を高めた。

「どうして、そう言えるんです？」

「母はただ……母は悪い人じゃない、それだけです。私の母なんです。母がいやな人間だということは知っています。でも、悪い人なんかじゃありません」

これで、話はまたもとの問題にもどった。「いやな人間と悪い人間との違いは何だろうね」私はこうきいた。

「よくわかりません」アンジェラは面白くもないというように答えた。

「私にもよくわからない。というより、邪悪というのは一種の病気じゃないかと私は考えている。しかし、それは特殊な種類の病気なんだ。だから、邪悪を病気と呼んだからといって、それで邪悪じゃなくなるということじゃない。病気だろうと病気じゃなかろうと、邪悪性というのは現実に存在するものなんです。あなたはその現実を直視しなくちゃいけない。あなたが見た夢は、お母さんとかかわりを持つことによって、あなたが邪悪なものとかかわりを持っていることを暗示しています。お母さんとの関係を断つことがあなたにできない以上、あなたは、自分のしていることをできるだけはっきりと知っておいたほうがいい。あなたのお母さんが邪悪な人かどうか、それがどういう意味を持つものなのか――つまり、過去においてあなたにどういう影響を与えたか、今後のあなたにどういう影響を与えるか、そういった問題を明確に直視しなければならないと思います」

*

アンジェラや、次に紹介する若い女性に作用している力がいかなるものであるかを正しく理解するために、いまいちど、ナルシシズムという事象に目を向けてみたい。

われわれはみな、他人とのつきあいにおいて、多かれ少なかれ自己中心的になりがちなものである。ある状況に直面したとき、われわれは、まず最初に、それが自分に直接どういう影響を及ぼすかという観点から考え、そのあとで、それにかかわりを有する人にどういう影響が及ぼされるかを考える。しかし、そうはいうものの、とくにだれかに気をひかれているときには、その人がこれをどう考えているか思いやるのが普通である。

しかし、邪悪な人たちにはこれができない。邪悪な人たちのナルシシズムは、この共感の能力を全面的に、あるいは部分的に欠いていると思われるほど徹底したものである。アンジェラの母親は、自分の娘が髪をブロンドに染めるのをいやがっているのではないか、といったことを考えてみようともしなかったことは明らかである。ボビーの両親も、兄が自殺に使った凶器をクリスマス・プレゼントとして弟に贈った場合、その弟がどういう気持ちになるか考えてみようともしなかった。同様にヒトラーも、ガス室に送りこまれるユダヤ人の気持ちなど考えてみようともしなかった、ということが想像できる。

こう考えると、彼らのナルシシズムは、それが他人をスケープゴートにする動機になるというだけでなく、他人にたいする共感や他人を尊重する気持ちからくる抑制力を奪うという意味からも、危険なものである。邪悪な人たちのナルシシズムは、彼らが自分のナルシシズムにささげるためのいけにえを必要としているという事実に加えて、自分のいけにえになる相手の人間性をも無視させるものとなる。ナルシシズムが彼らの殺人の動機となるだけでなく、殺しという行為にたいする彼らの感覚を鈍らせてしまうのである。ナルシシストの他人にたいする無神経さは、共感の欠如以上のものにすらなりうる。ナルシシストは他人を「見る」ことすらまったくできなくなることがある。

われわれ人間は一人ひとりがユニークな存在である。あやしげな関係づけの枠《わく》にはまっているときは別であるが、われわれはみな分離した存在である。人間一人ひとりの持つユニークさが、人間一人ひとりを「私という存在《アイー・エンティティー》」にしているのであり、人間一人ひとりに別個のアイデンティティーを与えているのである。一人ひとりの魂には境界があり、また、われわれが他人とつきあうときには、この境界を尊重するのが普通である。自分自身の自我の境界を明確にし、また、他人の自我の境界をも明確に認識することが、精神的健全性の特性でもあり、前提条件でもある。どこからどこまでが自分で、どこからどこまでが他人であるかをわれわれは知っていなければならない。

　アンジェラの母親にはこうしたことが欠けていたことは明らかである。アンジェラの髪を染めたとき、彼女はアンジェラが存在しないかのような行動をとっていた。彼女にとって、自分とは異なる独自の意志や好みを持ったユニークな個人としてのアンジェラは存在していなかったのである。彼女は、アンジェラをアンジェラとして見ていなかった。アンジェラの持っている自我の境界の正当性を彼女は認めていなかった。それどころか、そうした境界の存在そのものが彼女にとって忌《い》むべきものだったのである。これは、アンジェラに寝室のドアを閉めることを禁じたことにも象徴されているものである。アンジェラが沈黙の堀の後ろに引きこもることができなかったならば、母親は、アンジェラの自我全体を自分のナルシシスティックなエゴのなかに飲みこんでいただろうと思われる。

　成人してからのアンジェラは、そうした防衛による以外に、母親のナルシシスティックな攻撃的侵入性にたいして自我の境界を築き維持することができなかったのである。ある意味では彼女は、自分の境界を過剰なものにする以外に、その境界を守るすべを知らなかったと言えるが、その結果として、母親以外の他人からも隔絶するという大きな代償を支払わなければならなかったのである。

ナルシシスティックな侵入性が引き起こす破壊性のいまひとつのかたちとして、「共生」関係があげられる。精神医学の世界で使われる「共生」という言葉は、たがいに利益を得るような相互依存の状態を意味するものではなく、相互に寄生的な、破壊的な結合関係をいうものである。別れてしまったほうがおたがいのためになるということがわかっていながら、どちらの側も相手から離れようとしない関係のことである。

前に紹介したハートレーとサラの関係は、明らかにこの共生関係である。弱い側に立っているハートレーは、自分に代わってあらゆる意思決定を行ってくれるサラがいなければ、その幼児的状態のなかで生きていくことはできない。一方のサラも、支配と優越性を求めるナルシシスティックな欲求を満たしてくれるハートレーの弱さなしには、心理的に生きていくことができない。この二人は、独立した二人の個人としてではなく、二人いっしょの単体として生きているのである。サラは、たがいの合意のうえで、ハートレーが自分の意志やアイデンティティーを持ちえなくなるまでに彼を飲みこんでしまっている。ハートレーに残されている意志というのは、自殺しようという彼の弱々しい試みに見られるような、ごくわずかなものである。彼は自分の自我の境界をほとんど捨て去っており、一方のサラは、ハートレーの自我の境界を自分の自我の境界に組み入れてしまっている。

中年の大人であるハートレーとサラが共生関係を「首尾よく」結んでいるのであるから、邪悪な、ナルシスティックな親が、自分の支配下に置かれるべく運命づけられた子供にたいして、そうした関係を首尾よく築くことができるのも不思議なことではない。

以下に紹介するケースヒストリーは私と同業のある心理療法家から提供されたものであるが、この種の子供が、長期にわたる治療の結果、母親との共生関係から乳離れすることのできた例である。

クモ恐怖症

どのようにしてビリーが治療を続けることができたのか、いまにいたるまで私にはわからない。彼女が治療を続けることができたということは、彼女の治療にあたった心理療法家の資質と、彼女自身の資質の両方に大きく負うものである。これは一種の奇跡ともいうべきものである。

ビリーは、学業成績不良ということで、母親に連れられてその心理療法家のもとを訪れた。当時十六歳だった彼女は、非常に頭が良かったにもかかわらず、学校の成績がかんばしくなかった。六カ月間の治療ののち、ビリーの成績にはわずかながらも向上が見られた。それと同時に彼女は、無限といっていいほどの忍耐力をそなえた、成熟した優しい男性であるこの心理療法家にたいして、ある種の愛情をいだくようになっていたことは明らかである。

この時点で彼女の母親は、これでビリーの成績の問題は解決したものと判断している。そして、ビリーが治療を続けたがっていたにもかかわらず、母親はその費用の支払いを拒絶した。そこで、週五ドルの小遣いをもらい、二百ドルの貯金を持っていたビリーは、自分でその費用を払いはじめた。施療にあたっていた心理療法家は、もともと最低限度だった施療費を、一回の面接につき五ドルにまで引き下げてやった。ところが母親は、そのあとすぐに彼女に小遣いを与えることをやめてしまった。ビリーは、費用の支払いを続けるために、ハイスクールの高学年に入って初めてのアルバイトを始めた。これは七年前のことである。ビリーはいまでも治療を続けているが、その終わりも見えはじめている。

治療を始めて最初の三年間は、心理療法など自分には何の効果ももたらさないと彼女は思っていた。そうしたことを考えると、自分の小遣いやアルバイト料で、のちにはわずかばかりの給料のなかからその費用を支払ってまで、彼女が治療を続けたということは驚くべきことである。なんらかの無意識のレベルで彼女は、自分には何か根本的におかしなところがあるということに気づいていたにちがいない。しかし、意識のうえでは彼女は、自分の「問題」についてきわめて冷めた見方をしていた。

成績が上がってほしいということは、彼女も漠然とながら望んでいた。しかし、自分が学校の宿題などほとんど一度もしたことがないことを、彼女はいさぎよく認めている。これを彼女は、あっさりと自分の「怠惰」のせいにしている。「ハイスクールの生徒って、みんな怠け者よね」ということで、彼女はこの問題を片づけていた。

彼女の症候として認められるものがあったとすれば、それはクモにたいする彼女の恐怖心である。ビリーはクモが嫌いだった。クモであれば、どんなクモでも彼女は嫌いだった。クモを見ると彼女は、文字どおりパニックにおちいって逃げまわった。家のなかにクモのいることがわかると、それがどんなに小さなクモであっても、また、どんなに無害に見えるクモであっても、だれかが殺して片づけてくれるまで家に入ろうとしなかった。

しかし、彼女のこの恐怖症は「自我同調的」なものであった。普通の人たちが自分ほどクモを怖がっていないことは彼女も認めてはいたが、それは、そうした人たちが鈍感なのだと彼女は結論づけていた。クモの恐ろしさを知っていれば、そうした人たちも自分と同じように怖がるはずだというのである。

彼女は、予約していた面接日の半分はすっぽかしていたが、意識のうえでは自分に悪いところは何もないと考えている以上、これはべつに驚くことでもない。しかし、なぜか施療にあたった心理療法家は、最初の三年間、そうした状況のまま忍耐強く施療を続け、また、なぜか彼女のほうもそれに応じていたのである。

その三年間、ビリーは父親にたいする嫌悪感と母親にたいする敬慕《けいぼ》の念を激しく見せていた。長年、銀行員として勤めあげてきた父親は、内気で口数の少ない男だったが、彼女にはこれが冷たくよそよそしいと映ったのである。一方、母親のほうは、温かく、親しみのある女性だと彼女は考えていた。

ビリーは一人っ子で、母親とは友達のような関係にあり、二人は、たがいに自分の秘密を打ち明けあっていた。彼女の母親は、すくなくとも二、三人の男と絶えず関係を持っていたが、思春期のころのビリーには、この母親の浮気の話をあれこれと聞くのが何よりの楽しみだった。

これについては何も間違ったところはないように思われた。母親は、自分の浮気を夫のよそよそしい、愛情に乏しい性格のせいにしていた。これは、夫の無関心にたいする当然の対応のように思われ、ビリーと母親は、この父親にたいする嫌悪感で結びついていたのである。彼女らは、愉快な共犯者といった意識をもって、彼をこきおろしていた。

ビリーが母親の話に耳を傾けるのと同様に、母親のほうも、ビリーの性生活やロマンスのこまごましたことをすべて聞きたがった。ビリーは、こうした愛情深い、自分に関心を寄せてくれる母親を持ったことを幸せだと考えていた。母親がなぜ治療費を払ってくれないようになったのかはビリーには説明できなかったが、これについて母親を非難することは彼女にはむずかしかったし、また、非難しようともしなかった。面接中にこの問題が持ちだされると、きまって彼女は強引に話をそらしていた。

ビリーが自分のボーイフレンドについて母親に話すときは、話の材料はふんだんにあった。はっきり言って彼女は数多くの男と乱交していたのであるが、これについて母親から非難されたことはいちどもなかった。いずれにしても、母親のほうにも数多くの恋人がいたからである。しかし、そうした乱れた関係をビリーが好んでいたというわけではなかった。それどころか彼女は、一人の男との深い長続きのする関係に痛いほどあこがれていた。しかし、それが実現するとは思えなかった。

彼女は、ある男との恋に夢中になるとすぐさま相手の男のアパートに転がりこむが、二、三日、あるいは二、三週間もすると、きまって二人の関係は不快なものとなり、彼女はまた両親の家にもどった。美人で知性があり魅力的な女性のビリーは、次の恋人を見つけるのに不自由はしなかった。一週間もすると彼女は、また別の男との恋に落ちていた。しかし、いつものとおり、その関係は二、三週間もすると終わりになっていた。彼女は、漠然とながらも、自分が自分でそうした関係をダメにしているのではないかと考えはじめていた。

ビリーが以前より真剣に治療を受けるようになったのは、そうしたちょっとした疑問と、恋人を引きとめておくことのできない悲しさからだった。きわめて緩慢にではあったが、そうした行動パターンの底にあるものが姿を見せはじめていたのである。ビリーは独りでいることに耐えられない女だった。一人の男との恋におちいると、彼女は、相手がどこに行くときにもいっしょについて行きたがった。性的な欲求を感じようが感じまいが、いつも男と同じベッドに眠りたがった。同じベッドで眠るということは、相手が自分のそばを離れずにいてくれる——すくなくともその夜はいっしょにいてくれる、ということの保証になるからである。

朝、二人が目を覚ますと、ビリーは相手の男に、仕事に出かけないでくれと哀願する。相手は、しがみつく彼女を引き離すようにしなければならない。当然のことながら、相手の男のほうは息が詰まるような気持ちにもなる。彼女とのデートの約束を破るようになる。そうなると彼女のほうは、前にもまして相手にしがみつこうとする。そして相手はますます息苦しくなる。結局、相手の男は、何やかやと理由をつけて二人の関係を終わらせてしまうのである。

こうしてビリーは次の男を求める。相手の男の知性や性格がかんばしくないにもかかわらず、最初に目にとまった男を彼女は選ぶ。独りでいることに耐えられない彼女は、もっとましな恋人が現れるのを待ち切れないのである。だれかれおかまいなしに、手近な相手と恋におちいり、すぐまた相手にしがみつくようになり、そして、いつもの悪循環がくりかえされる。

独りでいることにたいする彼女の恐怖が明らかになると、彼女がなぜ学校で能力以下の成績しかあげられなかったのか、その原因もまた明らかとなった。本を読んだりレポートを書いたりするには孤独が必要である。ビリーは、宿題をやり終えるまで他人——とくに、いつでもおしゃべりの相手をしてくれる母親——から遠ざかっているのがいやで、宿題をやることができなかったのである。

こうしたことがひとつの問題として認識されはしたものの、これについてビリーは、どうしようもないことだと考えていた。孤独を恐れる自分の気持ちがなんらかの制約を自分に課していることには彼女も気づいていたが、しかし、これはどうしようもないことだった。これは自分の性格の一部となっているものだ。そうしたパターンが自滅的なものだとしても、それが自分の存在のしかたそのものなのだ。ほかのやり方など想像もできないことだ。彼女はそう考えていた。

そういうわけで、彼女の症状には何の変化も見られなかった。ただ、クモ恐怖症が悪化しただけだった。そのころになると彼女は、ボーイフレンドと森のなかや夜間の暗い街路を歩くことすらしなくなっていた。うっかりクモに出くわすことを恐れたからである。

この時点にいたって、彼女の治療にあたっていた心理療法家は思いきった手段をとることにした。そのころのビリーは、恋人の家か両親の家のどちらかで過ごすようになっていたのであるが、心理療法家は、アパートを借りて一人で暮らすよう彼女に助言したのである。しかし、彼女はこれを拒絶した。アパートを借りるとなるとばかばかしいほどの費用がかかる。むろん、一人で暮らすようになれば都合のいい点もあった。恋人をアパートに連れてくることもできるし、好きなときにステレオを聴くことができるし、なんとなく自立しているような気分も味わうことができる。しかし、彼女にはそんな金銭的余裕はなかった。そのころには彼女も定職についていたため、その心理療法家は彼女の治療費を、一回の面接につき五ドルという特別料金から、通常の二十五ドルにもどしていた。これは月にすると百ドルを超える出費で、彼女の給料の四分の一に相当する額である。そこで彼は、ふたたびこれを一時間につき五ドルに引き下げるという提案を行った。ビリーも心を動かされはしたが、しかし、それでもそんな余裕はないと言い張った。それに、夜、アパートにクモが現れ、そのとき一人きりだったらどうなるだろうか。そんなとき、彼女はどうすればいいのか。アパートで一人暮らしをすることなど、彼女にとっては考えられないことだったのである。

その心理療法家は、孤独にたいする恐怖心に立ち向かうようなことを彼女は何ひとつしようとしていない、と指摘してやった。自分から孤独を選ぶような手段をとらなければ治癒の見込みはないと言ってきかせた。これにたいして彼女は、ほかにも方法があるはずだと言い張った。それじゃどんな方法があるか考えてみなさい、と彼は言ったが、彼女には何も考えつかなかった。彼女は、先生は無理なことばかり要求すると抗議した。彼は、一人暮らしをする気がないのなら、もうこれ以上治療は続けられないと言った。彼女は彼の冷たさをなじってわめきちらした。それでも彼は頑《がん》として譲らなかった。そしてついに、治療を始めてから四年目にして、彼女はアパートを借りて住むようになったのである。

このあとすぐに、三つの変化が起こった。ひとつは、孤独にたいする自分の恐怖感がいかに強いものであるかを、ビリーが以前より明確に理解するようになったことである。ある晩、恋人がいない夜を一人きりでアパートで過ごすことに彼女は極度の不安をおぼえた。九時になると彼女は、その不安に耐えきれなくなり、両親の家に行った。その夜は、母親とおしゃべりをして、両親の家に泊まった。週末に何もすることがないときには、一晩中、両親の家で過ごすようにもなった。アパートを借りて最初の六カ月間、彼女が自分のアパートで一人で寝たのは六回ほどしかなかった。住むのを怖がっているアパートに彼女は家賃を支払っていたのである。これはばかげたことだった。彼女は自分自身にいや気がさしていた。この孤独にたいする自分の恐怖心は病気なのではないか、と考えはじめるようになっていた。

もうひとつは、彼女の父親が変わったように思われたことだった。アパートを借りて一人で住むことになったと彼女が父親に告げると、彼は、納戸《なんど》にしまってある家具のなかで気に入ったものがあったら持っていっていいと言ってくれた。引っ越しの日には、友人からトラックを借りてきて、荷物の運搬や積み下ろしをしてくれた。引っ越し祝いにシャンペンをひと瓶贈ってくれたりもした。また、彼女がアパートに落ち着くと、毎月のように、アパート暮らしに必要な小物――新しい照明器具、壁に飾るための複製画、浴室用のマット、果物鉢、包丁一式といったもの――を贈ってくれるようになった。これらの贈り物は、さりげなく茶色の紙に包まれ、黙って彼女の職場に届けられるのがつねだった。しかし、それが念入りに選ばれた品だということはビリーにもわかった。いずれの品も、趣味のいいものだったからである。自分の父親がこれほど洗練された趣味の持ち主だとは、ビリーはそれまで考えてみたこともなかった。また、こうした品物に費やす余分な金など父親にはあまりないことも彼女は知っていた。あい変わらず内気で控えめな、口をきくのもむずかしい父親ではあったが、その父親が自分のことをこれほどまでに気にかけてくれていることに、彼女は初めて心を動かされた。

彼女がアパートに一人で住むことについては、父親があれこれと気を配ってくれたのにたいして、母親のほうは何の手助けもしてくれなかった。ビリーは、家のすみにしまいこまれている不要な品を譲ってくれるよう何度か母親に頼んだが、そのつど母親は、それが入用な品だったことを突然思い出した、というような返事をするのである。新しいアパートの住み心地はどうか、などときいてくれたこともいちどもなかった。それどころか、ビリーは、自分がアパートの話を始めると、きまって母親がいやな顔をすることに気づいていたし、皮肉を言われることもあった。

「いつもあんたは、私のアパートならこうだ、私のアパートならああだって言うけど、ちょっと自分勝手すぎるんじゃない?」いちど、母親がこう言ったことがある。自分が家を出て暮らすことに母親は不満なのだということが、しだいにビリーにもわかってきた。これが、ビリーがアパートに住むようになってから起こった三つ目の変化である。

こうしたことが雪だるま式に発展していった。最初、ビリーは、自分が独立してアパートに住むことを母親がこころよく思っていないことに、むしろ喜びを感じていた。これは、いかに母親が自分を愛しているかを物語るものだと思われたからである。それに、いつでも両親の家に帰れば歓迎され、母親とのおしゃべりで夜遅くまで過ごすことができ、以前自分が使っていた寝室がいまでも彼女のために空けてあるということは、また、暗やみのなかにクモがひそんでいるかもしれない寂しいアパートに帰って寝る必要がないということは、彼女にとってうれしいことだった。

しかし、そうした魔術のききめも少しずつ薄れはじめてきた。ひとつにはこれは、彼女が父親について悪く言わなくなったことによるものである。いつものように母親が父親の悪口を言いはじめると、ビリーはこう言うようになった。

「やめてよ、お母さん。お父さんってそんな人じゃないと思うわ。ときどき、優しくて親切な人だと思うこともあるわ」

彼女のこうした言葉が母親の怒りをかきたてることは明らかだった。ビリーがそうしたことを口にすると、とたんに、父親に関する母親の悪口は口汚いののしりに変わるか、あるいは、攻撃の矛先《ほこさき》がビリーに向けられ、おまえには思いやりというものがない、といった泣き言に変わるのである。こうしたことがだんだん不愉快なものになってきて、ついにビリーは、二人がいっしょのときに父親の悪口は言わないようにしよう、そうしないと、いつも口げんかになってしまうから、と言わざるをえなくなった。母親もしぶしぶながらこれに同意した。しかし、共通の敵がいないとなると、二人の話の種は以前よりはるかに少なくなる。そして、ある水曜日の夜、問題が起こったのである。

ビリーは、ある小さな出版社で事務管理の仕事を担当していた。毎週木曜日の朝は、週一回の大規模な出荷の日だった。ビリーは、担当している仕事の関係上、その日は朝六時までに出社しなければならなかった。しかし、両親の家で夜を過ごすと、母親とのおしゃべりに夢中になり、どうしても夜中過ぎまでベッドに入ることができない。そのため、木曜の朝はきまって寝不足でみじめな気分になるのだった。それで彼女は、心理療法家の助言に従って、水曜日の夜は必ず九時前にアパートに帰り、一人で寝るという誓いを立てた。

最初の十週間ほどは、ビリーはこの誓いを守ることができなかった。九時前にアパートに帰れたためしがなかったのである。施療にあたっていた心理療法家は、その誓いを守ることができたかどうかを毎週彼女に質問していたが、そのつど彼女は守ることができなかったと打ち明けざるをえなかった。最初のうちは、彼女は心理療法家に食ってかかっていた。それから、自分で決めたことを守れない自分に怒りをいだいた。彼女は、自分の弱さについて真剣に考えはじめるようになっていたのである。何度かの面接を通じて彼女は、自分の誓いにたいする両面感情《アンビバレンス》や、アパートで一人で過ごすときの孤独にたいする恐怖、家族の温かさに包まれていたいという欲求について語った。心理療法家は、彼女が自分の誓いを守れるよう、母親に協力してもらったらどうだと助言した。

ビリーもこの考えに賛成した。即刻、彼女は、母親にこの誓いのことを話し、水曜日の晩は彼女が八時三十分までに母親の家を出られるよう協力してくれと頼んだ。ところが母親はこれを拒絶した。
「あんたやあんたの心理療法の先生のやっていることに私は関係ないわ」というのが母親の返事である。ビリーは、母親のこの言い分もある程度もっともなことだと思ったが、それと同時に、母親には、ビリーがこの誓いを守ることを望まない別の理由があるのではないかと疑いはじめていた。

この疑いの念は大きくなっていった。また、この疑いの念が大きくなるにつれて、ビリーは、水曜の夜の母親の言動を観察するようにもなった。八時半になると母親は、きまって、とっておきの面白そうな話題を持ちだすのである。このやり方に気づいたビリーは、それを阻止《そし》しようとした。八時四十五分になったとき、話の途中でビリーは立ち上がり、もう帰る時間だと言ってみたのである。
「ひどいじゃないの」母親はこう抗議した。ビリーは、あの誓いのことを母親に思い出させ、誓いを守れるようにしてくれるのはお母さんの責任ではないにしても、すくなくともそれを尊重してくれてもいいじゃないか、と言った。二人は激しい言いあいになった。母親は泣いた。ビリーが自分のアパートに帰ったのは夜半過ぎだった。

それ以後、ビリーは、八時半になると母親が天才的な能力を発揮して面白そうな話題を持ちだし、そして、それがうまくいかないとなると、これまた天才的な能力をもって口げんかを始めるのを観察している。ビリーがこの誓いを守れないまま十四週が過ぎたが、そのころには、このきまったパターンがビリーにもはっきりと意識されるようになった。十四週目の水曜の夜の八時半、母親がまた話を始めようとしたとき、ビリーは立ち上がって、悪いけれどもその話を聞く時間はないと彼女に告げた。母親は口げんかを始めようとした。ビリーは、口げんかをしている時間すらないのだと告げ、玄関に向かった。母親は、文字どおり彼女にすがりついてきた。ビリーはそれをふり払い、九時きっかりにアパートにもどった。

それから五分後に電話が鳴った。母親からの電話だった。「あんたがあんまり急いで帰るもんだから話す時間がなかったけど、私には胆石ができてるらしいって医者から言われてるのよ」母親はこう言った。

ビリーのクモ恐怖症は以前にも増して悪化した。

この時点にいたってもまだ、ビリーは母親を慕っていた。面接中には、きわめて的確に母親を批判することができるようになっていたが、それでもまだ、本気で腹を立てることはしなかったし、依然として、あらゆる機会をとらえて母親といっしょの時間を過ごしていた。これはあたかも、彼女が二つの脳を持つようになったかのようだった。一つは自分の母親を客観的に見る新しい脳で、この新しい脳が、以前とまったく変わっていない古い脳と共存しているかのようだった。

そこで心理療法家は一歩先に進むことにした。ビリーの母親が彼女にしがみつくのは、べつに水曜の夜に限ったことではないはずだ、おそらく彼女の母親は、彼女が自分のもとを離れ、いかなる意味においても自分と別個の存在になることをいやがっているのだ、と彼は言ってきかせた。また、心理療法による治療が彼女の人生にとって重要なものになりはじめたとたんに、母親が治療費の支払いを拒絶したことをもういちど彼女に思い出させた。これは、ビリーが心理療法家に心をひかれているのを知って、母親がしっとしたからではないか。自分以外の人間に娘が心をひかれるのに我慢できなかったからではないか。それに、ビリーがアパートを借りることに、なぜ母親はあれほど憤慨したのか。ビリーが独立し、自分から離れていくことに腹を立てているからではないか。こう彼は言ってきかせた。

たしかに、そうかもしれない。しかし、もしそうだとしても、ビリーがボーイフレンドや恋人をつくることに母親が反対しないのはなぜだろうか。ビリーはこう反問している。これは、母親には彼女を縛りつけておこうというつもりのないことを示すものではなかろうか。これにたいして心理療法家はこう反論している。これは単に、母親がビリーを自分のコピーにしようとしていることを意味しているのではないか。おそらく母親は、ビリーの乱交癖を利用して、自分自身の乱交癖を正当化しようとしているのではなかろうか。それに、二人が似たような人間になればなるほど、二人が離ればなれになる可能性もそれだけ少なくなるではないか。

こうして、来る週も来る週も、何カ月も何カ月も戦いは続き、同じ問題を行ったり来たりしたあげく、解決の兆しは見えてこなかった。

しかし、治療を始めてから六年目にして、漠《ばく》としたものながらも大きな変化が生じてきた。ビリーが詩を書きはじめたのである。最初、ビリーは自分の詩を母親に読ませていた。母親はさほど興味を示さなかった。しかし、ビリーは自分の詩を自慢にしていた。

これは彼女の、新しい、驚くべき一面を示すものだった。これは彼女だけのものであり、彼女自身のものだった。彼女は、しゃれた革表紙のノートを買って、自分の詩を書き残しておくことにした。書きたいという意欲はそう頻繁《ひんぱん》に起こるわけではなかったが、しかし、いったんそういう衝動が起こると、それはいやおうなしのものとなった。

詩を書いているときの彼女は、これまでの彼女の人生にはなかった、独りでいることの喜びを味わうことができた。というより、独りでいなければならなくなったのである。両親の家にいるときには、母親がひっきりなしにじゃまをするため、詩を書くことに集中できるような状態になかった。そのため、詩を書きたいという気持ちが起こると、彼女は突然立ち上がり、アパートに帰らなければならないと告げるようになった。

「だって、今日は水曜日じゃないじゃないか」母親はこう叫ぶ。そこでビリーは、またもや、しがみつく母親をふり払わなければならない。ある日、そうしたことが起こった翌日のこと、面接中に彼女は、しがみついてくる母親の姿をこう表現している。

「あの人、まるで怖いクモみたいだったわ」

「君がそう言うのを、私は長いあいだ待っていたんだ」心理療法家は声をあげてこう言った。

「なんですって？」

「君のお母さんがクモみたいだってことだよ」

「それで？」

「君はクモが嫌いで、怖がっている」

「でも、母は嫌いじゃありません。それに、母を怖がってもいません」

「君は、お母さんを嫌っているはずだ」

「でも、そんなこと、考えたこともありません」

「それで、そのかわりにクモを嫌いになって、クモを怖がってるんじゃないかな」

次の診療の日には彼女は姿を現さなかった。彼女がふたたび姿を見せたとき、心理療法家は、「私が君のお母さんと君のクモ恐怖症とを結びつけたことに腹を立てて、約束をすっぽかしたんじゃないのか」ときいた。そのあとビリーは、二度続けて治療を休んでいる。しかし、ようやくまた彼女が姿を現したときには、こうした事実に目を向ける覚悟が彼女にはできていた。

「ええ、たしかに私には恐怖症があります」ビリーはこう言った。「それで、恐怖症っていうのはいったいなんなんですか。どういう影響があるんですか」

恐怖症というのは「置き換え」によって生じるものである。心理療法家はこう説明した。あるものにたいする正常な恐怖感や反感がほかの何かに置き換えられたときに、恐怖症が生じる。本当の恐怖や反感を自分で認めたくないときに、人はこうした防衛的な置き換えを行う。ビリーの場合には、彼女は自分の母親の邪悪性を認めたくなかった。これは当然のことである。自分の母親が悪い人間、破壊的な人間だと考えたがる子供がいるだろうか。ほかの子供と同じように、ビリーもまた、母親は自分を愛しており、母親は安心できる相手であり、優しくていい人だと信じたかった。しかし、そう信じるためには、母親の邪悪性にたいして自分が本能的にいだいている恐怖や反感からなんとかして逃げだす必要がある。彼女は、クモにその恐怖感や反感を向けることによってそれから逃れた。悪いのはクモであって、彼女の母親ではないというわけである。

「でも、母は邪悪な人なんかじゃありません」ビリーはきっぱりとこう言った。ビリーの母親がビリーの独立をあまり喜んでいないのは事実である。ビリーが完全に独立した別個の存在になることを、あらゆる策略や愚行を用いて阻止しようとしていることも事実である。しかし、これは邪悪ということではない。ただ彼女の母親が孤独だからだ。そしてビリーには、孤独というものがどういうものかよくわかる。孤独を感じるということは恐ろしいことである。これもまた人間的なことである。人間は社会的な動物であって、たがいに相手を必要としている。ビリーの母親が孤独から逃れようとして彼女にしがみつくこと自体は、邪悪とは言いがたい。ただ人間的だということである。

「孤独が人間的なものだからといって、それに耐えられないということが、人間の条件に不可欠の要素であるとは言えない」心理療法家はこう言った。子供が子供自身の独立と分離を達成するのを支援することは親の務めである。続けて彼はこう説明してやった。この親の務めをうまく果たすには、親が自分の孤独に耐え、最終的には子供が自分から離れていくことを許し、それを励ましてやることすら絶対的に必要なことである。その反対に、こうした分離を妨害するということは、親としての務めに背《そむ》くことになるばかりでなく、親自身の未成熟な自己中心的欲求のために子供の成長を犠牲にすることになる。これは破壊的なことである。というより、彼の考えでは、これは邪悪なことである。そしてビリーが、その邪悪性を恐れたのは正しいことである。

徐々にではあるが、ビリーにもこれが理解できるようになってきた。そして、それを理解するようになればなるほど、彼女の目は大きく開かれていった。彼女の母親が、ビリーの精神を絶えず自分の手中に抑えておこうとしてとったきわめて隠微な、こまごまとした、無数のやり方にも彼女は気づきはじめていた。ある夜ビリーは、革表紙のノートに次のような詩を書いた。

あいまいさと罪の意識
これが人を狂気に追いやることもある——
あなたは私に、洗ったばかりの清潔な衣類を送ってくれた。
それはあなたが洗濯してくれたもの。

そのなかにあなたは、まだ色づいたばかりの秋の木の葉をひそませていた。

巧みなごまかし？　それとも罪の意識？

……あなたって、ほんとうにやり方がお上手ね。

しかし、変化はわずかばかりのものだった。ビリーは二十三歳になっていたが、それでも、ほぼ毎晩、両親の家に帰って眠り、暇な時間のほとんどを母親といっしょに過ごしていた。治療費の支払いが滞《とどこお》っていたにもかかわらず、彼女は、自分の週給のかなりを費やして、昼食に母親を、近所で最も高いレストランに連れていったりしていた。

また、彼女の男関係のパターンも変わることなく続いている。恋におちいる、相手にしがみつく、その関係が相手にとって息苦しいものとなる、そして別れる。ふたたび狂ったように相手を求める、また恋におちいる――男から男へと、くる日もくる日も同じことのくりかえしである。そして、クモにたいする彼女の恐怖心も以前と変わりなく続いている。治療のむずかしい部分はこれからである。

「何も変わっていません」ある日、治療中に彼女はこう不満をもらした。

「私もそう思っていた」心理療法家はこう答えた。

「でも、どうしてなのかしら。先生に診ていただくようになってから、もう七年もたつんですよ。これ以上どうすればいいのかしら」

「どうしてクモ恐怖症が治らないのか、考えてごらんよ」

「母がクモだってことは認めるわ」ビリーが答えた。

「だったら、どうしてそのクモの網《あみ》にひっかかるようなことを続けてるんだ？」

「きっと、私も母と同じ孤独だからなんだと思います」

　心理療法家はビリーの顔を見た。彼女の心の準備ができているように思えたのである。

「だとすると、ある意味では君自身もクモだっていうことになる」彼はこう言った。

　残りの面接時間中、ビリーはすすり泣きを続けていた。しかし、次の診療の日には、彼女は時間どおりに現れ、むずかしい治療を進めようという意欲すら見せていた。あれはほんとうのことだったのだ。彼女自身、自分がクモじゃないかと考えることがあった。男が離れていこうとすると、相手の男に彼女はしがみつく。まさしくこれは、彼女の母親が彼女にしがみつく姿だった。男に逃げられるのがいやなのだ。相手の気持ちなどかまっていられないのだ。相手のことなど考えたこともない。彼女は、自分のためにだけ相手を欲しがっていたのだ。たしかにこれは、彼女のなかにある邪悪なもの、邪悪な衝動、他人を支配しようという邪悪な欲求のように思われた。彼女のクモ恐怖症は、母親の邪悪性を否定するためだけでなく、彼女自身の邪悪性を否定するためにも利用されていたのである。

すべてが複雑に結びつき、からみあっていた。彼女は自分と母親とを「同一視」していた。二人はそれほどよく似ていた。自分自身との戦いを同時に進めないかぎり、母親の邪悪性と真に戦うことは不可能ではなかろうか。自分自身が孤独に耐えることを拒否していながら、そういう自分を非難することもせずに、自分にしがみついてくる母親を非難することはできないのではないか。男を網に捕らえようとするそのやり方をやめることはできないのではないか。相手の男は、彼女自身がそうあるべきはずの、自分の足でしっかりと立っている強い男たちである。

もはや問題は、どうすれば彼女を母親のクモの巣から救いだせるか、といったものではなくなっている。というのは、彼女の母親のアイデンティティーが彼女自身のものになってしまっているからである。問題は、彼女自身から彼女を救いだすことである。どうすればこれができるだろうか。

しかし、ビリーはそれを続けている。なんとかして母親から離れ、二人の共生関係から完全に自由になろうとしているのである。彼女は最近、革表紙のノートに次のような詩を書いている。

どうしてあなたの病気が
いつも私のなかに、私の存在そのもののなかに、
私の知らないうちに
ひょっこりと顔を出すのかしら。
目に見えない敵と戦うことは
とてもむずかしいことなのね。
あなたが私のなかにいると思うと、
私の考えや感情に深く入りこんで
私自身から区別できなくなっていると考えると、
とても怖い。

でも、それが私。

まるで私は、
クー・クラックス・クランに加わっている
白黒混血児のような気持ちだ。
自分のなかにあるその部分を憎みながら、
その部分を根絶やしにしようと動きまわっている。

これはきっと、これからの私にとって
いちばんむずかしいことじゃないかしら。
ときにはこれが、とても残酷なことのようにも思える。

私があなたと違うものになるということは、
あなたと違った自分になりたいという
意志を持つということは、
どういうことなんだろうって、
私はよく考える。

これは、ビリーが鎖を断ち切りはじめていることを思わせる詩である。

第4章　悲しい人間

邪悪な人たちを精察することのむずかしさはすでに述べたとおりであるが、これは、光を避けようとする邪悪な人たちの特性によるものである。自分自身の不完全性を否定する彼らは、内省を避けると同時に、他人に深く調べられるような状況から逃れようとするものだからである。しかし、この章で紹介する女性は、かなりの程度に邪悪であると考えられるにもかかわらず、徹底的な精神分析的療法を進んで受けた患者の例である。

この種のケースは、きわめてまれなものではあるが、まったくないというわけではない。私自身、このほかにもう一人の患者の治療にあたったことがあるし、また、明らかにこれと似たケースを扱っていた療法家数人の監督にあたった経験がある。いずれの場合も、施療は長期にわたったにもかかわらず、失敗に終わっている。

失敗するということはけっして愉快なことではない。しかし、精神療法（心理療法）という仕事にかぎらず、人生のあらゆる面において失敗とはきわめて教育的なものである。おそらく、われわれは成功よりも失敗から多くを学んでいるはずである。そして、本章に紹介するシャーリーンという名の女性ほど、私に多くを教えてくれた患者はほかにいないことは確かなことである。そもそも、なぜ彼女が治療を受ける気になったのか、また、四百回あまりに及ぶ長期の治療をなぜ続けたのか、しかも、そうした治療によって何の影響も受けることなく終わったのはなぜか、といった問題を検討することによって、深い理解に到達することができるのではないかと思う。そして、そうした理解が、世に存在するシャーリーン的な人たちの治療に役立つものと私は信じている。

はじめに混乱あり

当初、シャーリーンにはとくに異常なところは見られなかった。彼女は、三十五歳のときに、恋人と別れたあとのうつ状態を訴えて私の治療を受けにきたが、その抑うつ症は重症とは思えなかった。

小柄な体つきの彼女は、どちらかといえば魅力的な女性だった。それほど美人というわけではなかったが、ユーモアの感覚をそなえ、明らかに高い知性を感じさせる女性だった。しかし、人生ゲームにおいて彼女が能力以下の成功しか収めていなかったことは確かなことである。彼女は、さほどむずかしくもない大学で落第をくりかえしているが、最初はその原因もはっきりとはわからなかった。とはいえ、ボランティアとして一年働いたときの能力を認められ、聖公会教会に宗教教育の責任者として雇われている。ところが、六カ月後には教区主任牧師から解雇を言い渡されている。彼女はこの解雇の理由を牧師の気まぐれのせいにしているが、しかし、彼女のこうしたパターンはその後もくりかえされている。私の治療を受けにきた当時の彼女は電話交換手として働いていたが、それまでに七回も職を失っている。同様に、最近の恋人との関係破たんも、それまでの長いあいだ何度もくりかえされた彼女の失恋のひとつにすぎない。というより、シャーリーンには本当の意味での恋人や友達はいなかったのである。

一般に、自分がなんらかのかたちで自分の能力以下のことしか達成できない、との理由で心理療法を受ける人は多い。シャーリーンの場合も、それが際立《きわだ》ったかたちのものであるとはいえ、とくに特異なケースというわけではない。当時の私は、のちに彼女が、私が治療にあたった患者のなかで最も「いまいましい」患者になるなどとは、ほとんど考えてもいなかったのである。

彼女の生い立ちを探るうちに、彼女が自分の両親にたいして何の幻想もいだいていないことがわかった。彼女の両親は、かなりの額の金を与えたことを除けば、彼女にたいしてほとんど何もしてやっていないように思われた。父親は、財産の維持、管理にかまけ、彼女や妹のエディスの養育にはまったく無関心だった。母親は絶えずイエスの名を口にする狂信的な聖公会教徒で、人前をはばからず夫にたいする憎しみをあらわにする女だった。「あなたたちさえいなかったら、とっくの昔に離婚していたわよ」週に一回は母親はこう娘たちに語っていた。「離婚なんてするもんですか、あの人。私やエディーが家を出てからもう十年以上もたつのに、まだいっしょに暮らしてるわよ」シャーリーンは意地悪くこう言う。

妹のエディーはレズビアンになった。シャーリーン自身は、自分を両性愛者だと考えている。エディーは銀行に勤めてうまくやっていたが、幸せではなかった。シャーリーンは、何か問題があると、なんのためらいもなくそれを親のせいにしていた。「親が私たちをだめにしたんです。父は株やら債券やらに夢中になっていたし、母のほうは、いいかげんな信心話や祈とう書に夢中になってたわ」彼女はこう語っている。もっとも、彼女の両親が子供に無関心な親であり、いやな人間だったことは確かなことに思われる。

しかし、いやな親を持っている患者は多い。シャーリーンの人並み以上の信仰心ですら、それほど特異なものではない。教会の仕事をクビになった彼女は、「めい想による愛の霊感」にたいする信仰とヒンドゥー教、仏教、キリスト教、神秘宗教を混ぜ合わせたようなものを売り物にするカルトにしだいにひかれるようになったが、そうしたカルトもごくありふれたものであり、それが彼女に狂信や依存心を植えつけているようには見受けられなかった。彼女がその教団に入信したのも、母親のおかしなキリスト教信仰や、自分をクビにした教区主任牧師にたいする彼女の怒りを考えれば、ごく当然のことのように思われた。

しかしながら、シャーリーンがほかの患者と違っていたところは、彼女との関係において私が感じていた混乱である。

通常、精神科医は、五、六時間も患者と接するころには、患者のかかえている問題を、すくなくとも表面的には理解できるようになるものである。すくなくとも、暫定《ざんてい》的《てき》な診断は下すことができるものである。ところが、シャーリーンの場合には、五十回以上の面接を行ってなお、彼女の障害について漠《ばく》とした考えすら得ることができなかった。彼女が「アンダーアチーバー」（知能水準から期待されるものよりはるかに低い成績しか達成できない人間）であることは間違いない。しかし、それがなぜなのかがわからない。

ざ折感をいだきながらも私は、彼女に具体的な質問をしながら、自分の頭のなかにある診断分類項目のチェックリストをたどっていた。たとえば、彼女には強迫神経症があるのではないかと考え、儀式的行動といった、考えられるかぎりの症候について質問してみた。こうしたことについて彼女は完全に理解しており、思春期初期のころに自分が行った小さな儀式的行動——一般に、この時期には、こうした行動はごく普通に、ほとんど正常といってさしつかえないほどよく見られるものである——のいくつかをかなり熱心に語っている。たとえば、夜眠りにつく前に部屋のなかの品を一定の方法で一定の順序に並べなければ安心して眠れない、といったことである。子供のころに彼女は、軍隊では兵隊たちは、自分のベッドを、訓練下士官が三十センチも飛び上がって試してみても大丈夫なほどしっかり整えることを要求される、ということを聞かされた。それで彼女は、十三歳から十四歳のころには、歯を磨く前にいつもベッドの上で飛び上がっていたという。

「でも、十五歳になってからは、そんなことはばかばかしい時間つぶしだって気がついて、やめてしまいました。それ以後は、ぜんぜん儀式的な行動なんてありませんでした」と彼女は言う。

そこでまた私は途方に暮れる。こうした状態がかなり続いた。シャーリーンの性格を知る最初の手がかりを得るまでに、さらに三十数回の面接が費やされた。

診療を始めてから九カ月が過ぎたある日、私は、彼女から前月分の診療費の小切手を受け取りながら、その小切手がそれまでの銀行とは違った銀行で振り出されたものだということに気がついた。

「銀行を替えたんだね」私は何げなくこうきいた。

「ええ、替える必要があったから」シャーリーンはうなずきながら答えた。

「替える必要があった？」私は思わず身を乗りだしてきいた。

「ええ、小切手帳を使い切ったものですから」

「小切手帳を使い切ったって？」私はばかみたいに相手の言葉をくりかえした。

「ええ、先生は気がつきませんでした？」シャーリーンはいささかむっとしたというようにこう言った。「これまで先生にお渡しした小切手は、みんなデザインが違ってたはずです」

「いや、気がつかなかった。しかし、それと銀行を替えることと、どういう関係があるんだい」

「先生ってあまり勘がよくないんですね」シャーリーンはこう言った。「前の銀行の小切手のデザインはひととおり使ってしまったから、それで、新しい銀行に口座を開いて、別のデザインの小切手帳を手に入れる必要があったんです」

前にもまして混乱した私はこう質問した。「どうして、毎回違ったデザインの小切手じゃなきゃいけないんだ？」

「愛の贈り物だからです」

「愛の贈り物？」まごついた私はまた相手の言葉をくりかえした。

「ええ。だれかに小切手を渡すときには、そのときのその人にどういうデザインの小切手がぴったりするか、私いつも考えるんです。これ、霊気の問題なんです。愛を通じて相手の霊気に同調して、それから選ぶんです。でも私、同じデザインの小切手を何度も同じ人に渡すのはいやなんです。先生に小切手をお渡しするのはこれで九回目ですけど、前の銀行の小切手のデザインは八種類しかなかったんです。それで銀行を替えたんです。もちろん、電気代の支払いやなんかで小切手を切ることはありますけど、でも、電気会社の人たちとは個人的に関係があるわけじゃないし、あの人たちから霊気を感じることなんてめったにありませんから」

私はあきれて二の句が継げなかった。まさにそのとき、即座にその「愛」の問題をとりあげるべきだったかもしれないが、しかし、彼女のこのちょっとした、反復的な行動の奇妙さに私は度肝《どぎも》を抜かれていたのである。

「なんだかこれ、儀式みたいだね」私に言えることはせいぜいそんなことだった。

「ええ、先生がこれを儀式だって言うだろうと思ってました」

「しかし、君には儀式的行動なんか、まったくないと思っていた」

「いいえ、いっぱいありますよ」シャーリーンは楽しんでいるようにこう答えた。

たしかに、彼女には儀式的行動があった。その後、数回にわたる面接で、彼女は数多くの儀式的行動について語った。彼女の行動のほとんどすべてが、なんらかのかたちで儀式に結びついていると言っていいほどである。シャーリーンがある種の強迫神経症の障害を持っていることがきわめて明らかになってきた。

「こんなにたくさんの儀式的行動をとっているのに、四カ月前に私が質問したときには、自分には儀式的行動なんかないなんて、どうして言ったんだい」私はこうきいてみた。

「ただ、お話ししたくなかったからです。きっと、先生をまだ信頼していなかったからでしょうね」

「ということは、うそをついていたことになる」

「ええ、もちろん」

「一時間五十ドルも治療費を払って、どうしてわざわざ治療のじゃまになるようなうそをつくんだ?」

シャーリーンは、いたずらっぽい目つきで私を見つめながら、こう答えた。「先生がご自分で気がつくようになるまでは、何もお話ししないって決めていたんです」

自分の儀式について「告白」してくれた以上、彼女は私にたいしてだんだん心を開いてくれるだろう、したがって私の混乱も少なくなるだろう、というのが私の期待だった。しかし、そうはならなかった。徐々にではあったが、彼女が「虚偽の人」であることが私にもわかりかけてきた。その後の何カ月かのあいだに、いやいやながらではあったが彼女も自分のかかえている問題をあれこれと明らかにするようになったが、しかし、シャーリーンが不可解な女性であることに変わりはなかった。また、私の混乱も依然として続いていた。これは、彼女の望みどおりのやり方だったのである。最後まで彼女は情報を出し惜しみしていたのだが、これは、まさに自分がショーの主役を続けたいという理由からにほかならない。そして、彼女にたいする私の理解が深まるにつれて、彼女の奥底にある不可解性にたいする私の恐れの気持ちも深まっていった。

子供か大人か

自分の儀式的行動について告白してから間もなく、シャーリーンはほかのことも明らかにしはじめた。つまり、私にたいする強い愛着がそれである。

とはいえ、これはとくに驚くべきことではない。私はシャーリーンの世話をした。彼女は、おそらくは成長を望む強い気持ちから、約束どおり診療を受け、きちんと診療費の支払いを行った。私は誠心誠意、彼女の努力にこたえたいと考えていた。彼女の語ったこと、彼女の身に起こったことは、すべて、私にとって大きな関心の対象となり、重要性を持つものとなった。こうした親身の関心にたいする反応として、患者が異性の施療者にロマンチックな愛着を感じるのは自然なことである。とくに、子供時代にエディプス・コンプレックスを克服できなかった患者の場合にはそうである。

健全な子供は、だれでも、異性の親にたいして性的な愛着をいだくものである。通常、この愛着は四歳から五歳のころにピークに達するもので、エディプス・コンプレックス（エディプス・ディレンマ）と呼ばれている。このエディプス・コンプレックスによって、子供は恐ろしい苦境に立たされる。自分の親にたいする子供のロマンチックな愛は、けっして成就《じょうじゅ》する見込みのない愛である。子供は親に向かってこう言いたいと思っている。「子供は大人とセックスできないって言われるかもしれないけど、私はもう大人よ」。しかし、大人として行動することは子供にとって大きなエネルギーを必要とするものであり、いつまでも続けることのできないものである。そして、最後には子供は疲れ果ててしまう。疲れ果てた子供が、自分は子供であり、大人のふりをしてもうまくいくはずがないという現実を受け入れ、二度とそういうことを望まなくなったときに、やっとこのコンプレックスは解消する。

その過程で子供は、いいことは二つ同時にできない、つまり、子供として愛されながら、親を性的に所有することはできないということを悟るようになる。そして、子供であることの有利性のほうを選び、これでエディプス・コンプレックスは消え去り、周囲のだれもが安どのため息をつく。とくに子供のほうは、目に見えて以前より幸せになり、気分が落ち着くようになる。精神医学においてエディプス・コンプレックスが重要視される理由のひとつとして、これを解消できないまま大人になった人間は、通常、大人としてうまく適応していくうえで必要とされる欲望の自制や放棄《ほうき》がむずかしくなる、ということがあげられる。いいことを二つ同時にできない、ということを学んでいないからである。

このエディプス・コンプレックスを子供時代に解消できなかった患者は、施療者との関係において、子供のころに経験したものと本質的に違いのないプロセスをくりかえさざるを得なくなる。患者は、ロマンチックな性的愛の対象として施療者を見ることをあきらめ、ある意味では施療者の子供のような立場に甘んじることを学ばなければならない。もっとも、いったんこれがうまくいくと、治療はきわめてスムーズに進む。患者は気持ちを楽にして、親が子にたいするような施療者の世話を安んじて受け入れるようになる。妨げるものがなくなったいまでは、施療者の知恵や愛を心おきなく患者が吸収するようになる。

　ところが、シャーリーンと私との関係ではそうはいかなかった。

　この段階の治療がはかばかしく進んでいないと最初に私が感じはじめたのは、彼女にたいしていだいていた嫌悪感がますます強くなったことによる。これは、それまでの私の診療経験のなかでもきわめて異常なことだった。魅力的な女性患者が私に愛着をいだいたときには、こちらも同じ反応を示さないように苦労するのが普通である。私自身が相手に性的な感情や幻想をいだくおそれがあり、それが私の判断や施療者としての役割を損《そこ》ねるおそれがあるからである。通常、私は、私にたいする愛情を打ち明けた患者にたいして、優しい気持ちになることに困難を感じることはない。

　しかし、シャーリーンの場合はまったく違っていた。彼女にたいして私は性的幻想をまったくいだいていなかった。それどころか、彼女との性的関係を想像しただけで、実際に吐き気を覚えた。性的な意識なしに彼女の体に触れることを考えても、かすかに気分が悪くなるほどだった。そしてこの状態はいっこうによくならなかった。時間がたてばたつほど、彼女とのあいだに距離を置きたいという気持ちが強くなっていったのである。

私のなかで大きくなっていたこの嫌悪感は、もともと性的な反応ではなかったと考えられる。また、これは私だけが感じていた嫌悪感でもなかったようだ。というのは、別の患者の一人――この患者はきわめて感覚の鋭い、知性的な女性だった――が、ある日こう語ったからである。

「あの、いつも私の前に治療を受けにくる方ですけど……」

彼女がシャーリーンのことを言っているのだとわかった。

「あの方、なんだかぞっとする感じの人ですね。なぜだかわかりませんけど――あの方と口をきいたこともないんですけどね。あの方、いつも、待合室にもどってくるとコートをとって黙って帰っていきます。私に言葉をかけるわけでもないんですけど、それでも、いやな感じのする人ですね」

「きっと、人づきあいが悪そうに見えるからでしょうね」私はこう言ってみた。

「いいえ。ほかの患者さんのことを先生にとやかく言いたくないんですけど、それとは違うような気がします。どう言えばいいのか私にはわかりませんけど、なんだかあの方には邪悪なところがあるような気がするんです」

「べつに変わったところもないように思いますがね」私は興味を覚えてこう言った。

「ええ、普通の人と同じように見えます。身なりもきちんとしていますし、専門的職業の女性っていう感じもします。でも、なんだかぞっとするものを感じるんです。後ろ指をさすようなことは言いたくないんですけど、もし邪悪な人がいるとすれば、あの方がそうだという気がします」

　私がシャーリーンにたいして感じていた嫌悪感が本来的に性的なものだったかどうかはともかくとして、診療中に彼女が見せた性的行動はまったく異常だった。通常は、女性患者が私にたいして愛着をいだいたときには、患者はそのことを恥ずかしがり、はじめはそれを隠そうとする。しかし、シャーリーンの場合は違っていた。普段は絶えず隠しごとをする彼女が、私を誘惑しようとする意図だけは隠そうともしなかったのである。

「先生は冷たい方ね」シャーリーンは非難がましく言う。「どうして抱いてくださらないのかしら」

「君が慰めや安心感を必要としているというのなら、抱いてあげないこともないが、抱かれたいという君の欲求には、性的なものが感じられるんでね」私はこう答えた。

「先生はこまかいことにこだわるんですね。性的に慰められるのと、ほかの慰められ方とに違いがあるんですか。どっちにしても、私は慰めてほしいんです」

「私と性的な関係を持つ必要など君にはないはずだ。そういう関係はだれかほかの人と持てるはずだ。君が私に支払っている治療費は、ほかの、もっと特殊なケアのためのものだ」くりかえしくりかえし、私はこう説得に努める。

「でも、先生からケアしていただいているとは私には思えません。先生は、堅苦しく距離を置いています。優しくしてくれません。私に優しくしてくれない先生が、私を治してくれるとは思えないんです」

これについては、私自身も疑問をいだきはじめていた。そもそも、自分がシャーリーンという患者に適した施療者だろうか、という疑問を私は絶えず覚えていたからである。

シャーリーンの私にたいする愛着には、どこか、よこしまな、こそこそした、そのくせ押しつけがましいところがあった。夏のあいだ彼女は、予約時間より早い時刻に現れ、断りなしにわが家の庭に入りこんで座っているのがつねだった。庭に入ってもいいかという許可を前もって求められれば、べつに断る理由もなかったと思う。私たち夫婦が趣味で植えている花を人に観賞してもらうのはうれしいことでもある。しかし、彼女がそうした許可を求めたことはいちどもなかった。夜、診療の予約が入っていないときに外を眺めていると、シャーリーンがわが家の前に車をとめて、車内の暗がりのなかでカーラジオの音楽に耳を傾けている姿が目に入ることが何度かあった。それは不気味な姿だった。これについて彼女に質問してみたことがあるが、彼女の答えはいとも単純なものである。

「先生は私が愛している人です。愛する人のそばにいたいと思うのは当然のことだと思います」

また、診療の約束のないある日、わが家の書庫に入ると、シャーリーンがそこに座って私の本を読んでいたことがあった。そこでいったい何をしているのか、と私はきいた。

「ここは待合室でしょう?」これが彼女の返事だった。

「診療の約束のある日は待合室だけど、予約の患者がいない日は、ここはプライベートな場所だ」私はこう言った。

「でも、私にとっては待合室なんです」シャーリーンはまったく動じることなくこう言った。「ご自宅に診療所を設けている以上、多少のプライバシーが犠牲になるのは当然でしょう?」

私に会いにくる格別の理由もないことを確認したあと、私は、命令するようにして彼女に家を出てもらった。自分の人生でこのときほど、こちらが望んでもいないのに女性から言い寄られたという気持ちになったことはなかったし、レイプされるのではないかという恐怖すら私は感じていた。事実、二度ほどシャーリーンは、面接を終えたときに実際に抱きついてきて、私が押し返すまでしがみついていたことがあった。

子供がエディプス・コンプレックスの解消に失敗する大きな原因として、四歳以前――いわゆる前エディプス期――に親の適切な愛や世話を受けなかった、ということがあげられる場合が多い。エディプス・コンプレックスの解決は、家を建てるときにまず一階を建てるようなものである。基礎ができあがっていなければ、一階を建てることはできない。シャーリーンが情緒的に恵まれた育てられ方をしなかったことを示す兆候は数多くあった。彼女の母親は明らかに愛情に乏しい女性である。シャーリーンには、両親のどちらからも抱いてもらった記憶はない。彼女は頻繁《ひんぱん》に乳房の夢を見る。入信しているカルトの奇妙な食事規定を彼女は儀式的に守っており、奇妙な有機食物をいつも探し求め、人といっしょに食事をするときにも、つねに人と違ったもの、特別な食物を食べていた。精神分析用語でいうと、シャーリーンの最も根本にある問題は、未解消のエディプス・コンプレックスというよりも、前エディプス期の「口唇《こうしん》固着」である。

私の体に触れ、私から触れられることを切望するシャーリーンの気持ちは、実際には、母親の世話——彼女が受けることのできなかった、温かい、無条件の抱擁——にたいする願望である。私自身は彼女の接触願望を嫌悪感と恐怖をもって受けとめていた。しかし、彼女にとっては、体を接触させることがほんとうに必要だったのではなかろうか。彼女の治癒を望むからには、私自身が後味の悪い思いをしているああした冷たい拒絶の態度をとるべきではなかったのかもしれない。彼女をひざに乗せ、抱きしめ、包みこみ、キスし、彼女が安らぎを得るまで愛ぶしてやるべきではなかったろうか。

この問題について私は真剣に考えてみた。しかし、考えているうちにあることに気づいた。つまり、かりに私が、病み、飢えた子供としての彼女をいたわろうとしたとしても、彼女が求めていたものは、そうした種類の世話ではないということである。彼女は、私との関係において、子供の役割、ましてや幼児の役割を演じることを望んではいなかった。彼女の体に触れることにたいする私の嫌悪感の底には、性的な接触を求める彼女の執《しつ》ようさにたいする嫌悪感もあった。彼女は、自分自身を飢えた子供として見ていたのではなく、異性を求める大人として見ていたのである。

私は、診療用の寝いすの使用を含めてさまざまな手段を用い、私にたいしてもっと受動的な、信頼しきった、子供のような態度を彼女がとれるよう何度も試みた。しかし、そうした試みはすべて失敗に終わっている。私の治療を受けていた四年間、シャーリーンは、つねに自分がその場を支配することに固執していた。自分が子供のような態度をとるということは、彼女にとって、私に支配権を渡すことを意味し、性的に扱うかわりに親のような態度をとる私の世話を受けることを意味する。これは彼女の望むところではない。彼女は、いかなるときにも支配権を自分の手に握っていたかったのである。

すくなくとも精神分析的手法を用いる場合には、徹底した治療の過程において、患者はある程度までの「退行」を求められる。これは困難な、しかも恐ろしい要求である。独立に慣れ、成熟という心理的装いを身につけることに慣れている大人にとって、子供のように依存的な、したがって感化されやすい状態にふたたびもどるのは容易なことではない。また、障害の程度が深いものであればあるほど——すなわち、患者の子供時代が飢えた苦悩に満ちたもの、傷ついたものであればあるほど——それだけ、診療関係において子供の状態に帰ることがむずかしくなる。それは死ぬようなものである。しかし、これはやりとげることのできるものである。これをやりとげたとき、結果として治癒する。これに失敗すると、基礎の再構築が不可能となる。退行は起こらず、治癒もない。

長い期間私のもとに治療に通っていながらシャーリーンが治癒しなかった原因をひとつだけあげるとするならば、それは、彼女がこの退行をなしえなかったからだと思われる。患者が退行に成功すると、治療中の患者の顔つきや物腰がまったく違ったものとなる。以前には見られなかった穏やかさを身につけるようになる。一種の信頼しきった無邪気さを身につけるのであるが、この無邪気さは、必要とあればいつでも中断することのできるものであり、また、容易にとりもどすことのできるものでもある。施療者と被療者のあいだの相互の働きかけがスムーズになるだけでなく、陽気で楽しいものにすらなることがある。これは、愛情深い母親と子供のあいだの理想的な関係である。

シャーリーンの場合にもこうした状態が得られたならば、彼女をひざに乗せ、彼女の必要としているものを与えてやることもできたと思うし、また、これは必要なことのようにも思われた。しかし、そういう状態はついに起こらなかった。彼女の心のコアの部分では彼女が子供であったことは明らかであるが、しかし、彼女には無邪気なところ、真に信頼しきったところがまったくなかった。最後まで彼女は、異性を求める大人として行動していた。

「私にはまだ、どうしてなのかわからないんです」診療が三年目に入ったときシャーリーンはこう言っている。

「わからないって、何が?」

「なぜ子供が親とセックスしてはいけないかっていうことです」

私は、子供の独立を助けてやるのが親の務めであり、また、近親相姦《そうかん》的な結びつきはつねに子供の独立を遅らせるものだということを、辛抱強く、くりかえし説明してやった。

「でも、私と先生の場合は近親相姦じゃありません。先生は私の父親じゃありません」

「ほんとうの父親じゃないかもしれないが、治療にあたる医師としての役割は、親と同じようなものだ。私の仕事は君の成長を助けてあげることで、性的に満足させることじゃない。君は、だれかほかの人、たとえば友達とでもセックスができるはずだ」

「でも、先生は私の友達です」彼女は声を高めてこう言った。

「いいかい、シャーリーン。君は私の患者だ。君には、助けを必要としている大きな問題がある。私は、その問題を解決する手助けをしたいとは思っている。しかし、君と寝たいなどとは考えていない」

「でも、私が先生の患者だとしても、それでも友達になることはできるわ」

「いいかい、君と私が対等な友達関係にないことは明白な事実だ。君は、簡単な仕事ですら数カ月と続けられない人だ。真っ昼間に道に迷うような人だ。心理学的には、君は子供みたいなものだ。それは無理のないことかもしれない。君はひどい親を持った。だから、君が子供のままの状態にとどまっているのも、それなりに理由のあることだ。しかし、私と対等の友達だなどと考えるのはやめたほうがいい。もっと気楽に、親としての私がする世話を受ける気になぜならないんだ。そういうかたちでなら、私も君を愛することができる。しかし、私を性的に所有しようなどという考えはやめたほうがいい。あきらめるんだ、シャーリーン」

「あきらめないわ。私はあなたが欲しいし、きっと自分のものにしてみせる」

彼女は、これまでにないほどあからさまに私への欲情を語っていたが、それでも私は、彼女の「口説《くど》き」のなかに独特の不正直さを感じていた。彼女は、セックスを装って授乳を求めている。大人の性を装って、子供のようにあやしてもらいたがっている。そのこと自体は、とくに異常なことではない。ただ、シャーリーンの場合は、その装いの陰にあるものを見せることを、頑として拒絶している。くりかえしくりかえし私は、さまざまなかたちで彼女にこう言ってきかせた。

「ほんとうは君は、私に母親のようになってほしいと考えている。それはべつに問題じゃない。いいことだと思う。私もそうしてあげたいと思っている。それは君が必要としていることだからだ。というより、君にはそうしてあげるのがふさわしいと思っている。君は、過去にそうした気持ちを裏切られた。だからいま、自分の思いどおりにそれを得たいと考えるのも当然だ。しかし、セックスのことは忘れるんだ。君にはまだ早すぎる。君は子供すぎるんだ。気持ちを楽にして、横になって、私が優しくするのを受け入れるんだ。君をあやしてあげるよ」

しかし、彼女はそうはしなかった。これは、私のこの申し出を見せかけだけのわなだと彼女が考えていたことも、ある程度までは原因している。それも無理からぬことである。というのは、幼いころに彼女が受けた母親の世話が見せかけだけのわなだったからである。とはいえ、彼女の「抵抗」の原因がそうした恐れだけであったならば、それを究明し克服することができたかもしれない。しかし、実際には彼女は、私に母親的な力を与えることを恐れていただけではない。というより、彼女は、いかなる理由があろうとも、いかなる力も手放したくなかったのである。彼女は治癒を望んでいた。しかし、その過程で何ものをも失うつもりはなかったし、何ものをも手放すつもりはなかったのである。これは、彼女が私にたいしてこう言っているようなものである。「私を治してちょうだい、だけど私を変えないでちょうだい」。彼女は世話をしてもらうことを望んでいただけでなく、世話をする人間のボスになりたがっていたのである。

私には優しさがない、彼女を抱きしめてやろうという気持ちがない、といった不満を語るときには、シャーリーンはきまってこう言う。「私は先生に受け入れてもらいたいんです。私を受け入れることもできないような人に、私を治せるはずがありません」

これは重要な言葉である。幼児にたいする母親の愛情の真髄《しんずい》は「受け入れる」ことである。正常な、健全な母親であれば、ただ子供がそこにいるというだけの理由で子供を愛する。幼児は、母親の愛を得るために何もしないし、何もする必要はない。そこにはひもつきの条件など何もない。その愛は無条件の愛である。母親は幼児を、幼児であるが故に、幼児そのものとして愛する。この愛は、幼児を幼児としてそのまま受け入れる愛であり、こう語る愛である。「あなたはね、存在するだけで大きな価値を持っているのよ」

しかし、子供が生後二年目から三年目に入ると、しだいに母親は子供に何かを期待するようになる。たとえば排便のしつけなどがそれである。この時点になると、母親の愛は必然的に、また、すくなくともある程度までは、条件つきのものとなる。母親は子供にこう言うようになる。「あなたが好きよ、だけど……」、「でも、ご本は破いちゃいけないのよ」、「でも、テーブルの上のランプを落としちゃいけないのよ」、「もう、おむつのお洗濯をしなくてすむように、トイレでウンチをしてちょうだい」

子供は「いいこと」と「悪いこと」という言葉を覚えるようになる。いい子でいれば——また、いい子でいるときだけ——いつでも完全に受け入れてもらえる、ということを学ぶようになる。こうなると子供は、母親からの愛や受け入れを自分の力で獲得しなければならなくなる。そして、その後はずっとそうなるのである。無条件の受け入れが得られる期間は、せいぜい幼児期のあいだだけである。心理的に成人しているわれわれは、みな、程度の差こそあれ、愛されるためには、自分の責任において、愛されるような人間にならなければならない、ということを学んでいる。

シャーリーンの言動の重要な要素となっていたのは、自分がいかに行動しようとも愛してほしい、という要求である。彼女がどういう人間になろうとしているかによって私が彼女を受け入れるのではなく、いま現在の彼女のままで、つまり、彼女の病気をも含めて彼女のすべてを受け入れることを望んでいた——というより要求していたのである。そうしたかたちで、彼女が私に求めていたもの――幼児にたいする母親の愛、幼児期においてのみ受けることのできる無条件の愛――を私が彼女に与えるようになる、と考えていたのである。

これはべつに驚くべきことでもない。彼女が、幼児期において、あらゆる子供が当然受けるべき無条件の受け入れによる愛を母親から受けていなかったことは明らかだからである。この当然受けるべきものを彼女はだましとられた。しかし、その代わりになるものを彼女に与えることは、私には不可能なことだった。なぜなら、彼女は、病気の大人としての彼女を無条件に愛することを私に要求していたからである。彼女は、幼児にたいする母親のように彼女を愛することを私に求め、しかも、大人の友達として彼女を扱うことをも求めていた。こうした彼女の要求は、いかなる理由があろうともかなえてやることのできないものである。それは、彼女の病気そのものを受け入れることになるからである。

シャーリーンは治癒を求めていたのではない。彼女は愛されることを求めていたのであって、自分が変わることを求めていたのではない。いまのままの自分、神経症までも含めて自分のすべてにたいする愛を求めていたのである。彼女が自分の口でそう語ったわけではないが、彼女が診療を続けたのも、治癒することなしに私の愛を得ようとしていたからだ、ということがしだいに明らかになっていった。つまり、私の愛と自分の神経症の両方を自分のものにしておきたかったのである。

自分だけのやり方

そのころには、彼女の勝手気ままな振る舞いは目にあまるものになっていた。しかし、彼女のその身勝手ぶりの底にあるものは、治療が三年目に入り、彼女に「自閉症」的なものがあることに私が気づくまで、明らかにすることはできなかった。

精神の健全性は、自分より高いものに自分が従うことを要求するものである。この世の中でそれなりに生きていくためには、われわれは、ある特定の瞬間に自分が求めているものに優先する、ある種の原理に自分自身を従わせなければならない。宗教的な人にとってはこの原理とは神である。また、非宗教的な人であっても、その人が正常な人間であるならば、意識的にであろうと無意識にであろうと、ある種の「より高い力」――それが真理であれ愛であれ、また、他人の求めていることや、現実の要求することであれ――に自分自身を従わせるものである。前著『愛と心理療法』のなかで私は、「精神的健全性とは、いかなることがあろうとも真実に従おうとする継続的なプロセスのことである」と定義している。

自分を現実に従わせることがまったくできない精神障害を「自閉症」（英語ではautism，独語はAutismus，仏語はautisme）と呼ぶ。この言葉はギリシャ語の「自分」を意味するautoからきている。自閉症の人は、ある種の現実の問題に無とんちゃくになる。こういう人は文字どおり「自分だけの世界」に生きており、その世界のなかで自分が最高の存在として君臨《くんりん》している。

なぜ私とセックスしたいのかとシャーリーンに質問すると、返ってくる返事はきまって、「先生を愛してますから」というまったく単純なものである。シャーリーンのいうその愛が本物かどうかという問題を私はくりかえし持ちだしているが、彼女にとって自分の「愛」の真実性は疑う余地のないものとなっている。しかし、私から見れば、それは自閉症的なものである。彼女が毎回違ったデザインの小切手を私にくれるのは、「これは先生のためだ」と彼女が考えているからである。彼女の心のなかでは、私とその月の支払い小切手の模様とのあいだにはなんらかのつながりがあることになっている。しかし、そのつながりはすべて彼女の心のなかのものである。現実には、彼女がどういう模様の小切手を使おうと私が気にもしていないというだけでなく、彼女のその選択は私自身の現実とは何の関係もないものである。

彼女が自分で考えているかぎりにおいては、シャーリーンは万人を愛している。彼女の入信しているカルトは、人類にたいする愛をその基本教義にとり入れている。シャーリーン自身は、自分は行く先々で恵みと優しさを振りまいていると考えている。しかしながら、私が彼女から受けていた愛は、きまって、私の現実を無視したものである。

たとえば、ある冬の夜、診療を終えた私は、自分でマティーニをつくり、めったにないことであるが居間の火のそばでくつろぎ、手紙でも書こうとしていた。ところが、家の外から、車のエンジンをスタートさせようとしているガリガリという音が何度も聞こえる。私は外に出てみた。シャーリーンだった。

「どうしたのかしら。エンジンがかからないの」彼女は私にこう言った。

「ガス欠じゃないのかな」

「あら、そんなこと、考えてもみなかったわ」これが彼女の答えである。

「考えてもみなかったって？　メーターを見てごらんよ」

「ええ、空になってるわ」シャーリーンは陽気に言った。

そのとき不機嫌な気持ちにさえなっていなかったならば、私も笑ってすませたかもしれない。

「メーターが空を指しているのに、どうしてガス欠だって考えなかったんだ？」

「だって、このメーター、いつも空を指しているんですもの」

「なんだって？　いつも空を指してるんだったら、メーターがこわれてるってことじゃないか」

「いいえ、そうじゃありません。私、いちどに二、三ガロン以上ガソリンを入れないことにしてるんです。こうすれば、無駄にガソリンを使うこともないし、それに、いつガソリンを入れるべきか判断するのって、楽しいことですから。これでうまくやってるんです」

「それで、その判断を誤ってガス欠になることがしょっちゅうあるのかい」この、新しく発見された彼女の異常な儀式に驚いて私はこうきいた。

「いいえ、しょっちゅうじゃありません。年に三、四回」

「それで、今回がその三、四回のうちの一回だっていうのかい」私は、せいいっぱいの皮肉をこめてこう言ってやった。「どうするつもりなんだ？」

「お宅の電話をお借りできれば、ＡＡＡ（アメリカ自動車協会。日本のＪＡＦにあたる）を呼びます」

「いいかい、もう夜の九時なんだよ、シャーリーン。それに、こんな田舎に来てくれると思うかい」

「あら、夜だって来てくれたことありますよ。でも、先生から少しガソリンをお借りできれば、そのほうがいいんですけど」

「うちには予備のガソリンなんてないと思うよ」私はこう答えた。

「先生の車から吸い出せばいいでしょう？」シャーリーンは言った。

「まあね」私もこう言わざるをえなかった。「だけど、吸い出す道具がうちにはないと思うね」

「あら、私、ホースを持ってます」シャーリーンは明るく言った。「いつもトランクに入れてるんです。万一のことを考えて」

というわけで私は、バケツとじょうごを探し、シャーリーンの持っていたホースで口一杯のガソリンを吸い出し、サイフォンの原理を使って彼女に一ガロンのガソリンを譲ってやる羽目になった。エンジンは簡単にスタートし、彼女の車は走り去った。

家に入ったとき、私の体は冷えきっていた。マティーニはぬるくなり、水っぽくなっていた。それに、先ほど口にふくんだガソリンのせいで、味も何もわからなかった。その夜は、ひと晩中、口のなかにガソリンの味が残っていた。まさしくこれは、彼女が私に残したいやな味だった。

それから二日後、シャーリーンは次回の診療に現れたが、先日の失敗について彼女は何も口にしなかった。とうとう私は、このあいだのことをどう思っているのか、と彼女にきいてみた。

「あら、よくあれだけ手際よくやれたなって思ってますわ。面白かったわ」彼女はこう答えた。

「面白かったって？」

「ええ、とても興奮しました。どうやってガソリンを吸い出して車をスタートさせるかって考えると、なんだか冒険してるみたいな気持ちでした。それに、先生といっしょに過ごすことができたんですもの。気がついてらしたかしら、二人で何かいっしょにしたことって、あれが初めてだったんですよ。暗がりのなかで先生といっしょに仕事したなんて、すてきだったわ」

「私がどう思ってるかってことは、考えてもみなかったのかい」

「先生も楽しんでらしたと思います」

「どうしてそう思う？」

「どうしてって言われても……。楽しくなかったんですか？」

「いいかい、シャーリーン。あの晩、私にはほかにすることがあった、君の車をスタートさせる手伝いをするよりもっと大事なことがほかにあった、という考えは頭に浮かばなかったのかい」

「いいえ。人間って、他人を助けるのが好きなんだって、私そう考えてます。すくなくとも私は人を助けるのが好きです。先生は？」

「いいかい、あのとき、困ったな、恥ずかしいことだな、という気持ちにはならなかったのかい。自分のせいで起こったごたごたに私の手をわずらわせたことに、悪かったなっていう気持ちにはならなかったのかい」

「あら、あれは私のせいじゃありません」

「君のせいじゃない？」

「ええ」シャーリーンはこともなげにこう答えた。「車のガソリンがいつもより少なかったんです。私のせいじゃありません。残りのガソリンの量をちゃんと考えておけばよかったじゃないかって、先生は言われるかもしれませんけど、でも、いつもは私、ちゃんとやってるんです。このあいだもお話ししましたけど、ガス欠になるなんて、年に三回か四回しかありません。平均点としてはたいしたもんだわ」

「いいかい、私はこれまで、君の三倍も長く車を運転してきたけど、ガス欠を起こしたことなんていちどもない」

「まるで、ガス欠を起こさないことが先生にとって大事な問題みたいですわね。先生は神経質すぎるんです。先生がガス欠に神経質だからって、それは私のせいじゃありませんわ」

お手上げだった。私はこの難攻不落《なんこうふらく》の無神経の壁に頭を打ちつけることに疲れはてていた。彼女にとっては、私の感情など存在しないも同然なのである。

自閉症の究極の姿がナルシシズムである。完全なナルシシストにとっては、他人は心理的実在ではなく、一個の家具にすぎない。ナルシシストにあるものは、マルティン・ブーバーが「我－我関係」と呼んでいるものだけである。シャーリーンが、「私はほんとうに先生を愛している」と信じていたことに疑いはないが、しかし、彼女の「愛」はすべて彼女の頭のなかだけのものである。客観的な現実としては存在していないものである。彼女自身にとっては、彼女は「人々の光」であり、彼女の行くところ、いたるところに喜びと幸せを発散させていることになっている。しかし、私をはじめ他人が彼女との関係において経験していることは、彼女が行く先々にきまって残していく、いらいらさせられる混乱と困惑だけである。

シャーリーンは、目の前にあるいすが目に入らずにけつまずく、というようなことはなかったかもしれない。しかし、私やほかの人たちにたいする彼女の無とんちゃくぶりはそれ以上のものである。

たとえば彼女は、ちょっと長距離をドライブすると必ず道に迷った。こうした症候を私は長いあいだ不思議に思っていた。しかし、彼女の自閉症に気がつくや、そのなぞは単純なものとなった。ニューヨーク市に行くつもりだった彼女がニューヨーク州のニューバーグに行ってしまったという話をきいて私は、「きっと、州間ハイウェー八四号線から六八四号への分かれ道を見落としたんだろう」と言った。

「そうなんです」彼女はうれしそうに言った。「六八四号を走るつもりだったんです」

「しかし、ニューヨークには何度か行ったことがあるんだろう？　それに、あの分かれ道にはわかりやすい標識が出ている。どうして見落としたんだい」

「ええ、鼻歌を歌っていて、その歌の歌詞を思い出そうとしていたんです」

「それで、標識に注意していなかったんだね？」

「いま言ったとおりです」彼女はうんざりしたように答えた。

「君が道に迷ったときの話をきいていると、原因はいつも同じように思える。要するに、道路標識に注意していないんだ」私はなおもこう言った。

「ええ、私、二つのことを同時にできないんです。歌の歌詞を思い出しながら、道路標識に注意するなんてできません」

「君が自分で曲を演奏して、ハイウェー当局にその曲に合わせて道路をつくってくれなんて期待するほうがむりだ。道に迷いたくなかったら、標識に注意を払うしかないんだ。君は、幻想の世界のなかでわれを忘れているから、外の世界との関係で道に迷うんだ。気の毒だけどね、シャーリーン、そういうことなんだ」

シャーリーンは、突然、診療用の寝いすから飛び起きた。「こんなのって、いやです」彼女は冷たく言い放った。「もう、こんなところに横になって、子供みたいにお説教を聞かされるのはごめんです。また来週来ます」

治療の途中でシャーリーンが出ていったのはこれが初めてではない。それでも私は、彼女をなだめようとした。「今日の治療はまだ半分も終わってないよ、シャーリーン。さあ、続けよう。これは重要な問題なんだ」

しかし、そのときにはもう、診療室のドアがバタンと閉められたあとだった。

この時点になると私には、シャーリーンのもうひとつの症候、つまり、ひとつの仕事を数カ月以上続けられないという彼女の性癖も理解できるようになっていた。治療を始めてから二年半がたっていたが、それまでに彼女は四回も職を変えており、しかも、それぞれのあいだには長い失業期間を置いている。彼女が五度目の職につくという前日、私は彼女に、不安を感じていないかどうかきいてみた。彼女は、この質問に驚いたというように、こう答えた。

「いいえ。どうして不安になるんですか」

「私だったら、新しい仕事につく前の日は不安になるね。とくに、これまでに何度もクビになった経験があればね。こんどの仕事でうまくやれるかどうか、心配になるはずだ。というより、自分がよく知らない新しい状況に置かれようとしているときには、いつでも多少は不安になるもんだ」

「でも、私には仕事のやり方がわかってるんです」彼女はこう反論した。

私はあぜんとして彼女の顔を見た。「まだ始まってもいない仕事のやり方がわかるはずないじゃないか」

「こんどの仕事は、知的障害の人たちの入る州立養護学校の助手の仕事です。そこにいる人たちは、みんな子供みたいな人たちだって、その学校の人は言ってました。私には子供の世話のしかたはわかってます。妹がいますし、日曜学校の先生もしたことがありますから」

この問題をもっと深く探っていくうちに、シャーリーンは新しい状況に置かれてもけっして不安を感じることがない、ということがしだいにわかってきた。というのは、彼女には、つねに前もってやり方がわかっているからである。そして、そのやり方というのは、彼女が自分でつくった規則に従ったものだからである。それが自分流のやり方で、雇い主のやり方とは違っている、などということは彼女は意に介しない。また、それによって当然のことながら混乱が生じる、などということも意に介していない。あらかじめ自分が決めているやり方で仕事を進め、雇い主が望んでいるやり方はまったく無視する。同じ職場で働いている人たちがどうして自分に腹を立てるようになるのか、また、じきに、あからさまに怒りを表すことはないにしても、自分にたいしてうんざりしたような態度をとるようになるのか、彼女はまったく理解していない。「みんな意地悪な人たちだわ」彼女はこう説明する。彼女は、私もまた意地悪な人間だと何度も文句を言っている。シャーリーンは、親切、優しさというものに大きな重きをおいている。

彼女が大学を卒業できなかった原因も、同様に明らかになった。シャーリーンは、提出を義務づけられていた論文を仕上げることはめったになかったし、また、かりにそれを仕上げて提出したとしても、与えられたテーマに沿ったものを提出することはまれだった。彼女に検査を受けるよう私が紹介した心理学者は、彼女は「戦艦ですら撃沈できるほどのＩＱの持ち主」だと語っている。にもかかわらず彼女は、ごく平凡な大学で落第しているのである。

私は、くりかえし、あるときは優しく、あるときは厳しく、他人にたいする無とんちゃくが彼女の欠陥の中核を成しているものであり、彼女の極端なナルシシズムがいかに自己破壊的なものとなっているかを説明してやろうと試みた。しかし、そうした問題を認めるかのような彼女の言葉としては、「そういう言い方は厳しすぎるわ、それに不親切よ」というのがせいぜいである。

治療が進むうちに、問題はしだいに明らかになってきた。

「何もかも無意味だという気がします」ある日シャーリーンはこうもらしている。

「人生の意味ってなんだろう」私は無邪気さをよそおってこうきいてみた。

「私にわかるわけないでしょう」明らかないらだちを見せて彼女はこう答えた。

「君は信仰心に厚い人だ。君の信じている宗教は、人生の意味について何か語っているはずだ」

「私をわなにかけようとしてるんですね」彼女はこう応酬してきた。

「そのとおり。私は君をわなにかけて、君のかかえている問題を君に明確に見させようとしている。君の信じている宗教では、人生の意味はなんだと言ってる？」

「私はクリスチャンじゃありません」彼女はきっぱりとこう言った。「私の宗教は愛について語る宗教で、意味について語る宗教じゃありません」

「それじゃ、キリスト教は人生の意味についてどう言ってると思う？　君が信じていないとしても、すくなくともひとつのモデルにはなる」

「モデルになんか興味はありません」

「君はキリスト教徒として育てられた。それに、二年近くも、キリスト教の教義の専門家として教えたことがある」私は彼女をそそのかすようにしてこう続けた。「君はばかじゃないんだから、キリスト教が語っていることは人生の意味、人間の存在の目的だということぐらいは気づいているはずだ」

「われわれは、神の栄光のために存在する」あたかも、機械的に覚えこまされた異教の教理を、銃口をつきつけられていやいやながら唱えている、とでもいうような抑揚《よくよう》のない、低い単調な声で彼女は言った。「われわれの人生の目的は、神をたたえることである」

「それで？」

　短い沈黙があった。一瞬、私は、これまでの治療で初めて彼女が泣きだすのではないかと思った。

「私には、そんなことできません。私が入りこむ場所なんかありません。そんなことは、私にとって死を意味することです」震える声で彼女はこう言った。そのあと、私を驚かせる唐突さで、抑えていたむせび泣きがほえるような怒りの声に変わったというように、彼女はこう叫んだ。「私は神のためになんか生きたくない。そんなことしたくない。私は自分のために生きたい。自分自身のためによ！」

このときも彼女は、治療の途中で席を立って出ていってしまった。私は彼女にたいしてひどい哀れみを感じた。私も泣きたかった。しかし、私の涙は出なかった。「彼女は孤独なんだ」こうつぶやくだけだった。

すてきな機械の夢

シャーリーンは、治療を続けているあいだ、絶えず、私を愛していると言いつづけていただけでなく、「よくなりたい」と思っているとも言いつづけていた。しかし、久しい以前から私は、彼女のこの二つの言葉は見せかけではないかと疑うようになっていた。もっとも、彼女がこの見せかけを、自分では本気だと信じていたとも十分に考えられる。しかしながら、無意識というものは、真実を語るという、素晴らしくもまた頑固な性癖を持っているものである。彼女が、診療を打ち切りにする直前に、われわれ二人の関係の真の姿を驚くほど明確に語ったのも、この無意識の力のおかげだったと思われる。

「ゆうべ、夢を見ました」治療が四年目に入ったとき、シャーリーンはこういう話をした。「その夢っていうのは、ほかの惑星でのことなんです。私の国の人たちは、ほかの人種の人たちと戦争していました。もう長いこと、どちらが勝つかわからないような戦争です。でも、私が、攻撃と防衛の両方に使えるすてきな機械をつくりました。その機械っていうのは、さまざまな兵器を組み合わせた、強力で複雑な機械です。水中に魚雷《ぎょらい》を発射することもできるし、遠距離ロケットを撃ちだすことも、化学兵器をばらまいたり、いろんなことができるものです。この機械があれば私の国が戦争に勝つことはわかっていました。私が研究室でこの機械の最後の仕上げをしているとき、一人の男が私のところにやってきました。その男は、敵国からやってきた外国人です。その男が、機械が完成する前に破壊しようとしてやってきたということもわかってましたけど、私はべつに警戒もしませんでした。完全な自信があったからです。時間はたっぷりあるように思えました。その男とセックスをして、その男が機械に近づくのを防げると私は考えていました。研究室の片すみには寝いすが置いてありました。私たちはその寝いすに寝て、セックスを始めようとしました。でも、始める前にその男は突然起き上がり、機械に駆け寄って壊そうとしたんです。私は飛びだしていって、防衛用の兵器を作動させるボタンを押しました。その兵器で男を殺して、吹き飛ばしてしまうつもりでした。でも、機械は動きませんでした。まだ最後のチェックが終わっていなかったし、試運転もしていなかったからです。私は必死になってボタンを押したり、レバーを引いたりしました。そのとき、怖くなって目が覚めました。あの男の奇襲を撃退することができたのか、それとも、あの男が私の機械を壊してしまったのか、はっきりしないうちに目が覚めたんです」

この夢の話には驚くべきことが数多くあるが、そのひとつが、シャーリーンがこの夢の解釈について見せた猛烈な反応である。

「この夢について、いちばん強く感じたことはなんだった？　目が覚めたあとに君が思ったことだけど」私はこう質問した。

「怒りね。私は怒っていました」

「何にいちばん腹を立てた？」

「あいつのずるさね」シャーリーンはこう答えた。「あの男、私をだましたのよ。私と寝るふりをしたのよ。かわいがってもらえると思っていたのに、私がその気になったときに、いきなり飛び起きて機械を壊しはじめたのよ。私をかわいがるふりして、結局は機械が目当てだったのね。私をペテンにかけたんだわ。利用したんだわ」

「だけど、君だって同じようにその男を利用して、だまそうとしたんじゃないかな」

「何のこと？」

「いいかい、その男が最初から君の機械をねらっていたことは、君にもわかっていたはずだ。相手が何をしにきたのか知ってたくせに、どうして君がそんなに腹を立てたのかがよくわからないね。それに、君は、その男をベッドに誘ってだまそうとしていたと思う。その男とセックスをしたいと考えていながら、この夢には、君が相手に優しくしてやったという話は出てこない。それどころか君は、セックスが終わったらその男のじゃまをして、殺してやろうとさえ考えていた。まるで、そんなことがうまくいくとでも思ってたみたいに君は話している」

「いいえ、だましたのはあいつのほうよ」シャーリーンはなおも言い張った。「私を愛してるふりをして、実際には愛してなんかいなかったんだわ」

「その男はだれだったと思う？」

「ええ、きっと先生よね。あいつ、どこか先生に似てたわ。ブロンドの髪で、背が高くて」シャーリーンはこう答えた。「目が覚めたときに、きっとあいつは先生だったんだって、私そう思ったわ」

「ということは、君は私に腹を立てているんだね。私が君をだましたと思ってるんだね」

シャーリーンは、わかりきったことを言うばかなやつ、とでもいうような目つきをして私の顔を見ていた。

「ええ、私は先生に腹を立てていますよ。先生だって知ってるはずです。先生は私をかわいがってくれないって、いつも私はそう言っています。先生は私をかわいそうだと思ったこともないはずです。私の考えていることを理解しようともしてくれません」

「それに、私は二人の関係を性的なものにしたくないと考えている」

「ええ、先生は私とセックスしようとしない」

「しかし、それについては私は、君をだまそうとはしていない。君と性的な関係を持つつもりのないことは、はっきりと言ってあるはずだ」

「でも、私に優しくしてくれるって、うそを言いました」シャーリーンはこう言い張った。「はっきり言わせていただきますけど、先生は、ご自分では私に優しくしてくれてるつもりかもしれませんけど、それは自分をだましていることになります。先生はいつも、一人よがりをしてるんです。ほんとうに優しくしてくれるつもりがあれば、もっと別のやり方があるはずです」

「その夢のなかの男が私だとすると、あの機械は何を意味してるんだろうね」私はこうきいてみた。

「機械？」

「そう、機械だ」

「あら、それについてはまだ考えてなかった」シャーリーンはいくぶんあわてたような様子を見せてこう答えた。「たぶん、その機械っていうのは、私の知性を意味してるんだと思います」

「たしかに君は、大変な知性の持ち主だよ」

「それに、先生や先生の治療が、私の知性をだめにしようとしているような気がするんです」。明らかにシャーリーンは、この解釈が気に入りはじめているようだった。

「いつかもお話ししたことですけど、先生は、ときどき、私が信じてもいないことを信じさせようとします。先生は、私の知性や意志を奪おうとしているんです」

「しかし、あの夢のなかでは、君の知性はすべて戦いに捧げられていたようだけどね。君の知性は、あの攻撃・防衛システムで占められている。ただの武器としてしか君の役に立っていない」

「ええ、先生とおつきあいするには知力が必要ですから」シャーリーンは楽しんでいるかのような言い方で答えた。「先生も、かなりの知性の持ち主ですわ。敵にまわしたらかなり手ごわい相手ですよ」

「どうして私が君の敵にならなきゃならないんだい」私はこうきいた。シャーリーンはがく然としたような表情をした。

「あの夢のなかでは、先生は私の敵だったでしょう?」やっと彼女は答えた。「私の機械を壊そうとしていた」

「あの機械が君の知性じゃなくて、君の神経症だとすれば」私はこう言ってみた。

「たしかに私は、君の機械を壊そうとしていた」

「違う!」シャーリーンはうめくように言った。

この「違う!」という彼女のうめき声があまりにも強力な力を持っていたため、思わず私はいすのなかですくみあがったほどである。

「違うって?」私は力なくきいた。

「違う。あれは私の神経症じゃない」

ふたたび私は、いすに押さえつけられるような感じを抱いた。あのとき彼女がどういう大声をあげたのかいまだにわからないが、ともかく、あのときの彼女は、人間の声とは思えない強力な声で叫んだように私は思った。

「どうしてあれが君の神経症じゃないんだ?」ようやく私は、彼女の怒りを恐れながらもこうきいた。

「あれはすてきな機械だった」シャーリーンはうめくように言うと、あの機械のイメージをいとおしむようにこう続けた。「私の機械はすてきな機械だったわ。複雑な機械、信じられないほど複雑な機械だったわ。なんでもできる機械だった。精魂こめてつくった機械だったわ。いろんなレベルで、いろんな働きをする機械。機械工学の傑作よ。あの男があれを壊そうとしたなんて、許せないことだわ。これまでにつくられたことのない、最高にすてきな機械だったんだもの」

「しかし、あの機械は役に立たなかった」私は静かにこうつけ加えた。

ふたたびシャーリーンは金切り声をあげた。「役に立ったわよ。うまく動いたわよ。うまく動くはずだった。時間が足りなかっただけよ。試験をする時間がなかっただけだわ。すごい働きをするはずだったんだわ。ただ、最後の仕上げができてなかっただけよ」

「あの機械は君の神経症だったとしか私には思えないんだ、シャーリーン。君の神経症は大きくて複雑なものなんだ。君は、長い時間をかけてその神経症を組み立ててきた。君にとってあの機械は、さまざまな働きをしてきた。しかし、いつもきみをつまずかせる、やっかいなものだったんだ。それに、いざというときには役に立たない。君が他人と親しくするのをじゃましているのもこれだ。戦うためにつくられたものだからね。自分自身を他人から守るためのものなんだ。たぶん、君が、自分の両親から身を守る必要があったときにつくられたものなんだ。だけど、いまの君にはそんなものの必要ないはずだ。君は他人に心を開くべきで、他人と戦うべきじゃない。あんな機械は君に必要のない、君のじゃまになるだけのものだ。戦うだけのために、他人を遠ざけるだけのために考えられた兵器なんだ」

「戦いのためだけに考えられたものじゃない」傷ついた動物がうなるような声でシャーリーンは言った。「ほかのこともできる。平和な使い道もたくさんある」

「たとえば、どんな?」

シャーリーンはふたたび困惑したような顔をした。しばし自分の記憶をたどっているように見えたが、やがて、おそろしくまじめな、いかにも本気といった口調でこう言った。「たとえば、あの機械の奥のほうには、いたんだ皮膚の表面——キューティクルみたいなものを治すことのできる部品が入ってる。そういうかたちで、とても役に立つ——」

ほとんど抑えきれずに、私はしてはならないことをしてしまった。思わず笑ってしまったのである。シャーリーンは寝いすから飛び降りた。

「あの機械は神経症なんかじゃありません」彼女は、冷たく威厳を持った怒りを見せて言った。「二度とその話はしないでください。今日はこれで終わりにします」

引きとめる間もなく、ほんの一瞬のうちに彼女は診療室を出ていってしまった。

次の診療にはシャーリーンは時間どおりに現れた。それから六カ月間、彼女は治療を続けた。しかし、治療には、あの夢の解釈の試み以上の進展はなかった。あれやこれや試してみたが効果はなく、また、私が夢の話にもどろうとすると、彼女はこれを拒絶した。二度とその話はするな、と言ったときの彼女は本気だったのである。

勝利なき戦い

シャーリーンは、あの夢のなかで、私を知らない国の敵と見なしていた。現実には私は、彼女にとって知らない国の人間ではない。三年以上ものあいだ、彼女は、週に二度から四度、私の治療を受けにきていたのである。私自身は、彼女に優しくしてやろう、彼女が支払っているかなりの額の治療費に値することをしてやろうと、できるかぎりのことはしたつもりである。彼女自身、私が好きだと言っていたし、その言葉を自分でも信じていたはずである。にもかかわらず、彼女の無意識——われわれだれもが持っている真実の貯蔵室——のなかでは、私は彼女の敵であり、よそ者というらく印が押されていたのである。

ある意味では、私のほうも、彼女にたいして似たような見方をしていたと言える。

彼女が抱きついてきたときに私がそれをふり払ったのは、一部には自分の身の危険を感じたからだと思う。だとすると、ある段階では私は、彼女を敵と見なしていたのではなかろうか。しかも、シャーリーンには、何か理解できないもの、いかに努力しても私には共感できないものがあった。おそらく、彼女にとって私がよそ者だったと同じように、彼女もまた私にとってよそ者だったのだと思われる。

彼女は、絶えず私を、不親切だ、思いやりがないと非難していたし、私のほうでも、彼女は私に合わない患者ではないか、だれかほかの心理療法家、彼女になんらかの共感をいだくことのできる療法家を紹介すべきではないかと考えていた。しかし、私には、私より適していると思われる療法家が思いつかなかった。事実、私の診療を受ける以前、彼女はほかの療法家のもとで治療を受け、やはりうまくいっていなかった。私のあとを継ぐ療法家のもとでも、うまくいくとは思えなかったのである。

それはそれとして、彼女は、私の理解を超えた欲求――人間としての私の経験の範囲を超えた不可解な動機――によって動かされているように思われることがしばしばだった。当たっているかどうかはわからないが、私がシャーリーンに邪悪のラベルをはったのは、何よりもまず、この「非人間的」な何か、通常の心理力学による理解の範囲を超えた何かがあったからである。しかし、それが邪悪だったから私にとって異質なものだったのか、それとも、私にとって異質なものだったから私がそれを邪悪と呼んだのか、そのへんのところは私には絶対的な確信がない。

この理解不能の——つまり異質の——何ものかをひと口で語ろうとするならば、彼女の天候にたいする反応について語るのがいちばんだと思う。彼女は、日の光の輝く春の日や秋の日、美しい夕日といったものには、まったく心を動かされることがなかった。唯一、彼女の気に入っていたのは灰色に曇った日だった。そういう日には彼女は口笛を吹きながら現れた。彼女は灰色の日が好きだったのである。それは、木の葉が静かに散る、穏やかな、しっとりとした秋の日などではない。霧が巨大なシーツをあおったように渦を巻く海岸の夏の日ではない。ごく普通の、どんよりと曇った灰色の日が好きだったのである。三月半ばごろのニューイングランドを訪れた人には想像がつくと思うが、冬の残がい——折れて腐った木の枝、ぬかるんだ地面、薄汚れた残雪——がそこここに散らばっている、救いようのない薄暗い日である。陰うつな日である。

なぜだろうか。なぜシャーリーンは、だれもが嫌う暗い日が好きだったのだろうか。そうした日がほかの人間をみじめな気持ちにさせるから、彼女は好きだったのではなかろうか。それとも、その暗さゆえにそういう日が好きだったのか。そうした日に見られる、われわれには名状のしがたい、まったく異質なものに心を震わされるから好きだったのだろうか。私にはわからない。

その最後の年、私は恐れをいだきながら——というのも、それまでどんな患者についてもそうした経験をしたことがなかったからだが——彼女の邪悪性と思われるものにあい対していた。それが最初に起こったのは、彼女の「すてきな機械」の夢の数カ月前のことである。

「シャーリーン、君は世の中に混乱と困惑をまきちらしているし、この治療の最中にもそうしている。これは、たまたまそうなったにすぎないと君は言ってたけれど、君がわざとそうしているということは、いまでははっきりしている。ただ、なぜ君が意図してそういうことをするのか、私にはまだわかっていない」私はこう彼女に言った。

「面白いからです」

「面白い？」

「ええ。先生を困らせるのが面白いんです。いつかもお話ししたように、私に支配感を感じさせてくれるからです」

「しかし、真の能力から生じた支配感を感じるほうが、もっと面白いんじゃないかな」私はこう反論してみた。

「そうは思いません」

「君はそうした楽しみを、他人の犠牲のうえに得ている。それがいやになることはないのかな」

「いいえ。私がほんとうにだれかを傷つけたのなら、そういう気持ちにもなるでしょうけど、私はだれも傷つけてなんかいません。そうでしょう?」

たしかに、シャーリーンの言うとおりである。私の知るかぎりでは、彼女はだれかをひどく傷つけたということはない。ただ、まわりの人たちをうんざりさせているだけである。そしてそれが、彼女自身を傷つけている。どうして彼女には、そういうことが楽しいのだろうか。この点を彼女に追及してみる必要があるように思われた。

「君の持っている破壊性はどうというほどのものじゃないかもしれない。それでも、何かよくないもの――君がそれを楽しんでいるということに、何か邪悪なものがあるように思えるけどね」

「そう言うだろうと思ってました」シャーリーンはこともなげに言った。

「信じられないよ、君っていう人は」私はこう切り返した。「君が邪悪な人間だって、私は言ってるようなもんだぜ。それなのに君は、まったく動揺した様子も見せない」

「どうすればいいって、先生はお考えなんですか」

「まず、自分が邪悪な人間かもしれないということで、いやな気持ちになるはずだ」

「このへんにいいエクソシストはいないかしら」シャーリーンは唐突にこう質問してきた。こんな質問が出るとは、私はまったく予想していなかった。

「いや」私はぎこちなく答えた。

「動揺すればどうなるっていうんですか」シャーリーンは陽気にこう言った。

このとき私は、おそろしく手ごわい相手と戦って大敗を喫《きっ》したボクサーのように、ほとんどパンチドランカーになったようなめまいを感じ、退却してしまった。

四カ月後に私は、もういちどこの問題を持ちだしてみることにした。

「シャーリーン、何カ月か前、いいエクソシストを知らないかって君が私にきいたことを覚えてるかい」

「ええ、覚えてますよ。私、ここでお話ししたことはみんな覚えてるんです」

「それで、私はそういう人についてまったく知らないけれども、この問題について書いてある本を二、三、読んでみた。もし君がそういう人を探してるんだったら、見つける手伝いができると思うよ」

「ありがとうございます。でも、いま私、生体エネルギー療法のほうに興味を持ってるんです」

「いいかい、シャーリーン」私はあやうく爆発しそうになるのをこらえながら言った。「いま私たちは、邪悪性の問題について話しあっているんだ。ちょっとした緊張とか不安の問題じゃないんだ。ちょっとした欠点とかいった問題じゃない。きわめて醜いものが問題になってるんだ」

「でも先生、私は生体エネルギー療法に興味があるんです」シャーリーンはいたずらっぽい表情を見せて言った。「エクソシズムなんかに興味ありません。でも、もし私が邪悪だとしたら、先生には私の治療を続けることができるかしら。私を受け入れることができるかしら。私が求めている共感を私に感じることができるかしら。これまでずっと私が先生に言いつづけてきたことは、そのことなんです。ほんとうは先生は、私のことなんか心配してくれていない」

またしても私の敗北である。その後も私は、何度となく、彼女の身勝手さ、自己中心主義、自己破壊性その他の欠陥と対決しようと試みた。彼女に退行を求め、子供としての彼女を私が愛することができるようになることを求めた。私にできるやり方、健全だと思われる方法で彼女の治療にあたることができるようになるよう、彼女に求めた。私の知っている方法は、そういうやり方だけだったからである。しかし、予想していたとおり、何の変化も得られなかった。奇跡を待つ以外に——その奇跡を期待する気持ちもしだいに薄れていたが——どうすればいいのか私にはわからなかった。

精神病理学的観点からすればシャーリーンは病気ではあったが、しかし、彼女が「不安定」であったとは言いがたい。それどころか、彼女は驚くほど安定していた。彼女の自閉症は難攻不落であり、変わることのないものである。なかでもとくに変わることのなかったものが、治療の「やり方」に従うこと、正直になることにたいする彼女の拒絶である。ときには、あれやこれやと自分の内面を告白することはあったが、真の治療を可能にする核心の部分の情報は、あい変わらず彼女は隠しつづけていた。治療中、ほとんどつねに、最後まで支配権を握りつづけていたのは彼女である。

そんなわけで、シャーリーンが四百二十一回目の診療に現れた日の午後、治療用の寝いすに横たわった彼女が、その後の五十分間、自分の考えていること、感じていることをすらすらと、正直かつ正確に語りつづけたときには、私は心から驚いた。これほど立派に自分のことを語った患者はそれまでいなかった。その五十分間、彼女は完ぺきな患者となっていた。しかし、そのとき私は気づかなかったのだが、彼女は最も重要なことを隠していた。彼女の診療時間が余すところ五分というときになって、私は、彼女が協力的だったことにたいして称賛と感謝の言葉を口にした。

「先生に喜んでいただけると思ってました」彼女はこう言った。

「だけど、いったいどうしたんだい。どうして突然、これまでと違ったやり方をするようになったんだい。いつものように、けんかや言いあいにならずに、気持ちよく話をしてくれたじゃないか」

「その気になればできるってことを、先生に見ていただきたかったからです。その気になれば、先生が望んでいるやり方にも、簡単に従うことができるっていうところを見せたかったんです」

「ああ、たしかに立派にやりとげたよ。素晴らしかった。これからもそう願いたいもんだね」

「いいえ、もうこんなことはしません」

「しないって、何を？」私はばかみたいにこうきいた。

「もう二度としないんです。今日で私の治療は終わりですから。もう、先生の治療は受けないことにしたんです。先生は私に合った療法家じゃありません」

　まだ診療時間は三十秒残っていた。私は説得しようと試みた。しかし、彼女はもうその話をしようとはしなかった。次の患者が待っていたので、私はその患者に十五分だけ待ってくれるように頼んだ。それでも彼女は、気を変えようとしなかった。こんなに「厳しくない」心理療法家のほうがいいのだと彼女は言った。それで終わりだった。ついに私もあきらめて彼女を帰らせた。

その後、私は彼女に何通かの手紙を送った。しかし、彼女は二度と顔を見せなかった。実にあざやかなやり方だった。

邪悪と権力

しかし、それはまた、驚くほどけち臭いやり方でもあった。

私を征服しよう、いたぶろう、二人の関係を完全に支配しようというシャーリーンの欲求は、とどまるところを知らなかった。あたかもそれは、力そのもののために力を得ようとする欲望のようなものだった。彼女は、社会をよくするために、家族の面倒を見るために、自分自身をより効果的に生かすために、あるいは、いかなるかたちのものであれ何か創造的なことを達成するために、力を求めていたわけではない。彼女の力にたいする欲望は、自分以外のより高いものに従ったものではなかった。

したがってそれは、完全に無意味な、後味の悪いものだった。たとえば、幕引きのころあいを見はからって私たちの関係を終わらせたタイミングのよさなど、彼女のやり方はある種の芸術的手腕すら感じさせるものだったが、しかし、この芸術的手腕には壮大な意図などない。筋書きの求めるところにすら従うことのない、調和や一貫性に欠けたものである。まったく意味のない見世物だったのである。

この、彼女の生き方のばかげた、卑劣な性格ゆえに、シャーリーンはさほどの人物には見えなかったのかもしれない。人生のドラマにおける彼女の役割がもたらしたものは、せいぜい、次から次へと雇い主に嫌われることのくりかえしでしかなかった。

しかし、彼女が雇われる側ではなく、雇う側に立っていたとしたらどうだったろうか。わずかばかりの信託財産ではなく、ひとつの会社全体を彼女が相続して、常軌を逸した破壊性をもってそれを経営していたとしたら、どういうことになっていただろうか。あるいは、それよりも可能性の高いこととして、シャーリーンが母親になったとしたらどういうことになるだろうか。そのときには、それまでの彼女の人生の、どちらかといえばばかげたドタバタ喜劇が、たちまちにして悲惨な悲劇となるはずである。

前に私は、邪悪性を「……精神的成長を妨げるために政治的な力を行使する――すなわち、あからさまな、あるいはひそかな強圧をもって、自分の意志を他人に押しつける」ことであると定義した。彼女の存在が、ぞっとするような悲劇とはならずに、どちらかと言えばドタバタ喜劇でしかなかったのは、単に、彼女には行使すべき政治的な力がほとんどなかったという事実によるものである。彼女が夫を持てば、前章で紹介したサラのような妻になっていたと思われる。彼女に子供ができれば、R夫人のような母親になっていたと考えられる。彼女に国の支配権を与えれば、ヒトラーあるいはウガンダの元大統領アミンのようになっていたとも考えられる。私は、邪悪な人たちのほうが普通の人よりも政治的な力を得る可能性が高いのではないかと疑っている。その横暴ぶりがあまりにも常軌を逸しているために――また、つねに力にたいする渇望を伴ったものであるために、彼らにはそのチャンスが多く訪れるのではなかろうか。しかし、それと同時に、彼らの極端な専横さは、それを抑えるものがないために、政治的転落へと彼らを導きがちとなる。

その一方では、シャーリーンの奥深い内奥《ないおう》には善を求める隠れた本能のようなものがあって、それが、彼女の結婚あるいは他人にたいする支配力の追求を妨げていた、というようにも私には思われる。自分には親になる資格がないことを意識していると いう理由で、医学的に、または社会的に自分を「不妊」にしている人を私は数多く知っている。シャーリーンが政治的に無力だったのは、彼女がとるに足りない人間だったからなのか、あるいは邪悪な人間だったからなのか、私には確かなことはわからない。ただ、彼女がとんでもない悪人にならずにすんだのは、ひとえに、彼女の身勝手さのおかげだと考えるだけの証拠は十分にある。

それはそれとして、シャーリーンが人生の失敗者だったことは間違いのない事実である。彼女が大悪人にならなかった理由が何であれ、彼女が創造的な人間になりえなかったことも事実である。それが幸か不幸かは別として、彼女が無力であったことも事実である。また、無力は笑うべき問題ではない。私は彼女の無能ぶりを喜劇にたとえて語ったが、その有効性が終わったいま、そうしたたとえを撤回《てっかい》したい。シャーリーンが無力であったからこっけいな存在だったとは、私は考えていない。いかなる人間も、自分がなりうる人間以下の人間だからといって、それがこっけいだとは私は思わない。優れた知性の持ち主だったにもかかわらずシャーリーンは、限りなく劣った人間であった。暴走する人生を送りながら、彼女は行く先々でちょっとした混乱を残すことに喜びをいだいていたように思われる。また、自分の無能ぶりに満足していたようにも思われる。しかし、彼女は、私がこれまでに出会った人間のなかで最も悲しい人間だったと私は考えている。

また、彼女を助けてやることができなかったことについても、私は悲しい思いをしている。彼女がまやかしの気持ちから私に助けを求めてきたのだとしても、私のもとにやってきたことは事実である。彼女は、当時の私が与えることのできなかったものを必要としていたのであり、また、それを与えられるべき人間だった。彼女の無能と失敗は、私自身の無能と失敗でもある。

第５章　集団の悪について

ソンミ村虐殺事件

一九六八年三月十六日、バーカー任務部隊（機動部隊）の一小隊が南ベトナム、クアンガイ省（現キアビン省）ソンミ村のミライ地区と呼ばれていた一群の集落に進撃した。小隊の任務は典型的な「索敵掃討《さくてきそうとう》」、つまり、ベトコン（南ベトナム民族解放戦線）兵士を見つけだし、これをせん滅することだった。

このバーカー任務部隊は、ベトナムで行動していたほかの部隊にくらべてどちらかといえば急ごしらえの寄せ集めの隊で、それまで何の軍功もあげていなかった。敵と交戦することもなく、地雷《じらい》や仕掛け爆弾で隊内にかなりの数の死傷者を出していた。クアンガイ省はベトコンの拠点と考えられており、一般住民もほぼ共産ゲリラの支配下または影響下にあるとされていた。住民はゲリラを支援ほう助し、そのため、戦闘員と非戦闘員の区別がつけにくいと一般に考えられていた。したがってアメリカ兵たちは、この地区のベトナム人に憎しみをいだき、住民を信用していなかった。陸軍情報部によると、ベトコンはミライ地区の住民にかくまわれているとのことで、そのため、地区内にひそんでいるベトコン戦闘員を見つけだすのがこの部隊の任務とされていた。

作戦の前夜には予感のようなものがあり、ようやくにして部隊が敵と交戦し、進撃の目的を果たすことができる、とのムードが隊員たちを支配していた。その夜、下士官や下級将校に与えられた上層部からの指令は、戦闘員と非戦闘員の区別についてはせいぜいあいまいなものでしかなかった。全隊員がジュネーブ協定を十分に心得ているることにはなっていた。ジュネーブ協定には、非戦闘員に危害を加えること、あるいは戦闘員であっても傷病《しょうびょう》のために武器を捨てた者に危害を加えることは犯罪とされている。彼らがこの協定を十分に知っていたかどうかはともかくとして、すくなくとも一部の隊員のなかには、「合衆国陸軍野戦教範」にある地上戦に関する規則を知らない者もいたと考えられる。これには、ジュネーブ協定に反する命令は不当な命令であり、そうした命令に従ってはならないと規定されている。

バーカー任務部隊の隊員は、基本的には、全員がなんらかのかたちで作戦に参加することになっていたが、直接作戦行動にあたっていたのは第十一軽歩兵旅団歩兵第二十連隊第一大隊のC中隊である。この中隊がミライ地区の集落に進撃したときには一人の敵戦闘員も発見できなかった。つまり、武装しているベトナム人はまったく見当たらなかったのである。また、中隊にたいして発砲する者もいなかった。そこにいたのは、武器を持たない女、子供、それに老人だけだった。

事件の一部は不明のままとなっているが、ただ、明らかなことは、このC中隊の隊員がすくなくとも五百人から六百人の武器を持たない村民を殺したということである。村民たちはさまざまなかたちで殺されている。ある場合には、隊員が民家の戸口に立ち、家のなかに小銃を乱射してなかにいた人間をやみくもに殺している。ほかの例では、逃げだそうとした村民が子供を含めて撃ち殺されている。最大の殺りくはミライ第四地区の集落で起こったものである。この集落では、ウィリアム・L・カリー中尉の率いる第一小隊が、村民を二十人から四十人ほどのグループに分け、小銃、機関銃、あるいは手投げ弾で殺している。もっとも、ミライ地区内のほかの集落でも、ほかの将校の指揮下にあった小隊がかなりの数の非武装住民を殺していることを忘れてはならない。

殺りくは長時間にわたって行われ、午前中いっぱい続いたが、これを制止しようとした人間が一人だけいる。この索敵掃討作戦を支援するために飛行していた四等准尉《じゅんい》のヘリコプター・パイロットである。何が行われていたかは、空中からも見てとることができた。彼はヘリコプターを着陸させて隊員たちを説得しようとしたが、これは無駄だった。ふたたびヘリコプターを離陸させた彼は、司令部の上級将校に無線で連絡したが、この将校は関心を示さなかったという。あきらめた彼は、そのまま自分の任務にもどった。

虐殺に加わった隊員の数は推定に頼るしかないが、おそらく、実際に引き金を引いた者の数は五十人程度であったろうと思われる。しかし、二百名近くの者がこの殺りくを直接目撃している（後に告発されたのは二十五名であるが、そのうち裁判にかけられたのはわずか六名で、有罪となったのはカリー中尉ただ一人である）。また、この戦争犯罪が行われたことは、バーカー任務部隊のすくなくとも五百名の隊員のあいだに、その週のうちに知れわたっていたはずだと推測することができる。

犯罪の通報が行われなかったこと自体が犯罪である。バーカー任務部隊の隊員は、翌年になってもだれ一人としてこのミライ地区で起こった残虐行為を報告しようとしていない。こうした犯罪は「隠《いん》ぺい」と呼ばれる。

アメリカ国民がこの事件について知るようになったのは、事件後一年以上も過ぎた一九六九年三月末のことで、ロン・ライドナーという一人の兵隊がこの残虐行為について数人の議会議員に手紙を送ったことによる。この兵隊はバーカー任務部隊の隊員ではなかったが、ミライ地区進撃に加わった数人の戦友たちとの雑談中に事件の話を聞き、除隊三カ月後にその手紙を書いたものである。

一九七二年の春、私は、陸軍参謀総長の要請により、陸軍軍医総監が任命した三人の精神科医からなる委員会の委員長を命ぜられた。この委員会は、ソンミ村虐殺事件の心理学的原因を究明するための調査を勧告し、こうした残虐行為を今後防止しようという趣旨で設けられた委員会である。しかし、われわれの提案した調査は陸軍参謀部によって拒否された。伝えられるところによると、その理由は、こうした調査を秘密裏に行うことは不可能であり、結局は現政権を窮地《きゅうち》におとしいれる結果となり、「現時点においてこれ以上の混乱は望ましくない」というものだったという。

この委員会の調査勧告にたいする拒絶は、さまざまな問題を象徴的に物語るものである。そのひとつとして、悪の性格について調査することは、調査対象となった者だけでなく、調査にあたる人間にとっても困惑を引き起こす、ということがあげられる。かりにわれわれが人間の悪の性格の研究にあたったとしても、「悪人」と「われわれ普通の人間」とを明確に分離できるかどうかは疑わしい。結局は、われわれ人間の本性を研究することになる可能性が大である。これが、これまで悪の心理学が発展しなかった原因のひとつとなっていることは疑いのないことである。

個人の悪と集団の悪

事件の現場で引き金を引いたのは一人ひとりの人間である。命令を下し、それを実行に移したのも個人である。結局のところ、人間の個々の行動は、すべて、個々の人間の選択の結果である。ソンミ村虐殺に加わった個人、あるいはその隠ぺいに加わった個人のだれ一人として、その罪を逃れることはできないはずである。ただ一人、殺りくをやめさせようとした勇敢かつ善良なヘリコプター・パイロットですら、目撃した事実を直属上官を超えて報告しようとしなかったということで、罪を負っていることになる。

これまで本書で述べてきたことは、主として、私が「邪悪」と呼んでいる特定の個人、つまり、私が「邪悪ではない」としているほかの大多数の個人とは区別された個人についてである。この明確な区別がいくぶん専断的なものであることを認めるとしても――つまり、完全に邪悪な人間とまったく邪悪でない人間のあいだに連続性のあることを認めるとしても――次のような疑問が残る。つまり、その大半が個人としては邪悪ではないと思われる五百人近くの人間の全員が、ソンミ村で行われたような非道な悪になぜ加わったのだろうか、という疑問である。個人の邪悪性や個人の行動の選択のみに目を向けていては、この事件を理解できないことは明らかである。そのため、この章では、多くの面で類似性があるとはいうものの、個人の悪とはいくぶん違ったものとしての「集団の悪」という事象を中心に考えてみたいと思う。

個人の悪と集団の悪の関係はとりたてて新しい研究テーマというわけではない。このソンミ村の事件についても、*Individual and Collective Responsibility: The Massacre at MyLai*（『個人および集団の責任――ミライ虐殺事件』ピーター・A・フレンチ編、シャンクマン社、一九七二）という本も出版されている。しかし、この本は哲学者の書いたもので、心理学的立場から書かれたものではない。

人間の集団の行動は人間の個人のそれにきわめて似たかたちをとるものだと、私はつねづね考えている。ただ、集団の行動は、個人の行動にくらべて、想像以上に原始的かつ未成熟なレベルにある。なぜそうなのか、なぜ集団の行動が驚くほど未成熟なのか、また、なぜ人間の集団は、心理学的見地から見て、個人の集合以下の劣ったものになるのかは、私には答えることのできない疑問として残っている。ただ、確信をもって言えることは、これにたいする正しい解答はひとつだけではないということである。集団の未成熟性という事象は、精神医学用語でいうならば「過剰規定（多重規定）されている」ということができる。つまり、これは複数の原因のもたらす結果だということである。この原因のひとつとしてあげられるのが「専門化」という問題である。

集団の持つ最大の利点のひとつが専門化である。集団のほうが個人よりははるかに効率よく機能することが多い。ゼネラル・モーターズは、その従業員が重役、設計技師、工具・ダイス工、組立てライン工というように専門化されているために膨大な数の車を製造できるのである。われわれがきわめて高い生活水準を享受《きょうじゅ》しているのも、ひとえに、われわれの社会が専門化していることによるものである。私自身、この本を書くうえで必要な知識や時間を得ているのも、ほかの仕事を農民、機械工、出版者、書籍販売業者といった人たちに完全に依存し、専門家として働いているからである。したがって、専門化自体が悪いことだとは考えられない。しかし、その一方では私は、現代の悪の多くはこの専門化に関係しており、専門化にたいしてわれわれは警戒心を身につける必要があると確信している。専門化については、原子炉にたいしていだくと同じ程度の不信の念や安全対策をもって対処すべきだと私は考えている。

専門化は、さまざまなメカニズムによって、集団の未成熟性やその潜在的悪を助長するものである。ここでは、とりあえず、そうしたメカニズムのひとつをあげるにとどめておくが、それは良心の分散化である。ベトナム戦争当時、かりに私が国防総省《ペンタゴン》の廊下をうろつき、ナパームの製造や、それを爆弾のかたちでベトナムに持ちこむ命令を下した責任者に語りかけ、ベトナム戦争の道徳性、そして彼らが行っていることの道徳性にたいする疑問を投げかけたとすると、間違いなくこういう返事が返ってきたと思う。「君が心配していることはよくわかる。しかし、君は質問の相手を間違えていると思う。ここは軍需品部門で、われわれは兵器の供給を行っているだけだ。それがどう使われるか、どこで使われるかを決定しているわけではない。それは政策の問題だ。廊下の向こうにある政策部門の人間に質問してくれ」。私がその人の言うとおりに政策部門に同じ質問をしたとする。その返事はこうなると思う。「たしかにこれには大きな問題のあることはわかるが、しかし、これはわれわれの権限外の問題だと思う。われわれは、いかに戦争を行うべきかを決定しているだけであって、戦争を行うべきかどうかを決定しているわけではない。軍というのは行政府の一機関にすぎない。やれと言われたことを軍はやっているにすぎない。そういう大きな問題はホワイトハウス・レベルの決めることで、軍の決めることではない。君の質問の相手はホワイトハウスだ」。かくして、以下、同じことのくりかえしとなるはずである。

集団のなかの個人の役割が専門化しているときには、つねに、個人の道徳的責任が集団の他の部分に転嫁される可能性があり、また、転嫁されがちである。そうしたかたちで個人が自分の良心を捨て去るだけでなく、集団全体の良心が分散、希釈化《きしやくか》され、良心が存在しないも同然の状態となる。いかなる集団といえども、不可避的に、良心を欠いた邪悪なものになる可能性を持っているものであり、結局は、個々の人間が、それぞれ自分の属している集団――組織――全体の行動に直接責任を持つ時代が来るのを待つ以外に道はない。われわれはまだ、そうした段階に到達する道を歩みはじめてすらいない。

この集団の心理学的未成熟性を念頭に置いたうえで、ソンミ村事件の二つの面、すなわち、虐殺事件そのものと、その隠ぺいという二つの犯罪について考えてみたい。この二つの犯罪はたがいに密接にからみあったものである。虐殺そのものにくらべれば隠ぺい工作のほうが凶悪性の程度が低いように思われるかもしれないが、これは表裏一体のものである。これほど多くの人間が、これほど大きな悪に加担《かたん》しながら、良心の痛みから告白しようという気持ちすらいだかなかったのはなぜだろうか。

隠ぺいというのは集団の大きな虚偽である。うそというのは悪の症候のひとつであると同時にその原因のひとつでもある。つまり、悪の花であると同時に悪の根ともなっているものである。本書の原題を「虚偽の人々」（*People of the Lie*）としたのもこうした理由からである。これまでこの本では、虚偽の人々の一人、つまり虚偽の個人について考えてきたが、ここではこの虚偽の人々の総体について考えてみたい。この隠ぺいには異常なほど結束した加担――すなわち共同体的参加――が見られるため、バーカー任務部隊の隊員全員が「虚偽の人々」であったということができる。というより、いま考えてみると、すくなくともベトナム戦争当時のアメリカ国民全体が虚偽の人々であったと結論づけることができる。

すべてのうそがそうであるように、隠ぺいの第一の動機となるのは恐怖である。犯罪を犯した人間――引き金を引いた人間あるいはその命令を下した人間――は、当然、自分の行った行為が伝わることを恐れる。彼らを待ちかまえているのは軍法会議である。しかし、ただ殺りくを目撃しただけの人間の数のほうがはるかに多いはずで、こうした人たちが「暗い、血なまぐさい行為があった」ことについて何も語っていないのはどういうわけだろうか。彼らは何を恐れていたのだろうか。

バーカー任務部隊の隊員にとって、この犯罪を外部に知らせるには大きな勇気が必要だったことは理解できることである。これをすれば、「たれこみ屋」「スパイ」といったレッテルをはられることは間違いない。そうしたレッテルをはられることほど恐ろしいことはない。スパイは殺されることが多い。すくなくとも村八分の扱いを受けることは間違いない。一般のアメリカ市民であれば、村八分もそれほど恐ろしいことではないかもしれない。「ひとつの集団から追いだされたら別の集団に加わればいい」というのが一般市民の反応かもしれない。しかし、軍隊というものは、簡単に別の集団に加わればいいというようなものでないことを忘れてはならない。兵役期間が満了するまでは軍を離れることもできない。脱営すること自体が大きな犯罪とされている。したがって、軍籍にある者は軍に縛りつけられている。というより、自分の所属するグループに縛りつけられるものである。それだけでなく、軍というものは、きわめて巧妙なやり方でその階層内の集団の圧力を強めている。集団の力学、とくに軍人集団の力学という観点から考えるならば、バーカー任務部隊の隊員がこの集団犯罪を他にもらさなかったというのも、とくに奇妙なことではない。また、この犯罪を報告した人間がバーカー任務部隊に所属する隊員ではなく、しかも除隊後にようやくこれを報告したという事実も、べつに驚くにはあたらない。

にもかかわらず、あれほど長い期間この犯罪が外部に知られることなく過ぎたことには、いまひとつ、きわめて重大な理由があったと私は考えている。関係者に直接面接したわけでもない私としては単なる憶測として語る以外にないが、しかし、当時べトナムに送られた数多くの兵隊と語る機会を私は得ており、当時の軍内部を支配していたものの考え方については知りつくしているつもりである。バーカー任務部隊の隊員が自分たちの犯した犯罪を告白しなかったのは、ある程度までは、自分たちが犯罪を犯したという「意識」が彼らになかったからではないか、というのが私のいだいている大きな疑念である。むろん、自分たちの犯した行為については彼らも知っている。しかし、その自分の行った行為の重大性や性格を彼らが十分認識していたかどうかとなると、これはまったく別である。なかには自分の罪の意識を隠していた者もいたとは思われる。しかし、それ以外の大勢の人間は、隠すべき罪の意識すら持っていなかったのではないかと私は疑っている。

なぜ、こうしたことが起こるのだろうか。正気の人間が殺人を犯し、にもかかわらず自分が殺人を犯したことに気づかないなどということが、なぜ起こるのだろうか。基本的には邪悪でもない人間が、自分のしたことに気づきもせずに大きな悪に加担するというのは、どういうことなのだろうか。これこそ、個人の悪と集団の悪の関係を語るうえで焦点となる疑問である。以下、この疑問にたいする解答を探るにあたって、個人のレベルから小集団のレベル、そしてさらに大きな集団のレベルへと段階を追ってその邪悪性について考えてみたい。

集団の責任

ストレス下の個人

私は十六歳のときに、春休みを利用して四本の親知らずを全部抜いたことがある。抜歯《ばっし》後の五日間、私のあごは痛んだだけでなく、はれあがって口を開くこともできなかった。固形物を食べることはできず、口に入れることのできるのは液状のもの、あるいは味のないベビーフードだけだった。おまけに、口のなかにはいやなにおいのする血がいつもたまっていた。その五日間というもの、私の心的機能の水準は三歳児程度に低下していた。つまり、完全に自己中心的になっていたのである。泣きごとを言い、他人に当たりちらしていた。他人が絶えず自分の面倒を見てくれることを期待していた。ちょっとしたことが自分の望むときに望みどおりに行われないと、目に涙があふれ、不機嫌が高じた。

長期間――たとえば一週間程度――苦痛や不快な状態に置かれたことのある人ならば、このときの私の経験したことが思いあたるはずである。不快な状況に長期間置かれている人間は、当然のことながら、ほぼ不可避的に退行を示すものである。心理的成長が逆行し、成熟性が放棄されるのである。急激に幼児化し、より未開の状態に逆もどりする。不快感というのはストレスである。ここで私が言わんとしているのは、人間という有機体組織は長期のストレスに反応して退行する傾向があるということである。

作戦地帯の兵隊の生活は慢性的なストレス状態にある。軍は、可能なときには娯楽を与え、休息やレクリエーションのための期間を設けるなどして、ベトナムに送られた部隊のストレスを最小限に抑えるためにできるだけのことをしていたが、現実には、バーカー任務部隊の隊員は慢性的なストレスのもとに置かれていた。生まれ故郷とは反対の極にある世界に連れていかれ、食物は貧弱で、害虫に悩まされ、暑気《しょき》に気力を失わされ、およそ快適とはいいがたい場所で眠らされていた。しかも、絶えず危険におびやかされていた。この危険は、通常は、ほかの戦争のときほど大きなものではなかったとはいえ、予測不能のものであったために、より大きなストレスになっていたと思われる。この危険は、夜間、兵隊たちが安全だと思っているときに迫撃砲攻撃というかたちで訪れたし、便所に行く道にしかけられた仕掛け爆弾、美しい小道を散策している兵隊の脚を吹き飛ばす地雷、といったかたちで突然襲ってくるものだった。あの日、バーカー任務部隊がミライ地区で目ざす敵の姿を発見できなかったという事実も、ベトナムでの戦闘の性格を象徴的に物語るものである。ベトナム戦争の敵は、予期していないときに、予想もしていない場所に出没する敵である。

　ストレスにたいする人間の反応として、退行のほかにもうひとつ、「防衛」と呼ばれるメカニズムがあげられる。広島その他の被災地の生存者について調査したロバート・ジェイ・リフトンは、これを「精神的まひ」と呼んでいる。われわれには、自分の情動的感覚があまりにも苦痛または不快なものとなったときに、自分自身をまひさせる能力がある。これは単純なことである。ずたずたに切り裂かれ、血にまみれた死体を一体だけ見たときには、われわれは恐怖を覚える。しかし、そうした死体を来る日も来る日も身のまわりに見ていると、恐ろしいことが当たり前となり、恐怖の感覚を失ってしまう。恐怖を簡単に無視するようになるのである。つまり、恐怖を感じる能力が鈍り、もはや現実に血の色が「見えなく」なり、悪臭が「におわなく」なり、嫌悪感を「感じなく」なる。無意識のうちに自分自身をまひさせてしまうのである。

　この情動的自己まひの能力は、当然、それなりの利点を持ったものではある。これは進化の過程を経てわれわれのなかに組みこまれたメカニズムであり、われわれの生存能力を高めてくれるものであることは疑いない。正常な感覚を維持していたならば気が変になるような恐ろしい状況下にあって、機能や役割を果たすことを可能にしてくれるのがこれである。しかしながら、ここで問題となることは、この自己まひのメカニズムがあまり選択的なものとは思えないことである。もし、われわれが、ゴミのなかで生活しているためにゴミにたいする不快感を感じなくなるならば、われわれ自身がゴミをまきちらす人間になる可能性がある。自分の苦しみにたいして無感覚になっていれば、他人の苦しみにたいしても無感覚になりがちである。侮辱的な扱いを受けつづけていれば、自分自身の尊厳にたいする感覚を失うだけでなく、他人の尊厳にたいする感覚をも失ってしまう。切り裂かれた死体を見ることが気にならなくなれば、自分で死体を切り刻むことを気にしなくもなる。つまり、残虐行為全体にたいして目をつぶることなしに、ある特定の残虐行為だけを選んで目をつぶることはきわめてむずかしい、ということである。自分自身が残忍な人間になることなしに、残虐行為にたいして無感覚になることはできないのである。

したがって、バーカー任務部隊が戦場で過ごした一カ月――貧弱な食物、乏しい睡眠、そして戦友の死や重傷が続いた一カ月――の後、ほとんどの兵隊たちが、心理的に未成熟な、原始的な、狂暴な状態に退行していたと考えることができる。

先に私はナルシシズムと邪悪性の関係について述べ、ナルシシズムというのは、通常は、人間がそこから抜け出して成熟する前の段階であると書いた。ということは、邪悪性というのは一種の未成熟の状態であると考えることができる。未成熟な人間は成熟した人間より悪に走りやすい。われわれは、子供の無邪気さだけでなくその残酷さに驚かされることがある。ハエの羽をむしり取って喜ぶ大人はサディスティックな人間と見なされ、邪悪な人間ではないかと疑われる。これは当然のことである。しかし、同じことを行う四歳の子供は、注意されることはあっても、それは単なる好奇心からだと見なされる。十二歳の子供がこれと同じことをした場合には、心配の種となる。

われわれ人間が邪悪性やナルシシズムを抜け出して成長するものならば、また、ストレスに直面したときに退行を起こすのが普通だとするならば、われわれ人間は、ストレスを受けているときのほうが快適に過ごしているときよりも悪に走りやすい、ということができるのではなかろうか。私自身はそう考えている。五十人から五百人もの人間——そのなかで邪悪な人間はほんのひと握りだったと思われる——の集団が、ソンミ村虐殺のような残虐行為を行うなどということがなぜ起こるのか、との疑問をわれわれはいだく。これにたいするひとつの答えとして、バーカー任務部隊の隊員たちは、彼らがこうむっていた慢性的ストレスのせいでより未成熟な状態に退行し、そのため、通常の条件下にあるときより邪悪になっていたということができる。善と悪の正常な配分が、ストレスのせいで悪の方向に移行していたのである。とはいえ、これは、ソンミ村事件の邪悪性を構成する数多くの要素のひとつにすぎない。

邪悪性とストレスの関係について考える以上、善とストレスの関係についても触れるべきだと思われる。苦労のないときに立派な振る舞いをする人――いうならば順境のときの友――が、いざというときにあまり立派な行動をとらないこともある。したがって、ストレスとは善の試金石ともいうべきものである。真の意味で善良な人とは、ストレス下にあっても自分の高潔さ、成熟性、感受性、思いやりを捨て去ることのない人のことである。高潔さとは、状況の悪化に反応して退行することなく、苦痛に直面して感覚を鈍らせることなく、苦悩に耐え、しかもそれによって影響を受けることのない能力である、と定義することができるかもしれない。前著『愛と心理療法』のなかでも述べたことであるが、「人間の偉大さを計る尺度のひとつが――そしておそらくは最良の尺度と思われるのが――苦しみに耐える能力である」ということができる。

集団の力学――依存心とナルシシズム

人間は、ストレスを受けたときに退行するだけでなく、集団環境のなかにおいても退行を見せるものである。これが信じられないというのであれば、ライオンズ・クラブの集会やカレッジの同窓会を見ればうなずけるはずである。この退行のひとつの現れとして、リーダーにたいする依存心という事象があげられる。これは驚くほど明白に現れる。たがいに知らない人たちの小集団——たとえば十数人程度のグループ——が集まったときに、まず最初に何が起こるかといえば、そのなかの一人か二人の人間がすばやくグループのリーダー役を買って出ることである。これは、意識的に選ぶといった合理的過程を経て行われるわけではない。ごく自然なかたちで——自然発生的、無意識的に——起こるものである。なぜ、こうしたことがすばやく、しかも容易に行われるのであろうか。その原因のひとつとしてあげられるのが、いうまでもなく、ほかの人たちにくらべてリーダー役に適している人間、あるいは、リーダーになりたいという欲求の強い人間がいるということである。しかし、これとは逆の、より基本的な原因もある。つまり、大半の人たちは、リーダーとなるよりはむしろ追随者となることを好むという事実である。これは、何よりもまず、怠惰の問題として考えることができる。人に従うことは容易なことである。指導者となるよりは追随者となるほうがはるかに楽なことである。複雑な決定を下すにあたって苦悩したり、前もって計画を立てたり、率先して物事を行ったり、不評を買う危険を冒したり、あるいは勇気をふるったりする必要がないからである。

追随者の役割を演じるということは、子供の役を演じることである。成人した人間は、個人としては船長であり、自分の運命を決定する支配者である。ところが、追随者としての役割を演じているときには、自分の支配力、つまり、自分自身にたいする権威、意思決定者としての自分の成熟性を指導者に譲り渡してしまう。子供が親を頼りにするように、リーダーにたいする心理的依存が生じる。こうして、普通の人は、いったん集団の一員となるや、たちまちにして情動的退行を引き起こす。

集団療法《グループ・セラピー》の指導にあたるセラピストの立場からすると、この種の退行は好ましいものではない。心理療法家の仕事というのは、つきつめていけば、患者の成熟をうながし、助け、大きく発展させることである。したがって、グループ・セラピストの仕事の多くは、グループ内における患者の依存心にあい対し、これに疑義《ぎぎ》を呈し、そのあとで自分は身を引き、患者自身が指導者としての立場を引き受け、これによって集団環境のなかで成熟した力を発揮する方法を学ぶようにすることである。グループのメンバー全員が、それぞれの独自の能力に従って、グループの指導的立場を平等に引き受けるようになったときに、そのグループ・セラピーは成功する。理想的な成熟性をそなえたセラピー・グループとは、グループ全体がリーダーで構成されているようなグループのことである。

もっとも、集団の多くが精神療法（心理療法）または個人の成長を目的として存在するわけではない。バーカー任務部隊C中隊の第一小隊は、リーダーを育てるためのものではなく、ベトコンを殺すことを目的とした集団である。というより、そうした目的があるからこそ、軍隊は、セラピー・グループとは本質的に反対の集団指導スタイルを考えだし、これを育ててきたのである。古くから言われてきたことであるが、兵隊はものを考えるべきではないとされている。隊長はグループ内で選ばれるわけでなく、上層部から指名され、意識的に権威の象徴を身にまとうものである。服従が軍の規律の第一のものとされている。隊長にたいする兵隊の依存は、単に奨励されるというだけでなく、絶対的命令となっている。軍隊というものは、その使命の性格からして、集団内の個人の自然発生的退行依存を意図的に助長し、おそらくは現実にこれを育てているものと思われる。

ソンミ村のような状況のもとでは、一人ひとりの兵隊がほとんどありえないような状況に置かれる。一方では兵隊たちは、「軍人といえども自分の良心を捨て去るようなことは要求されない、不当な命令を拒否する成熟した判断力を持つべきである――というよりこれは義務である」といった、どこかで教えられたことをおぼろげながらも記憶している。ところが一方では、軍隊の組織とその集団力学が、兵隊が独立した判断力を働かせ、あるいは服従拒否を実行することを、可能なかぎり苦痛かつ困難かつ不自然なものにする方向に全力をあげて働く。C中隊に下された命令が、「動くものはすべて殺せ」というものであったかどうか、あるいは「村を廃墟《はいきょ》にしてしまえ」というものであったかどうかは定かでない。しかし、もしそうした命令が下されていたとすれば、隊員たちがその命令に従うことに何の不思議もない。それとも、集団で反抗することを彼らに期待すべきだろうか。

集団で反抗すること、つまり反乱は無理だとしても、上官に反抗する勇気を持ちあわせた人間が、すくなくとも数人はいたはずだと期待できないものだろうか。しかし、これは必ずしもそうはならない。集団の行動パターンが驚くほど個人の行動に似ていることを私は指摘したが、これは、ひとつの集団というものはひとつの有機体組織だからである。この有機体組織は単体としての機能を持っている。個人の集まりである集団が、「集団凝集性」と呼ばれるものによって個体として行動するのである。集団内では、個々の構成員の結束と調和を維持しようとする大きな力が働く。こうした凝集力が損なわれると、その集団は解体を始め、集団ではなくなるのである。

この集団凝集力として最も大きな力を持っているのが、おそらく集団ナルシシズムだと思われる。この集団ナルシシズムは、その最も単純かつ最も心地よいかたちとしては、集団のプライドというかたちで表出される。グループの構成員が自分の所属するグループに誇りをいだくと同様に、グループ自体が自分自身にたいして誇りをいだくようになる。ここでもまた軍隊は、ほかの多くの組織以上に、意識的に集団のプライドを高める方向の動きをする。集団を象徴するさまざまなもの——隊旗、そで章、あるいはグリーンベレーなどの特殊部隊の場合には特別の軍服——をつくり、また、隊内スポーツ大会から隊ごとの敵の戦死者数《ボディー・カウント》の比較といったことにいたるまで、競争を奨励することによって集団のプライドを高めようとする。

あまり感心しないことではあるが、現実に広く見られる集団ナルシシズムのかたちが、「敵をつくる」こと、すなわち「外集団」にたいして憎しみをいだくことである。これは、初めて集団を組むことを学んだ子供たちにも自然に発生するものである。その集団に所属しない人間は劣った人間か悪い人間、あるいはその両方であるとして見下される。その集団にまだ敵がいないときには、ごく短期間に敵がつくられる。むろん、バーカー任務部隊にはあらかじめ決められた敵がいた。ベトコンがそれである。しかし、ベトコンの大多数は南ベトナム現地の住民で、一般人とベトコンの見分けがつかないことが多い。こうして、ほぼ不可避的に、「特定の敵」がベトナム人すべてを意味するように一般化され、一般のアメリカ兵は、ベトコンを憎むだけでなくベトナム人全体を憎むようになる。

集団凝集性を強化する最善の方法が、外部の敵にたいする憎しみを助長することだ、とは広く知られていることである。外集団の欠点や「罪」に関心を向けることによって、グループ内の欠陥は容易に、なんらの痛みも感じることなく看過《かんか》される。こうして、ヒトラー時代のドイツ人は、ユダヤ人をスケープゴートにすることによって国内問題を無視するようになったのである。また、第二次世界大戦中、ニューギニア戦線で米軍の戦果がはかばかしくなかったとき、司令部は、日本人の残虐性を描いた映画を見せることによって部隊の集団精神の高揚をはかっている。しかし、こうしたナルシシズムの利用は――無意識のものであろうと意図的なものであろうと――潜在的に邪悪なものである。邪悪な個人は、自分の欠陥に光を当てるすべての物あるいはすべての人間を非難し、抹殺しようとすることによって内省や罪の意識を逃れようとする。同様に集団の場合にも、当然、これと同じ悪性のナルシシズムに支配された行動が生じる。

こう考えると、物ごとに失敗した集団が最も邪悪な行動に走りやすい集団だということが明らかとなる。失敗はわれわれの誇りを傷つける。また、傷を負った動物はどう猛になる。健全な有機体組織においては、失敗は内省と自己批判をうながすものとなる。ところが、邪悪な人間は自己批判に耐えることができない。したがって、邪悪な人間がなんらかのかたちで攻撃的になるのは、自分が失敗したときである。これは集団にもあてはまることである。集団が失敗し、それが集団の自己批判をうながすようなことになると、集団のプライドや凝集性が損なわれる。そのため、国を問わず時代を問わず、集団の指導者は、その集団が失敗したときには、外国人つまり「敵」にたいする憎しみをあおることによって集団の凝集性を高めようとするのがつねである。

ソンミ村事件の話にもどると、事件当時のバーカー任務部隊の作戦は失敗であった。一カ月もの時間を作戦地帯で費やしながら、敵と交戦することすらできなかった。にもかかわらず、アメリカ兵の死傷は徐々にではあるが確実に増えていた。これにたいして敵の死傷者数はゼロである。任務——そもそもこの任務というのは敵を殺すことである——に失敗した集団の指導部は、ますます血に飢えていた。あの状況にあってこの飢えは見さかいのないものとなり、隊員たちはやみくもに飢えを満たそうとしたのである。

専門化集団としてのバーカー任務部隊

専門化には潜在的に悪が伴うということはすでに述べたとおりであるが、一方、専門化された個人は、道徳的責任を組織内の他の専門化された人間、あるいは組織そのものに転嫁しがちとなる。個人が集団内において追随者としての役割を演じるときに生じる退行もまた、この専門化に関係を有するものである。追随者というのは完全な人間ではない。考えもしなければ指導もしないという立場を受け入れた人間は、思考能力や指導能力を放棄した人間ということになる。また考えたり指導したりすることがその人間の専門外のこと、あるいは任務外のこととなるため、ついでに良心までも捨て去ることになりがちである。

専門化された個人の問題から専門化された集団の問題に目を向けると、専門化された集団の場合にも同様に危険な力が働くことがわかる。バーカー任務部隊は専門化された集団だった。複数の目的を持った集団ではない。一九六八年当時のベトナム・クアンガイ省内のベトコンを見つけだしこれを壊滅させるという、高度に専門化された、ただひとつの目的のためにのみ存在していた集団である。

この専門化の問題を考える際に忘れてならないことは、専門化というものが偶然あるいは無作為に行われることはまれだという事実である。専門化というものは、通常、きわめて選択的に行われるものである。私が精神科医になったのも偶然によるものではない。私自身が精神科医になることを選んだのであり、この専門化された役割を果たすうえで必要とされる仕事を選択的に行ってきたのである。しかも、この役割を私自身が選んだというだけでなく、社会がこの役割のために私を選んでくれたのである。数多くの段階を経て、この「クラブ」に入会する資格が私にあるかどうかがチェックされたのである。専門化集団というのは、いずれも、自己選択と集団選択の結果生まれた特殊な集団である。たとえば精神科医の会議に出席して、そこに集まっている人たちの服装、言葉遣い、動作、そして独特の理屈っぽさを観察すれば、精神科医というのはまさしく特殊な種類の人間だという結論に達するものと思う。

もうひとつ、さらに典型的な例として警察官があげられる。人は偶然に警察官になるわけではない。それなりの志望を持った特定の人たちだけが、警察官という仕事につくのである。たとえば、低中流層出身の若者で、攻撃的であると同時に保守的な若者が、警官という職を求めることが多いということができる。引っこみ思案で知的な若者はあまり警官になろうとしないはずである。警察の仕事の性格上、法を執行するに際して一定限度の攻撃性を発揮することが認められ、それと同時に、法を尊重すべく高度に機構化された組織を通じて攻撃性の抑制が奨励される。これは、前者のタイプの若者の心理的要求に合致するものである。このタイプの若者は、ごく自然にそうした仕事にひかれるものである。こうした若者が、訓練期間中に、あるいは初期の任務期間中に、自分はこの仕事に満足できない、またはほかの警察官たちとうまくやっていけないと感じたときは、自分から辞めていくか追いだされるかのどちらかである。その結果、一般に警察は、たがいに共通するものを多く持った、ほかの種類の集団とは明らかに異なった人たちの同質的集団となる。

以上の例から、専門化集団について三つの一般的基本法則を見いだすことができる。まず第一に、専門化した集団は、必然的に、自己強化的な集団特性を身につけるようになる。第二に、したがって専門化した集団は、とくにナルシシズムに傾きがちとなる。すなわち、自分たちの集団は他に類を見ない正しい集団であり、ほかの同質的集団より優れていると思いこむようになる。第三に、社会全体が――一部には前述の自己選択の過程を通じて――専門化された役割を実行する特殊なタイプの人間を雇い入れるということがあげられる。たとえば、警察の職務を遂行《すいこう》させるために攻撃的かつ保守的な人間を雇うといったことである。

すでに述べたとおり、バーカー任務部隊は専門化された集団であり、クアンガイ省において索敵掃討作戦を遂行するという唯一の目的のために存在していた。しかも、読者の多くは気づいていないと思われるが、この部隊の編成は大々的な選別と自己選択によって行われたものである。当時は徴兵制が敷《し》かれ、一般市民が軍に徴用《ちょうよう》されていたが、しかし、バーカー任務部隊を一般アメリカ市民の無作為抽出サンプルとして見ることは無理である。平和主義的アメリカ市民の多くは、カナダに移住したり良心的兵役拒否を唱えて徴兵を逃れていた。また、平和主義的意識はそれほど高くはないけれども戦闘任務だけは逃れたいと考えていた人たちは、通常、徴兵されるよりも志願して軍に入るほうを選んでいた。志願することによって、空軍や海軍の任務、あるいは、軍隊内の非戦闘的専門任務を選ぶこともできたのである。そうした任務につけば、ベトナムに上陸させられるようなこともまずなかったからである。ところがバーカー任務部隊は、戦闘的軍務を意識的に選んだ生え抜きの軍人か、あるいは、同様に戦闘的軍務を選んだ（または、この容易に逃れることのできたはずの任務をなんらかの理由で選ばざるをえなかった）若い「徒歩戦闘員」のいずれかで構成されていた。

ソンミ村事件以後も、一九六八年末までは、アメリカのベトナム派兵は志願中心に行われていた。生え抜きの職業軍人にとってベトナムに派遣されることは望ましいことであり、したがって希望者も多かった。ベトナムに送られれば、勲章《くんしょう》、特別手当て、また、何ものにもかえがたい昇進が約束されていたからである。若い兵士向けにも、当時は特別の志願制度が設けられていた。つまり、ベトナム行きを志願した者には、次の三つのことがほぼ全員に保証されていた。すなわち、即時転任、即時賜暇《しか》、特別賞与がそれである。ソンミ村事件以後、米軍のベトナム介入がさらにエスカレートするまでは、こうした奨励策によって「消耗兵」の補給も十分に行われていたのである。

このベトナム志願兵のひとつの典型例をあげることによって、一九六八年当時のアメリカ社会、軍、およびベトナムで戦っていた米軍部隊の関係を、ある程度明らかにすることができると思う。この典型的ベトナム志願兵の名をいまかりに「ラリー」とし、その出身地をアイオワ州としておく。アルコール依存症の農場労働者と疲れきったその妻とのあいだに六人兄弟の長男として生まれたラリーは、思春期に入ったころから明らかに地元社会の厄介者となっていた。一九六五年、十六歳を迎えると同時にハイスクールを中退した彼は、さまざまな半端《はんぱ》仕事についてなんとか自活してはいたが、車の保険料、ガソリン代、飲み代などにもこと欠いていた。六六年十一月、ラリーは、地元のガソリンスタンドで盗みを働いて逮捕された。地元住民は、このならず者が捕まって厄介払いできることを喜んではいたが、それによって州刑務所の収容者の数が増え、自分たちの税金の負担が増えることは望んでいなかった。いずれにしても、ラリーの盗んだ金はとりもどされ、地元住民が大きな被害をこうむったわけではない。そこで郡裁判所は、選ぶべき二つの道をラリーに提示した。つまり、軍隊に入るか、刑務所に入るかのどちらかである。

その後の彼の人生は容易に想像のつくものである。郡裁判所の置かれていた同じ建物には陸軍の新兵徴募係も事務所を置いていた。いうまでもなく、歩兵の欠員は十分にあった。ラリーはドイツ勤務を志願したが、これは、ドイツでは簡単に女の子が手に入ると聞いていたからである。その後一週間もしないうちに彼は、軍の基礎訓練を受けるためにミズーリ州フォート・レナードウッド陸軍訓練センターに向かっていた。

基礎訓練や高等歩兵訓練（ＡＩＴ）に忙しかったあいだのラリーには、厄介ごとを起こす暇すらなかった。しかし、ドイツに送られてから先の話は別である。ドイツの女の子は評判どおりいい子ばかりだったし、ビールはとびきりうまかった。しかし、金もかかった。借金の返済でトラブルを起こしていた彼は、アルバイトに密売人の手先となってハシシを売りさばくなどして金を得ていたが、そのうち、元売りの密売人が交代してその仕事もまわってこなくなった。借金で首がまわらなくなった。すでに十九歳になろうとしていた彼には、この先自分を待ちうけているものがどういうものかわかっていた。借金取りにぶちのめされるか、あるいはハシシ密売をたれこまれるかのどちらかである。しかし、逃げ道がひとつだけあった。

ひそかにベトナム行きを志願したラリーは、ねらいどおり、面倒が起こる前にアメリカ行きの飛行機に乗っていた。ボーナスをたんまり手にした彼は、故郷のアイオワで十日間の休暇を過ごし、昔の仲間と会い、女の子たちにちやほやされた。それから先のことなど、まったく彼は考えていなかった。ベトナムの女の子はドイツの女の子に輪をかけていいと聞いていたし、おまけに、気晴らしのためにほんとうの意味での軍務につくのも悪くないと考えていた。ベトコンをねらい撃ちするのも面白いかもしれない、というわけである。

バーカー任務部隊の構成について社会学的分析が行われていたならば、これは明らかにわれわれの理解の助けになったと思われるが、残念ながらそうした調査は行われていない。したがって、科学的なことを語る手がかりは私にはない。この任務部隊の全体がラリーのような小犯罪者で構成されていたなどと私は言おうとしているわけではない。しかし、C中隊やバーカー任務部隊は平均的アメリカ市民を代表するものではけっしてない、ということだけは言っておきたい。任務部隊の隊員全員が、それぞれの経歴や自己選択によって、また、米軍部およびアメリカ社会全体によって設けられている選別制度で選ばれ、一九六八年三月にソンミ村に送られたのである。けっして、無作為に集められた男たちの集団ではない。バーカー任務部隊は、その任務だけでなく、そのユニークな構成からして、高度に専門化された集団だったのである。

このバーカー任務部隊（また、その他無数の人間集団）の専門化された人的構成は、三つの大きな問題を提起するものである。そのひとつが柔軟性の問題である。C中隊は専門化された殺し屋の集団だった。この中隊に加わっていた個人は、なんらかの理由で殺し屋的役割を引き受ける性向を持ち、また、制度によってそうした役割に意図的に引きこまれた人間たちである。しかも、われわれ社会が、そうした役割を果たすための訓練を彼らにほどこし、それを実行するための武器を与えたのである。そのほかにも誘因となったさまざまな状況を考えあわせると、彼らが無差別殺人を行ったとしてもなんの不思議もないということになる。また、われわれが彼らにさせた行為にたいして、彼ら自身がさほど罪の意識を感じていないように見受けられたとしても、べつに驚くべきことではない。専門化集団に加わるよう奨励され操られた人間にたいして、とくに訓練をほどこすこともなく、自分たちの専門領域をはるかに超えた幅の広いものの見方を期待するなどということは非現実的なことである。

第二の問題としてあげられることは、これには、あからさまなものではないにしても、決定的なスケープゴーティングが働いていたということである。先に典型例としてあげたラリーのような人間は、こすっからいペテン師であり、こそ泥であり、あまり同情も感じられない不愉快な男ということができる。しかし、彼もまたスケープゴートにされた人間の一人である。ラリーの町の住民は、彼を軍隊に追いこむことによって、ラリーのような人間に代表される人間的、社会的問題に対処することを避けたのである。ただ問題を避けようとしただけなのである。軍隊をゴミ捨て場に利用し、「いくさの神」にラリーをいけにえとして捧げることによって、自分たちの地域社会を浄化しようとしたのである。

また、彼らは軍隊をもスケープゴートにしている。これはいままでだれも書かなかったことであるが、軍隊の役割のひとつとして、できそこないのアメリカの若者を投げこむゴミ捨て場――いわば国立矯正学校としての機能があげられる。しかし、そうしたやり方が比較的うまくいっているからといって、また、それが必ずしも悪意によるものではないにしても、こうしたやり方の持つスケープゴート的性格に目をつぶるべきではない。

さらに、軍もまた、ラリーをベトナムに誘いこむことによって彼をスケープゴートにしている。ある意味ではこれは、明白な社会の論理である。ラリーのような厄介者やはずれ者を消耗兵の最適候補者と考えてなぜいけないのか、だれかが殺されなければならないのであれば、社会的にあまり価値のない人間をそれに充《あ》てて悪いということがあるだろうか、というわけである。

あの殺しの決定を下したのはむろんラリー自身ではない。カリー中尉でもなければ、その上官のメディナ大尉でもバーカー中佐でもない。これはアメリカの下した決定である。その理由はどうあれ、アメリカが殺しを行うことを決定したのであり、また、その殺しを実行した人間に関していうならば、彼らはアメリカの命令に従ったまでのことである。平均的アメリカ人とくらべて彼らは汚れた人間であり、あまり高潔な人間とは思えないかもしれない。しかし、現実にはわれわれアメリカ人が、アメリカ社会が、意図的に彼らを選び、雇い、われわれにとってはダーティーワーク、つまり汚れ仕事である殺しを、われわれに代わって彼らにやらせたのである。その意味では彼らはみな、アメリカ国民のスケープゴートとなった人間たちである。

このスケープゴートの問題がクローズアップされたのは、ひとつには反戦運動の歴史においてである。一九六五年当時、すでに、ベトナムにおけるアメリカの役割にたいする批判が「知的左翼」のあいだに広まりはじめてはいた。しかし、一九七〇年にいたるまでは、いかにティーチインやデモ行進を行おうと、反戦運動が草の根的な支持を得ることはけっしてなかったし、したがって、効果を上げることもできなかった。ベトナム反戦運動が根づいたのは、七〇年以降のことである。なぜ、こうした時間のずれが生じたのであろうか。これには明らかに数多くの要因がからんでいる。しかし、一般には認識されていないことではあるが、その最も重要な要因となったことは、一九六九年にいたるまでは徴兵された兵隊が大量にベトナムに送られることがなかったという事実である。

志願した兵隊だけがベトナムに送られていたころには、アメリカの大衆の大多数の目が覚めなかったのもごく当然のことである。そしてまた、ベトナム行きなど夢にも望んでいなかった自分たちの兄弟、息子、父親がベトナムに送られるようになってから、アメリカの大衆があわてはじめたのも当然のことである。反戦運動にたいする草の根的支持が始まったのは、まさにこのときからである。

ここで重要なことは、六年ものあいだわれわれアメリカ国民は、アメリカの一般大衆全体を大きく、直接的に巻きこむことなく、あの比較的大規模な戦争を行うに十分な数の専門化された殺し屋を雇っていたという事実である。自分たちが直接巻きこまれていない以上、一般大衆の多くは、自分たちの生みだした殺し屋たちに「彼らのしたいこと」をやらせて満足していたのである。この殺しの専門家たちの数が底をつきはじめるまで、一般大衆は戦争の責任を引き受けようとしなかったのである。これが、専門化集団に伴う第三の問題として目を向けなければならない点である。

これは、看過することのできない、恐ろしい現実をわれわれの眼前に提示してくれるものである。その現実というのは、単にその専門家たちにしたいことをさせるだけで、大規模な専門化集団が、情動的になんらの痛《つう》ようも感じることなく悪を犯すということが、ありうるというだけでなく、容易に、また自然に起こりうるという事実である。これがベトナムで起こったことであり、また、ナチス・ドイツで起こったことである。そして、これがふたたびくりかえされるのではないかと私は懸念している。

われわれの学ぶべきことは、専門化集団をつくるときには、「自分の左手のしていることを右手が知らない」といった状態になる可能性がつねにある、ということである。専門化された集団を完全になくすべきだと言っているわけではない。これでは、たらいの水といっしょに赤ん坊まで流してしまう、つまり、細事にこだわって大事を逸することになる。要するに、専門化グループを編成するときには、それに伴う潜在的危険性を認識し、その危険性を最小限にとどめるようにすべきだということである。

たとえば、われわれの社会は、それがわれわれ全員に害を及ぼさないという理由で、完全志願制による軍隊を設け、また、現在もそうした制度を維持している。ベトナム戦争によって引き起こされた反戦感情によって、これまで以上に徹底して専門化された軍隊を選び、それに伴う危険性を看過するという反動が生じている。雇い兵的制度をとることによって市民兵士という考え方がしりぞけられ、より大きな危険を招いているのである。ベトナム戦争の悲惨さを忘れ去ったときに、志願兵制度によって海外でのちょっとした冒険にふたたび巻きこまれる、ということは容易に考えられることである。こうした冒険によって軍の活力を維持し、実物大の戦争ゲームを提供することによって軍の勇猛さを試すこともできる。しかも、それが手遅れになるまでは、一般アメリカ市民が苦しんだり巻きこまれたりすることもない。

完全徴兵制度——非志願兵制度——こそ、軍隊を健全に保つ唯一の道である。徴兵制なき軍隊は、その機能が専門化するだけでなく、その心理においてもますます専門化するものである。つまり、新鮮な空気を軍に吹きこむことができないからである。この専門化集団は、近親交配を続け、軍隊独特の価値観を強化し、そして、ふたたび自由に行動することを許されたときには、ベトナムで見られたと同じように殺気だって凶暴化すると考えられる。徴兵制には苦痛が伴うものである。しかし、この苦痛が保険の役割を果たす。軍の「左手」を健全な状態に維持する唯一の道は非志願兵制度である。

忘れてならないことは、いやしくも軍隊というものが必要なものであるならば、それはつねに痛みを伴ったものでなければならないということである。その行為に伴う責任を直接、個人的に引き受けることなく、大量殺りくの手段をもてあそぶべきではない。人を殺さなければならないときには、自分に代わってダーティーワークを引き受けてくれるプロの殺し屋を雇ったり訓練したりして、殺しに伴う流血を忘れてしまうようなことがあってはならない。殺しを行わなければならないときには、それに伴う苦痛や苦悩を真正面から受けとめるべきである。さもないと、われわれ人間全体が、自分を自分の行動から隔離することによって邪悪なものになってしまう。なぜなら、悪というものは、自分自身の罪の意識を拒否することから生じるものだからである。

大規模専門化集団としての軍隊

以上、戦場における個人としての歩兵について語り、戦闘のストレスにたいする反応として生じる退行現象について語ってきた。また、集団環境内における個人の退行的性向についても語ってきた。さらに、小集団、とくにバーカー任務部隊のような軍の小規模集団に生じる「同調性」とナルシシズムの力についても考察した。そこから、この種の専門化された小集団とそれを生みだした大規模集団との関係に考察を進め、その関係に見られるスケープゴーティングの問題についても触れた。ここで、大規模集団そのもの——この場合はアメリカ合衆国軍——の問題に目を向けてみたい。

軍の中核となっているのは、上級将校であると下士官であるとを問わず、二十年、三十年の軍歴を積んできた古参職業軍人である。軍という組織の性格を決定づけているのはこうした人たちである。むろん、この組織はなんらかのかたちで徴募兵を受け入れ、また、志願入隊を誘うように組織自体を変えていることは確かなことである。また、国防長官を長とする文民主導の管理になんらかのかたちで従っていることも事実である。しかし、国防長官は絶えず変わる。また、徴募兵や四年勤務の志願兵も絶えず入れ替わる。ところが、古参職業軍人はそのまま居つづける。軍隊というものに連続性のみならず軍人魂なるものを付与しているのは、まさしくそうした人たちである。

合衆国軍の精神はある面では優れたものであり、精神的価値を有するとすら言うことができる。軍の伝統、規律、指導スタイルには、一般市民が考えている以上に学ぶべきものが多くある。とはいえ、私がここで行おうとしていることは、軍の功罪を全体的に比較検討し、軍の全体像を紹介することではない。軍隊の持つ欠陥のひとつを、集団の悪の一例として検討することである。したがって、必然的に「軍人精神」のあまりかんばしくない面に焦点を当てることになる。

われわれ人間は、自分自身の社会的意義を意識するようにつくられている。自分が望まれている存在、役に立つ存在であるという意識は、何にもまして喜ばしいものである。その反対に、自分が役に立たない、望まれてもいない存在だという意識ほど、人を絶望におとしいれるものはない。平和が続いているあいだは、軍人は無視されるか、あるいは、せいぜい必要悪として国から扱われ、国家に寄生する哀れむべき寄生動物という見方をされることも多い。ところが戦時には、軍人がふたたび必要な人間となり、有用というだけでなく絶対不可欠のものと社会が見なしている役割を担うようになる。でくのぼうがヒーローとなるのである。

古参職業軍人にとって、戦時体制は心理的な満足感を与えてくれるだけでなく、経済的にも報いをもたらしてくれるものとなる。平和時には昇級も凍結され、老兵は追いだされるし、降格すら当たり前のこととされる。軍人が平和時を心理的にも経済的にも生き抜いていくためには、ある種の大きな情動的持続力を必要とする。無視され、見捨てられた状態のままに、自分がふたたび自分自身になることのできる戦時が来るまで待ちつづけなければならないのである。戦争が起これば、彼らの責任は突如として、また劇的に重くなる。昇級も早まり、給料が増え、手当てや賞与がころがりこんでくる。勲章が増え、ふたたび彼らは時代の花形となり、世間にたいする負い目や失望を抜けだし、疑いもなく重要かつ有意義な人間となる。

だとすると、ごく普通の職業軍人が、意識的にではないにしても無意識のうちに戦争を望み、待ちこがれるのは当然のことである。戦争は彼らにとって充足のときである。自分の職業に伴う強力かつ必然的な心の偏向《へんこう》を克服し、平和のために働き、平和を論ずることができるのは、通常以上に高徳かつ精神的偉大さをそなえた少数の軍人のみである。こうしたまれに見る有徳の士、無名の英雄の出現はまず期待できない。それどころか、軍人というものはつねに戦争を支持し、戦争の側に立つものである、ということをわれわれは十分に覚悟すべきである。そんなはずはないなどと考えることは、子供っぽい、非現実的な考え方である。

一九六八年当時のアメリカ合衆国軍は、いやいやながらベトナムでの戦闘に加わっていたわけではない。この事実を考えてみれば、ここで言わんとしていることの意味がわかると思う。当時の職業軍人のあいだに広まっていたものの見方は、疑念や慎重さ、あるいは抑制を伴ったものではなかった。そこにあるのはただ熱狂のみである。「よーし、やっつけようぜ」といったたぐいの熱狂的興奮が、合衆国大統領にして合衆国軍最高司令官ジョンソンによって是認《ぜにん》されていたのである。彼は、みずからベトナムにおもむき、現地の将兵たちに「アライグマの毛皮を土産に持ち帰る」よう訓辞をたれている。

いまひとつ考えるべきことは、技術の面での一九六〇年代アメリカ軍の性格である。軍部自体は必ずしもそういう方向になかったとはいえ、当時は、技術全般、とくにアメリカの技術にたいするわれわれの信仰が頂点に達していた時代である。その意味では、殺しをも含めてあらゆるものを容易かつ効率的に行うための機械、装置、設備にたいするわれわれアメリカ社会全体の心酔《しんすい》が、軍に反映されていたということができる。というより、当時は、ベトナムが新しい軍事技術の理想的実験場となっていただけでなく、軍自体が、革新的新技術の主要開発機関としての役割をしかるべく果たすものと、アメリカ社会全体から見なされていたのである。

そのもたらした結果のひとつが、『博士の異常な愛情』的狂気に駆られた、ブルドーザー、兵器、精密爆撃、枯葉剤といったものを駆使した技術「騒ぎ」であり、もうひとつの結果が、犠牲者の姿を目にすることすらないという、犠牲者にたいする情緒的距離感である。つまり、ベトナム人の体に火を放つのはナパーム弾であって、われわれではなかったのである。殺しを行っていたのは飛行機であり、戦車であり、爆弾であり、迫撃砲であって、われわれではなかった。ソンミ村では面と向かった殺しが行われたが、しかし、技術戦がわれわれの感受性を鈍らせた結果が、そうした残虐性となって現れたのだと私は信じている。長年こうした技術を使用することによって、良心の隔絶という効果がもたらされていたのではないかと私は疑っている。

しかし、われわれの技術や軍事専門知識、アメリカン・ノウハウの総力を結集してなお、ベトナムでは戦果があがらなかった。アメリカは地球最強の国だったはずである。アメリカの歴史を通じて、戦争に負けたことはいちどもなかった。ところが、信じがたいことが起こったのである。一九六七年から六八年にかけて、それまで考えてもみなかった恐ろしい現実をわれわれは意識しはじめていた。アメリカが戦争に勝てないという現実である。あの、ちっぽけな、工業化の遅れた国において、原始的とすら考えられていた人たちを相手に、地球最強の国がその持てる技術を結集してなお、負けつつあったのである。

この信じがたい現実を最初に身をもって体験しはじめていたのが、現地にいた軍である。このアメリカの屈辱という激しい痛みの一撃を一身に浴びたのが、あの敗北を知らなかったアメリカ軍である。かつては自分たちにとって栄光のときだった戦争が、突如として、また不可解なかたちで、苦々しいものとなったのである。長年つちかわれてきた団結心、誇りとしてきた伝統がついえ去ろうとしていたのである。ソンミ村事件当時、つまり一九六八年前半のアメリカ軍は、あたかも自信に満ちた巨大な動物が、突如、どこから飛んでくるとも知れない無数の矢に射られ傷つきはじめたという状態にあった。怒りと混乱のうちにのたうち、うなり声をあげていたのである。追いつめられ傷ついた動物が、とくに残忍かつ危険なものになるのは自明の理である。

一九六八年当時、アメリカはベトナムでさほど追いつめられてもいなかったし、脅威にさらされてもいなかった。しかし、その誇りはいたく傷つけられ、とくに軍の誇りは決定的に傷つけられていた。ここでもまた、脅威にさらされたナルシシズムという条件から悪が生まれるという事実が明白となる。軍にとって、悪に走る条件は十分に整っていたのである。強度のナルシシズムにとらわれた（つまり邪悪な）人間は、自己の完全性イメージをおびやかす相手にたいしては、だれかれおかまいなしに攻撃をしかける。それとまったく同じように、一九六七年後半には、あらゆる集団がおちいりがちな強度のナルシシズムにとらわれていたアメリカの軍組織が、本来ないはずの残忍性と欺まんをもって、自己の尊厳を踏みにじられていたベトナム国民に攻撃をしかけたのである。スパイの嫌疑を受けたベトナム人たちは拷問《ごうもん》にかけられた。ベトコン兵士の死体――あるいはまだ生きていたとも思われる――は、兵員輸送用の装甲車につながれて泥のなかを引きずりまわされた。また、いわゆる「ボディー・カウント」の時代が始まっていた。

アメリカのベトナム介入は当初から欺まんとわい曲を特徴とするものであったが、それがエスカレートしていったのである。ソンミ村虐殺事件はその規模において他に類を見ないものではあったが、米軍による小規模な虐殺は当時のベトナムのいたるところで行われていたと疑うに足る根拠は十分にある。ソンミ村事件は、単にバーカー任務部隊だけでなく、アメリカのベトナム進出全体を通じて支配していた残虐性と邪悪性の流れのなかで起こったもの、と言ってさしつかえないと私は考える。

以上、辛《しん》らつな書き方をしてきたが、これはあくまでも憶測の域を出るものではない。前にも書いたように、私は、ソンミ村事件の心理学的側面を理解するうえで役立つと思われる調査を提言する委員会の一員となっていた。どうせ満足な受けとり方をされるとは期待していなかったが、にもかかわらずわれわれ委員会は、ソンミ村以外のベトナム各地でアメリカ軍の犯した残虐行為についても調査し、可能ならばこれを、ほかの戦争でほかの敵にたいしてアメリカ軍の行った残虐行為と比較検討すべきである、という提言をも行わざるをえない気持ちになっていた。一八九九年のフィリピン暴動からソンミ村事件にいたるまで、アメリカ人によって行われた戦争犯罪や虐殺について公《おおやけ》に書かれたもの、あるいは記録されたものは皆無である。朝鮮戦争当時あるいは第二次大戦中、アメリカンボーイたちはそうした残虐行為をまったく行わなかったと考えるべきであろうか。

無数の疑念が心に浮かんでくる。ほかの戦争においても同じ頻度で虐殺が行われたのではなかろうか。ただ、時代の雰囲気が違っていたために、そうした事件が報告されていないだけではなかろうか。ソンミ村以外においても、ベトナムでは、多かれ少なかれわれわれが想像する頻度でそうした虐殺が行われていたのではなかろうか。アメリカ人は、たとえばドイツ人などの白人にたいするよりも、東洋人にたいしては残虐行為を起こしやすいのではなかろうか。

以上のような疑問にたいする解答が得られないかぎり、ソンミ村における集団の悪を完全に理解することは不可能である。そしてその解答は、対象にたいする科学的歴史調査によってのみ得られるものである。技術的なむずかしさがあるとはいえ（また、調査対象者にたいする訴追免除も必要となるが）、この種の調査は理論的には可能なものである。しかし、政治的にこれが可能かどうかとなると、これは別問題となる。この種の疑問への解答は得られないままに終わってしまう、というのが私の予感である。これは、そうした疑問の解答がそれに伴うトラブルに値しないものだからというわけではなく、われわれ人間がそうした真実の発見の方向に動かないという理由によるものである。それに伴って生じると予想される困惑があまりに大きいものだからである。こうした問題についてわれわれは、自分や自分の属する社会を綿密に調査したがらないものである。しかし、これにたいしてまっこうから目を向けることを避けているかぎり、われわれが集団の悪に向かう可能性は十分に残されている。

一九七二年当時、われわれ委員会がソンミ村事件の心理学的側面に関する調査勧告を出すよう求められたのは、将来、こうした残虐行為の発生を防止する方向に進もうとの意図があってのことだった。ところが、われわれの提案した調査は完全に拒絶されてしまった。したがって、この予防措置の問題を論ずるうえでの完全な科学的根拠は私にはない。とはいえ、そうした予防の方向に向かう大きな道がひとつだけあることは、確かなことのように思われる。

われわれが軍という組織を必要とするのであれば、可能なかぎりこれを非専門化することを、社会全体で真剣に考えるべきであると私は言いたい。ここで私が提言することは、古くから言われてきたことをいくつか結びつけたものである。すなわち、多目的国家奉仕隊がそれである。現在あるような軍隊ではなく、軍隊としての機能も果たすが、それと同時に、スラム街の清掃、環境保護、職業訓練教育、その他、市民にとって不可欠のサービスを行う国家奉仕隊を設けることである。全面的な志願兵制あるいは不公平な徴兵制によって兵員補充を行う軍隊ではなく、男女を問わずアメリカの若者すべてに国家奉仕を義務づける制度にもとづいたものを設けるべきである。彼らは消耗兵として徴兵されるのではなく、必要とされるあらゆる種類の任務につくために雇われるのである。すべての若者に奉仕を求めることによって、軍事的冒険主義をむずかしくするだけでなく、必要に応じて本格的な総動員が容易となる。平和時においても行うべき大きな仕事を持っているため、古参幹部将校たちの専門化の度合が低くなり、また、戦争を待ち望む気持ちも弱まるはずである。この提言はあまりにも膨大な問題を伴うものではあるが、しかし、本質的に実現不可能なものではない。

一九六八年当時のアメリカ社会

ベトナムで米軍が気の狂った雄牛のように暴れまわっていたとはいえ、軍もまた、みずから進んでベトナムに出ていったわけではない。この愚かな動物は、アメリカ国民の代理として行動するアメリカ合衆国政府によってベトナムに送られ、そこで放し飼いにされたのである。なぜなのか。なぜ、われわれアメリカ国民はあの戦争を始めたのか。

われわれアメリカ国民は、基本的には次の三つの考え方の結びついたものを理由としてあの戦争を戦ったのである。(1)共産主義は、人間の自由全般、とくにアメリカの自由に敵対する一枚岩的悪の勢力である。(2)共産主義に対抗する勢力の先頭に立つことが、世界最強の経済国アメリカに課せられた義務である。(3)共産主義というものは、それがどこで発生しようと、必要とするいかなる手段を用いても排除すべきものである。

国際関係におけるアメリカの姿勢を形成していたこの三つの考え方の結合は、一九四〇年代後半から五〇年代前半にかけて生まれたものである。第二次大戦終結直後、共産主義ソビエト連邦は異常な速度と攻撃性をもって東欧のほぼ全域——ポーランド、リトアニア、ラトビア、エストニア、東ドイツ、チェコスロバキア、ハンガリー、ブルガリア、ルーマニア、アルバニア、そしておそらくはユーゴスラビアまで——にその政治支配を拡大していた。他のヨーロッパ諸国が共産主義の魔のつめを逃れているのは、ひとえに、アメリカの金、アメリカの武力、そしてアメリカの指導力によるものと思われていた。ところが、われわれが共産圏の西の側面にたいする防衛を強化しようとしていた矢先、東では、一九五〇年に中国全体がほぼ一夜にして共産主義の支配下に置かれるという事態が発生した。しかも、すでにベトナム、マラヤにまで共産主義勢力が拡大する恐れが明白に見られていたのである。ソ連国境の全側面において共産主義が爆発的拡大を続けていた一九五四年当時、共産主義を世界全体にたいする脅威、一枚岩的悪の勢力と見なし、道徳的節度の入りこむ余地のほとんどない、生死をかけた戦いによってこれに対抗する必要があるとアメリカが考えたのも無理からぬことだった。

しかしながら、その後わずか十数年にして、共産主義が（かりに過去においてはそうであったとしても）一枚岩的勢力でもなければ必ずしも悪ではない、ということを示す証拠がふんだんに見られるようになった。ユーゴスラビアは明らかにソ連から離れて自立していたし、アルバニアもまた同様の方向に動いていた。中国とソ連はもはや同盟国ではなく、敵国同士になる可能性もあった。ベトナムにしても、多少とも見識のある目でその歴史を調べてみれば、この国が古くから中国の敵だったことは明白である。当時のベトナム共産主義者の背後の推進力となっていたものは、共産主義そのものの拡大ではなく、ナショナリズムと、植民地支配にたいする抵抗である。しかも、市民の自由は制限されていたとはいえ、共産主義社会の人たちの暮らし向きは、概して、共産主義体制以前の時代にくらべてよくなっているということも明らかとなった。さらにまた、非共産主義社会の人々が、アメリカと同盟関係を結んでいる政権のもとで、ソ連や中国のそれに匹敵《ひってき》する人権侵害に苦しめられていたことも明らかだった。

アメリカのベトナム介入は、一枚岩的共産主義の脅威が現実的なものに思われていた一九五四年から五六年に始まったものである。その十数年後には、もはやこうした考え方は非現実的なものとなっていたが、にもかかわらず、まさにそれが非現実的なものとなったそのときに、つまり、アメリカがその戦略の見直しを行い、ベトナムから撤退すべきときに、その旧弊化した考え方を守るためにアメリカはベトナム軍事介入を大きくエスカレートさせたのである。なぜだろうか。なぜ、一九六四年ごろにいたって、ベトナムでのアメリカの行動がますます現実から離れ、妥当性を欠いたものとなったのだろうか。ここでもまた二つの原因が考えられる。すなわち、怠惰とナルシシズムである。

人間のものの考え方には一種の慣性が伴うものである。いったんある考え方が行動に移されると、それに対立するいかなる証拠をつきつけられようと、その行動は動きを止めようとしない。ものの考え方を変えることには相当の努力と苦しみが伴う。これにはまず、自己不信と自己批判の姿勢を絶えず維持しつづけることが必要であり、あるいは、自分がこれまで正しいと信じてきたことが結局は正しくなかった、という苦痛を伴った認識を持つことを要求される。そのあとには混乱が生じる。これは実に不快な混乱である。もはや、正しいことと間違ったことの判断、いずれの方向に進むべきかの判断が自分にはつかないように思われる。しかし、そうした状態こそ、偏見のない開かれた心の状態であり、したがって、学習と成長のときである。混乱と困惑の流砂のなかからこそ、新たな、より優れたものの見方へと飛躍することができるのである。

ソンミ村事件当時のアメリカを動かしていた人たち——すなわちジョンソン政権——は、怠惰であったと同時に自己満足におちいっていたと考えられる。彼らは、普通の人間の大半がそうであったように、知的困惑を好んでいなかったし、「絶えざる自己不信と自己批判の姿勢」を維持するうえで必要とする努力を好んでいなかった。彼らは、それ以前の二十年間に身につけてきた「一枚岩的共産主義の脅威」という見方が依然として正しい見方である、との前提に立ってものを考えていた。そうした見方に疑いを投げかける明白な証拠が山積していたにもかかわらず、彼らはそれを無視したのである。それを認めることは、自分のものの見方を考えなおさなければならないという、苦しくもまた困難な立場にみずからを追いこむことになるからである。彼らは、必要とされていた努力を怠っていた。何ごとも変わっていないかのように、盲目的な行動を続けるほうが楽だったからである。

以上、「古い地図」と旧弊化したものの考え方にしがみつく怠惰について語ってきたが、ここでナルシシズムについても考えてみたい。自分自身を自分自身たらしめているものが、ものの考え方である。もしだれかが私のものの考え方に批判を加えるならば、私はそれを、私自身にたいする批判と考えるはずである。私の意見が間違っていることがわかれば、私自身が間違っていたことになる。私のいだいている完全性という自己像が砕けちってしまうのである。旧弊化し、すりへってしまった考えにしがみつく点では個人も国家も同様であるが、これは、単にその考えを改めるには努力を要するからというだけでなく、ナルシシズムにとらわれている個人や国家には、自分の考えやものの見方が間違っているかもしれないと想像することすらできないからである。われわれは、表面的には、自分が絶対に正しいなどとは言わないようにしているが、心の奥底では、とくに自分が成功し、権力を持っていると思われるときには、自分はつねに正しいと考えてしまう。上院議員ウィリアム・フルブライトが「権力のおごり」と呼んでいるものも、ベトナムでのわれわれの行動に現れたこの種のナルシシズムである。

通常、われわれは、証拠をつきつけられたときには、ナルシシズムが傷つくことにも耐え、自分の考えを改める必要性を認め、自分のものの見方を修正する。しかし、ある種の個人に見られるものと同様に、国家全体のナルシシズムもまた、ときとして通常の限界を超えてしまうことがある。そうしたことが起こると国家は、証拠に照らして自己の考えなり行動なりを修正するかわりに、その証拠を隠滅しようとしてかかる。これが一九六〇年代のアメリカの姿である。われわれアメリカ国民の世界観の誤びゅう性と、アメリカの影響力の限界を示す証拠をわれわれにつきつけたのが、当時のベトナムの状況である。そのためわれわれは、事態を再考するよりも、ベトナムでの現実を破壊し、できることならベトナムのすべてを破壊してかかろうとしたのである。

すでに述べたように、邪悪性とは、ごく簡単に定義するならば、誤った完全性自己像を防衛または保全する目的で、他者を破壊する政治的力を行使することである。共産主義にたいするわれわれの見方が時代遅れのものとなったときに、その見方を維持しつづけることがすでにわれわれの病める国家的自我の一部になっていたということができる。アメリカが後ろ盾となったゴ・ジン・ジェム政権の失墜《しっつい》、米国の「アドバイザー」たちやグリーンベレーの失敗、それにベトコンの拡大に対抗しようとして大量に投じられた経済・軍事援助の失敗というかたちで、アメリカの政策の誤りがわれわれの目の前にさらけ出されたのである。ところがアメリカは、そうした政策を変更するどころか、その政策を無傷の状態に保つために本格的戦争へと乗りだしたのである。本来ならば小さな過ちですむはずだった一九六四年の失敗を認めるよりも、自分たちの正しさを証明するためにベトナム国民を犠牲にして、戦争を急拡大させようとしたのである。

奇妙なことに、ジョンソン大統領やその閣僚たちは、自分たちのしていることが悪だということをある程度までは知っていた。さもなければ、あれほどのうそをつく必要はなかったはずである。北爆を開始し戦争を拡大する口実としてジョンソン大統領があげていたいわゆる「トンキン湾事件」ですら、意図的なごまかしであったように思われる。このごまかしによってジョンソン大統領は、議会による公式の宣戦布告なしに戦争を始める権限を議会から得たのである。そのあとで彼は、戦費をまかなうために「借金」を始めている。これは、ほかの計画に充てられていた資金を流用し、連邦政府職員に「貯蓄債券」を押しつけるというかたちで行われた「借金」であるが、そうすることで一般国民にたいする即時増税を避け、戦争拡大に伴う負担を国民が意識しないようにしたのである。

本書の原題は「虚偽の人々」となっているが、これは、虚偽、つまりうそをつくということが、悪の根源であると同時に悪の発現だからである。われわれが邪悪な人たちに気づくのは、ひとつには彼らのつくうそによってである。明らかにジョンソン大統領は、アメリカ国民の名のもとに自分がベトナムで行おうとしていたことを、アメリカ国民が完全に知り、理解することを望んでいなかった。自分のしようとしていたことが結局は国民に受け入れられそうもないことを彼は知っていたのである。選挙民にたいする彼の欺まんは、それ自体が邪悪であるというだけでなく、自分の行為の邪悪性に彼が気づいていた証拠ともなる。なぜなら、彼はそれを隠そうとしたからである。

とはいえ、当時の悪の責任を全面的にジョンソン政権に負わせるのは間違いであり、また、それ自体が邪悪な「合理化」となりうるものである。なぜジョンソンがわれわれをだましおおせることができたのか、むしろそれを問題とすべきである。なぜ、われわれアメリカ国民は、あれほど長い期間だまされることを自分自身に許したのか。国民全部がそうだったというわけではない。ごく少数ではあったが、自分たちはたぶらかされている、「なにか暗く、血なまぐさいこと」を国が進めている、ということにいち早く気づいた人たちもいた。しかし、なぜ大多数の国民が目を覚まし、あの戦争の性格に怒りや疑い、あるいは懸念すらいだかなかったのだろうか。

ここでもまた、われわれ人間全体に共通する怠惰とナルシシズムに直面する。要するにこれは、あまりにもやっかいな問題だったのである。われわれにはわれわれの生活がある。毎日の仕事にはげみ、新しい車を買い、家のペンキを塗り替え、子供を大学に入れなければならない。集団のメンバーの大多数は少数の人間に導かれることに満足する。それと同じことで、市民としてのわれわれは、政府に「政府の仕事」をさせることで満足していたのである。国民を導くのはジョンソンの仕事であり、われわれはそれに従うだけだ、というわけである。市民があまりにも無気力であったために、目覚めることができなかったのである。おまけに、われわれアメリカ国民は、ジョンソンのテキサス魂的ナルシシズムを共有していた。アメリカの国家的姿勢や政策に間違いのあろうはずがない。われわれの政府は自分のしていることを知っているはずだ。結局のところ、アメリカ政府はわれわれの選んだ政府である。彼らは善良かつ誠実な人間たちだ。彼らはこの素晴らしい民主主義体制の産物であり、とんでもない過ちをしでかすはずがない。われわれの為政者、学者、政府の専門家たちがベトナムのためにいいと考えた体制は正しいにきまっている。なぜなら、このアメリカという国は世界で最も偉大な国であり、自由世界のリーダーなのだから。われわれはこう考えていたのである。

人間の行う殺し

以上のことを考えるに際して、アメリカ自体が単なる一集団であって、完全な全体ではないということを念頭に置く必要がある。具体的にいえば、アメリカもまた、われわれが民族国家（国民国家）と呼んでいるところの、数多く存在する人類の政治的下位集団のひとつにすぎないのである。そして、いうまでもなく、人類そのものもまた、この地球という惑星に生存する無数の生命形態のひとつにすぎない（そもそも、こうしたことをわざわざ銘記しなければならないということもまた、自分が属している種という観点からしかものを考えることのできない、われわれ人間のナルシシスティックな性癖のひとつを物語るものである）。

また、邪悪性とは殺しに関係するものだということも念頭に置く必要がある。つまり、邪悪（evil）は生（live）に対立するものである。ソンミ村事件を集団の邪悪性の例としてとりあげたのは、それがあの場所で起こった特殊な種類の殺しだったからでもあるが、しかし、あの種の殺しは、われわれが戦争と呼んでいる死の儀式の最中に犯されるひとつの過ちにすぎない。戦争とは、われわれが、国の政策を遂行するために容認しうる手段であると見なしているところの、大規模殺りくの一形態である。ここで、殺し全般、および、とくに人間の行う殺しという行為について考えてみる必要がある。

あらゆる動物が殺しを行う。これは、必ずしも食物を得るためでもないし、また、自分の身を守るためでもない。たとえば、私の家で飼っている二匹の猫は、十分なえさを与えられているにもかかわらず、毎日のようにかみ裂かれたシマリスの死骸を家に持ちこんできては、私たち家族を震えあがらせる。これは、狩りの楽しみのための殺しである。しかし、人間の行う殺しには、他の動物には見られない独特のものがある。人間の行う殺しは本能によるものではない。人間の持つ非本能的特性を示すもののひとつとして、人間の行動の異常なほどの多様性があげられる。ある人間はタカのような行動をとり、ある人間はハトのように振る舞う。殺しの形態にしても、ある人間は狩猟を好み、ある人間は狩猟を忌み嫌い、またある人間はそうしたことに関心を示さない。ところが猫の場合はそうではない。すべての猫が、そのチャンスさえあれば、シマリスを狩りの対象としてねらう。

ほぼ全面的な本能の欠如は、人間の本性を示す最も重要な面である。人間の本性と行動の異常なほどの多様性と変わりやすさは、本能の欠如によるものである。そして、人間という種全体に共通する本能にとって代わるものが、学習や経験によって習得された個々の人間の選択である。われわれ人間の一人ひとりが、つきつめていけば、いかに行動すべきかの選択の自由を持っているのである。人間は、教えこまれたことを拒否し、社会が正常と見なしているものをすら拒否する自由を持っている。人間に残されているわずかな本能ですら拒否することもある。これは、合理的理由から禁欲を選び、あるいは、殉教《じゅんきょう》のために進んで死を受け入れる人がいることからもわかること、である。こうした自由意志こそ究極的な人間の真の姿である。

悪とは人間の自由意志に必然的に伴う共存物であり、人間特有の選択力にたいしてわれわれ人間が支払う代価である。選択する力がそなわっているからこそ、われわれ人間は、賢明な選択または愚かな選択、正しい選択または間違った選択を行い、あるいは善または悪を選択する自由を持っているのである。この大きな自由、ほとんど信じがたいほどの自由を持っている以上、われわれ人間がその自由を頻繁に悪用するのも不思議なことではないし、また、われわれ人間の行動が、ほかの「下等」な動物のそれにくらべて同一性を欠いているように見えることが多いのも不思議なことではない。多くの動物は、自分たちのテリトリーを守るために殺しを行うことがある。しかし、自分が見たこともないはるか遠くの土地の「利益」を守るために、同一種内の大量殺りくを命じるなどということをするのは人間だけである。

したがって、われわれ人間の行う殺しは選択によるものである。生き残るために殺しを行わざるをえないことがあるのも事実である。しかし、どう殺すか、いつ殺すか、どこで殺すか、そして何を殺すかをわれわれ人間は選ぶことができる。この種の選択に伴う道徳的複雑性はきわめて大きなもので、しかも、しばしば逆説的なものとなる。間接的な殺しの責任すら避けたいという倫理的選択から、菜食主義者となる人もいる。

しかし、それでもその人は、自分が生きるために、生きている植物を根こそぎ掘り返し、それをオーブンで焼くという責任を逃れることはできない。菜食主義者が卵（これは、まだ生まれてはいないが、愛らしいひなとなるものである）を食べていいものだろうか、牛乳（これは、美味な肉をとるために殺された子牛の母親の乳である）を飲んでもいいものだろうか、との疑問を人はいだく。また、妊娠中絶の問題もある。自分が望んでもいないときに、世話をする能力もないときに、子供を産む権利が女性にあるだろうか。しかし、その一方では、聖なる胎児を殺す権利が女性にあるだろうかという疑問も生じる。平和主義者の多くが妊娠中絶を支持しているのは奇妙なことではなかろうか。あるいは、生命とは神聖なものであるとの理由から妊娠中絶を選ぶ権利を奪おうとする人間が、死刑制度の擁護論者となっていることが多いのは奇妙なことではないだろうか。さらに、この死刑制度に関していうならば、殺人が道徳的悪だということを他人に教えるために殺人者を殺すなどということが、はたして倫理的に意味をなすものだろうか。

このように、殺すべきか殺さざるべきかの選択の倫理は複雑なものではあるが、しかし、不必要な、明らかに非道徳的な殺しにつながる明白な要因がひとつある。ナルシシズムがそれである。ここでもまたナルシシズムが問題となる。われわれのナルシシズムの現れのひとつとして、自分に似たものよりも自分とは違ったものを殺そうとする強い性向がある。菜食主義者は動物を殺すことに罪悪感を感じるが、植物を殺すことにたいしては罪の意識をいだかない。魚肉は食べるけれども畜肉は食べない、あるいは、鳥肉は食べるけれどもほ乳動物の肉は食べないという「菜食主義者」もいる。狩猟という概念を忌み嫌う漁師もいれば、鳥は撃つけれども、あまりにも人間的な目を持っているシカを殺すことには身の毛がよだつという狩猟家もいる。これと同じ原理が人間同士の殺しの場合にも働く。われわれ白色人種が黒人やネイティブ・アメリカンや東洋人を殺すときには、同じ白人を殺すときにくらべて、ためらいを感じる度合が少ないように思われる。白人にとっては、「レッドネック」——無学な白人農場労働者——をリンチにかけるよりも、「ニガー」をリンチにかけるほうが容易である。これと同様に、東洋人にとっても、同じ黄色人種を殺すよりも白色人種を殺すほうが容易なのではないかと私は疑っているが、確かなことはわからない。人間という同一種内の殺しに見られる人種的側面の問題もまた、さらに徹底した科学的研究を必要とする問題である。

今日の戦争は、人種的プライドと同程度に国家的プライドにかかわるものである。われわれがナショナリズムと呼んでいるものは、自分の属する文化の達成した偉業にたいする健全な満足感というより、悪性の国家ナルシシズムとなっていることが多い。一世紀前、まだアメリカからフランスにメッセージを送るのに一週間もの時間を要していた時代、あるいは、アメリカから中国に渡るのにひと月もかかっていた時代には、民族国家制度も意味のあるものであった。しかし、今日のように全世界向けの通信が即時に行われ、また、大量殺りくが手軽に行われる時代にあっては、国際政治システムの多くが時代遅れのものとなっている。すでに時代遅れとなっている主権国家という概念にわれわれがいまだに固執し、有効な国際平和維持機構の発展が妨げられているのも、ほかならぬわれわれの国家ナルシシズムのせいである。

自分で気づいているかどうかは別として、現実には、われわれは自分の子供に国家ナルシシズムを植えつけている。学校の教室にはられている世界地図にしても、アメリカ合衆国がほぼ中央に位置するように描かれている。ロシアの小学生向けの地図にも、自分の国がほぼ中央に置かれている。こうした教育の結果が、ときにはばかげた結果を生みだすことがあるのだ。

集団による組織的な種内大量殺りく、つまり戦争は、人間に特有の行動形態である。この種の行動は、基本的には、歴史始まって以来のあらゆる文化に共通して見られるものであるため、人間には戦争を求める本能がある、戦争という行為は人間の本性の不変の部分である、と多くの人が主張してきた。タカ派の人間がつねに自分を現実主義者と称し、ハト派の人間をうわついた理想主義者と呼ぶのも、こうしたことによるものだと私は考えている。理想主義者というのは、人間の本性は変わりうるものだと信じている人たちのことである。すでに述べたように、人間の本性の最も基本的な特性となっているのは、人間が変わりうるということ、つまり本能からの解放である。人間には自分の本性を変える力がそなわっているのである。戦争という人間の行為が選択外のものに左右された結果だと主張する人は、悪の現実の姿と、人間の心理を証明する事実のいずれをも無視している。戦争は必ずしも悪ではないかもしれないが、しかし、つねにこれは選択によるものである。

私自身は、戦争について極端に単純化した考え方をしたいという誘惑にかられる。モーゼの十戒の第七の言葉、すなわち「なんじ殺すなかれ」を文字どおりに解釈したいと考えている。この「なんじ殺すなかれ」は、すくなくとも他の人間を殺してはならないという意味だと私は信じたい。また、同様に、あらゆる倫理原則のなかでも最も素晴らしいもの、すなわち「目的は手段を正当化しない」という言葉の持つ完全な普遍性を信じたい。しかし、人間の歴史上きわめてまれなことではあるが、より大きな殺りくを防止するために殺しを行うことが必要なときもあり、また、これが道徳的にも正しいという結論を避けることも私にはできない。また、こうした考え方をする自分にきわめて不快の念をいだいてもいる。

とはいえ、戦争が行われるときには、一部の人間が精神的よりどころを失っているのであり、一部の（というよりは多くの）人間が悪に屈しているのだと私は単純に信じている。戦争が起こるときにはつねにだれかが間違っているのである。どちらか一方あるいは双方がその責めを負うべきものである。どこかで誤った選択が行われたのである。

これは肝《きも》に銘じておくべき重要なことである。なぜなら、今日では、戦争の両当事者が、自分たちは犠牲者だと主張するのが習わしとなっているからである。かつて、人間があまり節度を持っていなかった時代には、公然たる征服欲を動機として、ある種族が他の種族をためらいもなく殺していた。しかし、今日では、戦争の当事者はつねに潔白を装うようになっている。あのヒトラーですら、侵略のためにまやかしの口実をでっちあげている。ヒトラーや大多数のドイツ人は、そうしたまやかしを自分で信じこんでいたとも考えられる。ヒトラー以後においても状況は同じである。戦争の当事者それぞれが、相手が攻撃をしかけてきたのであり、自分たちは犠牲者なのだと考えている。こうした双方の言い分にとらわれると、また、国際関係の複雑さを目の前にすると、われわれはお手上げの気分になり、戦争というのはほんとうはだれが悪いのでもない、どちらの側も攻撃をしかけたのではない、だれも誤った選択を行ったのではない、なぜかは知らないが、自然発火のようにして起こっただけなのだと考えたくなる。

しかし、ベトナム戦争は自然に起こったものではない。この戦争は、一九四五年にイギリスによって始められた戦争である。第二次大戦終結に際してイギリスは、ヤルタ協定に従い、南インドシナにおいて「日本兵の武装解除と本国送還、および秩序の回復」の任につくことになっていた。イギリスはこの任務を、仏植民地体制（現実にはこれは、日本による占領に協力したビシー体制である）の復活であると解釈した。ところが、イギリス軍が進駐したときには、すでに日本軍の武装解除は終わっており、また、ベトナムは、すでにベトミン（ベトナム独立同盟）の支配下にあって統合されていた。イギリスは日本軍の再軍備を進め、これを、ホー・チ・ミン軍からサイゴン支配権を奪還するための自国軍の戦力強化に利用しようとした。こうしてイギリスは、三カ月後にフランス軍が大量に到着しはじめるまで、武力によってサイゴンの占領を続けた。その後、サイゴンをフランス軍に引き渡してイギリス軍は撤退したが、仏領インドシナ戦争はこのときに始まる。フランスは、一九五四年に敗北を喫するまで、この戦争を続けた。

その後、和平を目前にしてアメリカ軍が戦闘を再開し、以後十八年にわたってこの戦争を続けたのである。この問題についてはいまだに多くの議論がなされているが、しかし、この戦争ではアメリカは侵略者だったというのが私の判断であり、また、これが歴史の判断するところになると確信している。アメリカの行ったことは選択によるものであり、そしてこの選択は道徳的に最も非難さるべきものだった。アメリカは悪玉となったのである。しかし、われわれアメリカ人が悪玉になるなどということがあっていいものだろうか。一九四一年当時のドイツ人や日本人は明らかに悪玉だった。ロシア人もまたしかりである。しかし、その当時のアメリカ人はどうだったのだろうか。


われわれの多くは、意図せずして悪を犯す。しかし、ひとつの国全体が意図せずして悪玉になるなどということが、いかにして起こるのだろうか。これはきわめて重要な疑問である。これまで私は、さまざまなレベルのナルシシズムと怠惰の問題を考察してきた。ここでふたたび、この最も高いレベル、すなわち国家レベルのナルシシズムと怠惰の問題について考えてみたい。

われわれの凶悪性はふとしたでき心である。われわれが凶悪になるのは、まさしく、自分自身にたいする理解力をわれわれが持っていないからにほかならない。ここでいう「理解力」とは知識のことである。われわれは無知から凶悪になる。ソンミ村で起こったことが一年ものあいだ明るみに出なかったのは、主として、自分たちが何か根本的に間違ったことをしたという認識がバーカー任務部隊の隊員たちになかったからである。これと同様に、アメリカは、アメリカのしようとしていることが非道なことだと気づいていなかったために、戦争を起こしたのである。

当時、私は、ベトナムの戦闘に送られる隊員たちにたいし、あの戦争について、また、あの戦争とベトナムの歴史について知っていることが何かあるか、と質問するのをつねとしていた。彼ら志願兵たちの知っていることは何もなかった。下級将校の九〇パーセントは何も知らなかった。上級将校とごく少数の下級将校がわずかながらも知っていたことは、おおむね、士官学校のきわめて偏《かたよ》った教科を通じて教えられたことだけである。これにはがく然とさせられた。命を危険にさらして出かけていく男たちのすくなくとも九五パーセントが、あの戦争がどういう戦争だったかについて、いささかの知識も持ちあわせていなかったのである。国防総省の文官たちとも話してみたが、やはり同様に、ベトナムの歴史にたいする彼らのひどい無知を私は思い知らされた。一国の国民としてのわれわれが、自分の国がなぜ戦争しようとしているのかを知らなかった、というのが現実である。

なぜ、こういうことが起こるのだろうか。一国の国民全体が理由も知らずに戦争に向かうなどということが、どうして起こるのだろうか。その答えは単純なものである。国民としてのわれわれは、あまりにも怠惰なために学ぶことをせず、また、あまりにもごう慢なために学ぶ必要すら意識していなかったのである。自分のものの考え方がいかなるものであれ、それが正しい考え方だと信じこみ、それ以上調べてみようともしなかったのである。また、よく考えもせずに、自分のしていることがなんであれ、それが正しいことだと思っていたのである。自分たちは間違ったことをしているのではないか、と真剣に考えることができないほど、われわれは間違っていたのである。われわれの怠惰とナルシシズムが相互に助長しあい、その結果われわれは、それが何を意味するかすら考えもせずに、流血をもって自分たちの意志をベトナム人に押しつけるために出かけていったのである。われわれ――つまり地球最強の国アメリカ――がベトナム人の手で絶えず敗北を味わわされるようになって初めて、われわれのうちのごく少数ではあったが、自分たちのしたことが何だったのかを学ぼうとしはじめたのである。

かくして、わが「キリスト教国」が凶悪な国となったのである。これは、過去においてほかの国でも起こったことであり、将来においてもまた、アメリカをふくめて多くの国で起こりうることである。人間の本性から怠惰とナルシシズムという二つの悪の根源を排除する方向にわれわれが大きく前進するまでは、一国の国民として、また一人種として、われわれが戦争にたいする免疫性を身につけることはないと思われる。

集団の悪を防止するには

集団の悪の一事例としてのソンミ村事件は、不可解な「偶発事」でもなければ予測不能の異常事態でもなかった。これは、それ自体が邪悪なものである戦争という状況のなかで起こったことである。この虐殺は侵略者の側によって行われたものであり、また、この侵略を行ったという点においてすでに悪におちいっていた人間の手によって、行われたものである。バーカー任務部隊という小集団の行った悪は、明らかに、米軍のベトナム進出という悪を反映したものである。そしてまた、米軍のベトナム進出は、無気力とごう慢におちいっていた国民の委任を受けた政府、欺まんに満ちたナルシシスティックな政府が方向感覚を失った結果、命じたものである。全体の空気が腐っていたのである。ソンミ村の大虐殺は起こるべくして起こったものである。

われわれは、ソンミ村の事件を集団の悪の「一例」として考察してきたが、この集団の悪は、一九六八年のある朝、突然、世界の反対側で起こったというだけのものではない。いま現在もなお、地球上のいたるところで起こっていることである。個人の悪と同様に、集団の悪もまたごく普通に見られるものである。というより、それが当たり前のようになっているものである。

われわれは組織の時代に生きている。一世紀前のアメリカ人の大半は自営の仕事についていた。今日では、ごく少数の人を除いて、ほぼすべてのアメリカ人が自分の労働生活を組織や企業に提供しており、また、この組織や企業はますます大きなものになっている。集団のなかでは責任が分散され、大規模集団のなかでは事実上責任が消滅してしまうこともある。大企業の場合をとりあげてみると、社長や取締役会会長ですらこう語ることがある。「私の行動は全面的に倫理にかなったものとは言えないかもしれないが、しかし、結局のところ、私の行動は私自身の権能によるものではない。私は株主にたいして責任を負わなければならない。株主のためを考えれば、利潤動機によって動かざるをえない」。だとすると、企業の行動を決定するのはいったいだれなのだろうか。

このように、組織というものは、その規模が大きくなればなるほど顔のないもの、魂のないものとなる。魂がなければどういうことになるだろうか。単に空っぽというだけのことだろうか。それとも、かつては魂が占めていた空席に悪魔が入りこむのだろうか。私にはわからない。

集団の悪を防止するための科学的基盤を確立する研究はいまだなされていないが、これを防止するための努力をどの方向に向けるべきかは、すでにわれわれにもわかっていると私は考えている。ソンミ村事件を調べてみれば、あらゆるレベルの知的怠惰と病的ナルシシズムの作用が明らかになるはずである。戦争そのものをふくめて集団の悪を防止するには、怠惰とナルシシズムを根絶、あるいは、すくなくとも著しく減少させる必要のあることは明白である。

しかし、いかにしてこれを実現すべきだろうか。通常であれば、集団の行動に影響を与えようとするときには、まず集団のリーダー一人ひとりに働きかけるのが最も効率的なやり方である。集団のリーダーに働きかける道が閉ざされているときには、集団の最下層の構成員に働きかけ、草の根的な支援を得なければならない。そのいずれの方法をとるにしても、われわれの働きかける相手は個人である。なぜなら、「集団心」というものも、結局のところ、その集団を構成している個人の心によって決定されるものだからである。選挙では一票が決め手となることがあるが、それと同様に、人間の歴史の方向全体が、一人の孤独なつましい個人の心に左右されることもありうる。個人が神聖なものと考えられているのもこのためである。善と悪の戦いが行われ、最終的な勝敗が決せられるのも、個人の孤独な心と魂のなかにおいてだからである。

したがって、戦争をふくめて集団の悪を防止する活動は個人に向けられるべきものである。いうまでもなく、これは教育の問題である。教育は、既存の伝統的学校制度の枠内において最も容易に行うことのできるものである。本書は、いつの日かあらゆる子供たちが、悪の性格とその防止のための基本原理を学校で注意深く教えられるようになる、との期待のもとに書かれた本である。

あらゆる人間の悪の根源が怠惰とナルシシズムにある、ということが子供たちに教えられるようになることを私は夢見ている。人間一人ひとりが聖なる重要性を持った存在である、ということを子供たちに教えるべきである。集団のなかの個人は自分の倫理的判断力を指導者に奪われがちになるが、われわれはこうしたことに抵抗しなければならない、ということを子供たちに教えるべきである。自分に怠惰なところはないか、ナルシシズムはないかと絶えず自省し、それによって自己浄化を行うことが人間一人ひとりの責任だということを、子供たちが最終的に学ぶようにするべきである。この個人の浄化は、個々の人間の魂の救済のために必要なだけでなく、世界の救済にも必要なものである。

第6章　危険と希望

悪の心理学の危険性

悪の心理学がこれまで発展しなかった理由としてはさまざまなことがあげられる。現段階では心理学はまだ若い科学であり、その短い歴史のなかであらゆることを成しとげてきたとは考えられない。もっとも、科学である以上、心理学もまた価値観を離れた思考法、そして、悪の概念などの宗教的観念にたいする不信、といった科学の伝統を受け継いでいる。さらにまた、悪の社会的表出について世俗的一般社会の大多数が深刻な懸念をいだくようになったのも、ごく最近のことでしかない。奴隷制度が廃止されたのはわずか一世紀前にすぎないし、児童虐待も現世代にいたるまでは、ほぼ当たり前のこととされていたのである。

しかしながら、われわれが悪という事象を科学的に究明しようとしなかった最大の理由は、おそらく、その結果を恐れてのことであったと考えられる。また、それを恐れるだけの十分な理由がある。悪の心理学の発展には、特有の、真に恐ろしい危険が伴うものである。本書は、そうした危険と、悪の心理学を発展させなかったときに生じる危険とをはかりにかけた場合、後者の危険性のほうがより大きいとの前提に立って書かれたものである。とはいえ、悪という事象を科学的吟味《ぎんみ》の対象とする試みに加わろうとする者は、まず第一に、そうした試みそのものが悪を引き起こす可能性を持ったものである、ということを深く考えたうえで行動すべきである。

道徳的判断に伴う危険性

すでに述べたとおり、邪悪な人間の特性として、他人を道徳的に邪悪であると批判することがあげられる。自身の不完全性を認識できないこうした人間は、他人を非難することによって自分の欠陥の言い逃れをせざるをえない。また、必要とあれば正義の名において他人を破滅させることすらこうした人間はする。これは、聖徒迫害、宗教裁判、ナチのユダヤ人大量虐殺、ベトナム・ソンミ村事件といったものにその例を見ることができるものである。われわれが他人を悪と決めつけるときには、われわれ自身が別の悪を犯しているかもしれない、ということを十分意識する必要がある。

「裁くなかれ、なんじ自身が裁かれざらんがために」というキリストの言葉は、無神論者や不可知論者ですら知っているものである。

悪とは道徳的判断によって規定されるものであるが、これを科学的判断によって規定できないか、というのが私の提言である。とはいえ、科学的判断を行うということは、その判断を道徳の世界から分離することではない。悪という言葉は軽べつ的な言葉である。純粋に自分の判断にもとづいてであろうと、あるいは標準化された心理学テストにもとづいてであろうと、人を悪と呼ぶときには、いずれにしても、相手にたいして道徳的判断を下していることになる。科学は十分に危険なものであるが、道徳的判断もまた危険なものである。この二つをいかにしてキリストの訓戒《くんかい》に照らして混合すべきであろうか。

しかし、この問題をさらにつきつめて考えてみれば、道徳的判断を完全に控えるのは不可能なことであり、また、それ自体が悪だということがわかる。「私も善人、あなたも善人」といった言い方は、われわれの社会生活を容易にするうえである種の役割を果たしているものではあるが、しかし、それは単にひとつの役割にすぎない。ヒトラーは善人だったろうか。カリー中尉はどうだろうか。ドイツのユダヤ人強制収容所で行われた医学実験はいいことだったろうか。ＣＩＡの行ったＬＳＤ実験はどうだろうか。

われわれの日常生活に目を向けた場合にはどうだろうか。かりに私が人を雇うとして、最初に応募してきた人間を受け入れるべきか、それとも、何人かの応募者と面接して判断すべきだろうか。自分の息子がうそをつき、盗みを働いていることを知りながら息子を批判しなかったとしたら、私はどういう父親だろうか。自殺を考えている友人、あるいはヘロインを密売している患者にたいして、私はどう言ってやるべきだろうか。「あんたはいい人間だ」と言うべきだろうか。過剰な同情、過剰な容認、過剰な寛大さといったものも世の中にはある。

現実には、判断、とくに道徳的判断を下すことなしに、きちんとした生活を送ることは不可能である。私の診療を受けにくる患者は、私が持っていると考えられている正しい判断力にたいして治療費を支払っているのである。私が法律問題で弁護士にアドバイスを求めるときには、その弁護士の判断力が確かなものかどうかに関心を持つ。家族の休暇旅行に数千ドルも費やすべきか、それとも、その金を子供の教育費として預金しておくべきか。われわれはさまざまな決定を下しながら毎日を過ごしているが、その決定というのが判断であり、その多くが道徳的含みを持った判断である。判断を避けて暮らすことはわれわれにはできない。

「裁くなかれ、なんじ自身が裁かれざらんがために」というキリストの言葉は、一般に前後関係を無視して引用されている。キリストは、けっして裁いてはならない、とわれわれに命じたわけではない。この言葉に続いてキリストの言っていることは、他人を裁く前に自分自身を裁くべきだということであり、絶対に裁いてはならないということではない。「なんじら偽善者は、まず初めに自身の目からはりをとり払え。さすれば、物明らかに見え、なんじの兄弟の目からちりをとり除くも可なり」キリストはこう語っている。つまり、道徳的判断に潜在的にひそむ悪を知っていたキリストは、道徳的判断をつねに避けるべきだと言ったわけではなく、まずその前に自己浄化が必要であると説いたのである。これが邪悪な人間に欠けているものである。彼らが避けるのは自己批判だからである。

また、判断を下す際にはその目的を忘れてはならない。治療またはいやしを目的として判断を下すのであればけっこうなことである。自分の自尊心やプライドを強化するために判断するのであれば、これは間違いである。「神の加護がなかったならば自分もそうなっていただろう」という内省こそ、他人の悪を判断する際につねに忘れてはならないものである。

人間の悪の科学的探究によって、そうした内省の真実性を証明するものが得られると私は信じている。本書が提示してきた問題のいくつか、たとえば、遺伝的原因もしくは素因の存在の可能性、愛を欠いた子育てと子供の過剰な苦しみのもたらす作用の証明、人間の善の不可解性といったものを考えてみたい。こうした問題を深く考えれば考えるほど、自尊心やプライドといったものを正当化するものがより少なくなるはずである。

「神の加護がなかったならば自分もそうなっていただろう」という内省の原理を、これは宿命論を正当化するものだと解釈する人もいる。神は、ある人間を助け、ある人間を助けてくれない。一方、自分の努力によって自分自身をどこまで救うことができるのかもわからない。だとすれば、なにもわざわざ苦労して考えることもないじゃないか、というわけである。しかし、宿命論というのは、ただそれを宿命だと言っているだけのものである。すべてをあきらめて投げだすということは死ぬことである。人間の存在の意味——なぜこの人間がいい人間であの人間は悪い人間かといったことをも含めて——を明確に認識することは、結局のところわれわれにはできないことかもしれない。しかし、それでもなお、自分の人生を最良のかたちで生きることはわれわれの義務である。これはまた、人生を支えていくうえで必要な道徳的判断を下しつづけていく、ということをも意味するものである。また、より大きな無知のなかで生きていくか、それとも、より程度の低い無知のなかで生きていくかを選択することも、われわれには許されていることである。

だとすれば問題は、判断すべきか否かではなく、判断すべきだということになる。問題は、いかにして、そしていつ、賢明な判断を下すかということである。偉大な精神的指導者たちがすでにその基礎を与えてくれてはいる。しかし、結局は、道徳的判断を下さなければならないのはわれわれ自身である。この指導者たちの与えてくれた基礎を忘れないかぎり、しかるべきときには悪に関する科学的方法と知識を応用して、われわれの英知にさらに磨きをかけることは有意義なことである。

科学的権威による偽装の危険性

これは大きな落とし穴となるものである。なぜこれが落とし穴になるかというと、われわれは科学にたいして、それに値する以上の権威を与えているからである。その原因として二つのことがあげられる。そのひとつは、科学の限界を理解している人間がほとんどいないということ、いまひとつは、権威全般にたいしてわれわれがあまりにも依存しすぎていることである。

わが家の子供たちが赤ん坊のころ、博識で、親切で、献身的な、最高の小児科医の世話を受けていた。最初の子供が生後一カ月のころ、その小児科医は、すぐにも固形食を与えはじめるようにと指導してくれた。母乳で育てられている乳児には固形食による補食が必要だというのである。その一年後、二番目の子供の生後一カ月のときには、その同じ小児科医が、固形食を与えるのはできるだけ遅らせたほうがいいと教えてくれた。母乳に含まれている特殊な栄養分を子供から奪わないようにするためだという。「科学」の様相が変わってしまったのである。私が医学部で学んでいた時代には、憩室症《けいしつ》にたいする基本的な処置は粗繊維《そせんい》質の少ない食物を与えることだと教わった。ところが現在では、憩室症には粗繊維質の食物を与えることが重要だと医学生たちは教わっている。

こうした経験から私は、科学的事実としてもてはやされていることが、実は、単に一部の科学者たちがいま現在信じていることにすぎない、ということを教えられた。われわれは科学を「真理」と見なすよう習慣づけられている。現実には、科学的知識といわれているものは、ある特定の専門領域で研究を行っている科学者たちの多数の判断によって、いま現在身近にあるもののなかでは最も真理に近いとされているもの、というだけのことである。真理とはわれわれ人間が手にしているものではない。真理とは、到達しようとの期待をもって立ち向かうべき目標のことである。

懸念すべきは、科学者が——具体的に言えば心理学者が——特定の人物またはできごとの邪悪性を公《おおやけ》に断定してしまうこともありうるということである。不幸なことに、論拠の薄い結論に一足飛びに飛躍するという点では、科学者も一般の人たちとあまり大きな違いはない。一九六四年の米大統領選挙のときには、バリー・ゴールドウォーター候補が、当の本人に会ったこともない多くの精神科医たちによって、「心理学的に大統領として不適格」であるとのらく印を押されている。旧ソ連では、精神科医たちが自分たちの専門的立場を組織的に悪用して、反体制派の人たちに「精神病」のレッテルをはり、真理と治療にではなく、国家の利益に奉仕していた。

問題をさらに深刻なものにしているのが、一般大衆が科学者の断定に追従したがっているという事実である。集団の悪の問題に関連して前にも述べたことであるが、大多数の人たちは指導するよりも従うことを望んでいる。権威者が自分に代わって考えてくれることに満足し、あるいは、それを切望すらしている。実際には、科学者もまたわれわれ一般の人間と同様に道に迷うことが多い。ところがわれわれには、科学者を、知的迷路のなかを導いてくれる「哲人王」として祭りあげるという強い性向がある。

われわれは、知的怠惰から、科学的思考というものが趣味や好みと同様にそのときの流行に左右されるものだ、ということを忘れ去っている。科学の権威筋が現在口にしている意見は、最新のものというだけであって、けっして最終的、決定的なものではない。われわれ一般大衆は、自分の身の安全のためにも、科学者や科学者の断定することに疑念をいだくべきであり、また、そうすべき責任を負っている。別の言い方をするならば、われわれは、けっして、自分自身の個人的リーダーシップを放棄してはならないのである。これは厳しい要求かもしれないが、すくなくとも善悪の問題について自分自身の判断を下しうる程度には、だれもが科学者となるべく努めるべきである。善悪の問題は、科学的考察の対象から除外するにはあまりにも重要な問題であるが、これを全面的に科学者の手にゆだねるには、やはり、あまりにも大きな問題である。

幸いなことに、われわれの文化においては、科学者たちはたがいに好んで議論をする。善や悪の本性が議論の対象とされることもなく、善悪に関する「科学的」ご託宣が下されていた時代や国のことを考えると、私は恐ろしさに身震いがする。ここで私が科学的という言葉を括弧《かっこ》つきで用いているのは、議論こそが真の科学の礎石となるものであり、議論や熱意にあふれた懐疑主義を排除した科学は、およそ科学とは呼べないからである。悪の概念が科学者によって悪用されることを防ぐ最善のセーフガードとなるのが、科学を「科学的」なものに維持し、広く議論が奨励される民主的文化に根ざしたものに維持していくことである。

科学の乱用の危険性

科学の乱用がもたらす最も深刻な問題は、科学的真理を装って個人的見解を公言する科学者自身よりも、科学的発見や科学的概念をあやしげな目的に利用する一般大衆――業界、政府、それに情報に乏しい個人――に起因するものである。原爆の製造が可能となったのは科学者たちの研究によってではあるが、その製造を決定したのは政治家であり、これを投下したのは軍人である。科学者の発見したものがどう利用されるかについて、科学者にはいっさい責任がないというわけではない。そうした状況を制する支配権が科学者にはないということである。科学的発見が公にされると（また、通常、これは公にされるべきである。科学は、公表と自由な情報の流れに依存するものだからである）、それは社会の共有財産となり、だれもがそれを利用できるようになる。したがって、それに関する発言権が、ほかの公共利益団体より科学者に多く与えられるわけではない。

心理学という科学的知識もまた、すでに、一般大衆によってさまざまなかたちで誤用、乱用されているものである。旧ソ連の話は別にしても、アメリカにおいてもまた、司法機関が心理学の知識を利用することについて――そしてその利用の程度について――議論されることが多い。心理テストは教育にたずさわる人たちにとって大きな利用価値を持ったものであるが、これによって虚偽の診断を下され、誤った分類を受けている子供も多い。雇用や高等教育の場でも似たようなテストが利用または乱用されている。カクテルパーティーの会場では、「ペニス願望」だの「去勢コンプレックス」あるいは「ナルシシズム」といった言葉ですら、自分たちが何を話しているのかほとんどわかっていない――また、そのおしゃべりのもたらす影響についてあまり考えてもいない――男女のあいだで飛び交う。

したがって、悪に関する科学的知識を一般の人が手にしたときにどういうことが起こるか、その光景は想像するだに恐ろしいものである。たとえば、邪悪な人間を特定できるような心理テストが開発されたとする。この種のテストを学術的目的以外の目的に利用したいと考えている人は多いはずである。好ましくない入学志願者をふるい分けたいと考えている学校当局者、有罪か無罪かの判定を下したいと考えている裁判官、といった人たちがこれを利用すると考えられる。また、日常生活においても、しゅうとめ、雇い主、あるいは敵対関係にある人間に邪悪性の兆候や症状を見つけだそうとする人が現れ、さっそく、自分の気に入らない相手を公《おおやけ》に、あるいは個人的に抹殺するためにそうした汚名を利用するとも考えられる。

しかし、悪に関する科学的情報が一般に広まるのを抑えることは不可能だと思われる一方、その結果として見られる状況は、最初考えたほど暗いものではないとも思われる。個人に関する精神医学情報の秘密は守ることのできるものである。心理学者や精神科医の下す公式的な悪の診断を、厳格に管理された科学調査を目的としたものに限定することも可能なことである。一般的な心理学情報が一般大衆によって乱用されることが多いというのは事実であるが、だからといって、この種の情報のもたらす差し引きメリットを無視していいということにはならない。事実、ここ二、三十年、一般の人たちの心理学的知識が高まったことによって、道徳的、知的進歩が劇的に得られたと私は確信している。ばかげた流行に踊らされてフロイトを振りまわす人たちがいる一方、無意識というものの真の姿を多くの人が認識するようになったという事実（そして、それにたいする責任をとりはじめている人も多くなっているという事実）は、われわれ人間の救済の出発点となりうるものである。われわれには偏見、隠された敵意、不合理な恐怖、知覚的盲点、精神的性向、成長にたいする抵抗といったものがあるという事実や、その源にたいする関心が芽生えたということは、われわれ人間の進化論的飛躍の出発点となるものである。

また、悪の心理学にたいする一般の知識が向上すること自体が、心理学の乱用を防止するうえで役立つとも考えられる。悪についてもっと多くを知るための研究がわれわれには必要であるが、すでにわれわれの知っている、疑いの余地のない事実もわずかながらある。そのひとつが、邪悪な人間には自分の邪悪性を他人に投影する性癖があるという事実である。自分自身の罪深さに目を向けることのできない、あるいは目を向けようとしない彼らは、他人の欠点を責めることによってその言い逃れをしようとする。悪の心理学の発展に伴って、こうした事実――すでにこれは学者たちのあいだでは常識となっている――が広く一般に知られるようになることは確かなことである。悪にたいする科学的関心が広く一般に浸透するにしたがって、悪にたいするわれわれの考え方もより思慮深いものになっていくはずである。

科学者、心理療法家のこうむる危険

以上、悪を対象とする科学者の研究によって一般の人たちにもたらされる危険性について述べてきたが、ここで科学者自身のこうむる危険について考えてみたい。科学者たちの研究によって、科学者たち自身が危険にさらされることはないだろうか。私はあると考えている。

悪に関する最も基本的な研究を行っているのが、実際に施療にあたっている療法家たちである。人間存在の中核部分を探る方法としては、その深さ、その明察力という点で精神分析をおいてほかにない。実際に施療にあたる人たち——すなわち、精神科医、心理療法家——治療のために悪性のパーソナリティーと取り組んでいる人たちの働きをおいては、邪悪性の偽装を突き破る道はない。悪の本性に関する最も基本的なデータは、悪そのものに直接あい対する、いわば白兵戦《はくへいせん》的戦いから得られるものである。

治療上、邪悪な患者との真の意味での戦いを試みようとする心理療法家にとっては、自身の魂が損なわれ、汚染される危険性が高いと私は考えている。いまのところ邪悪な人間が心理療法を受けることはまれなため、この種の危険についてわれわれは多くを知ることができない。しかし、本書によって療法家たちの悪にたいする関心が高まったときには、悪の治療を試みる療法家が増えてくることも考えられる。そうした療法家たちは、みずからを大きな危険にさらすことになる。くれぐれも慎重にことにあたるよう、忠告しておきたい。私は、そうした試みは若い心理療法家が行うべきではないと考えている。ごく普通の「抵抗」や「反対転移」との戦い方をもっと学んでからにすべきである。また、自身の目から十分な光を発していない療法家は、そうした試みを避けるべきである。精神力の弱い療法家が、最も影響を受けやすいからである。

大局的危険性

最後に、人間の悪に関する科学的研究について懸念すべきものとして、それが科学そのものの本来的性格を危うくする、ということがあげられる。つまり、価値観を排除する科学の伝統が深刻な脅威にさらされるということである。この伝統が科学の基本であるとするならば、悪の「科学」――つまり、いまのところは先験的《アプリオリ》な価値判断にもとづく科学――は、既存の科学の基本そのものをくつがえすものとなるのではなかろうか。

しかし、この科学の基本自体が変わる必要のあるものだと考えることもできる。現在では、ごくまれな例外を除いて、科学的研究は、もはや、独立した孤独な真理の探究者が、実験室のなかで科学そのもののために行うものではなくなっている。現代の科学的研究のほとんどは、政府あるいは産業界からの資金を得て、管理された計画のもとに集団活動として行われている。近代的研究に必要とされる技術がきわめて複雑化しており、それ自体が危険性をはらんだものとなっている。現実には、近代科学は大企業あるいは大国政府と複雑に結びついており、もはや「純粋」科学などというものは存在しなくなっている。また、科学的自己不信（自己吟味）を欠いた宗教が最終的には南米ガイアナの「人民寺院」に見られたラスプーチン的狂気におちいるのと同じように、宗教的洞察力や真理から切り離された科学は、究極的には、『博士の異常な愛情』的狂気の軍備競争をもたらす。

価値観を排除した従来の科学がもはや人類のニーズに奉仕していない——つまり、もはや科学は価値観の問題を無視することはできないし、無視すべきでもない、と考えるだけの十分な根拠がある。この価値観の問題を最も明白に表しているのが悪の問題である。われわれ人間が森の野獣、洪水、干ばつ、飢え、伝染病といった脅威のなかに生活していた時代には、そうした大きな外力を制する戦いにわれわれの生存が依存していた。そうした時代には、自己の内面を見つめる余裕も必要性も人間にはなかった。しかし、そうした外的脅威を、従来の価値観なき科学やそのもたらす技術によって人間が制したいま、それに見あった速度で内的な危険が生じつつある。人間の生存にたいする主な脅威は、もはや外部の自然界からではなく、われわれ人間の内部から生じている。世界を危険におとしいれているのは、われわれ自身の不注意、敵意、利己心、自尊心、そして意図的な無知である。人間の魂に存する潜在的な悪の力を封じこめ、これを変質させないかぎり、われわれ人類は滅びてしまう。

悪の心理学に本来的に伴う危険性は、きわめて現実的なものであり、これを過小評価すべきではない。悪意を持った人間や知識に乏しい人たちの行う道徳的判断の危険性、私見と科学的事実の混同がもたらす危険性、科学情報の乱用・悪用のもたらす危険性、また、悪を研究するために悪に近づくことの危険性は、単なる理論上の落とし穴というものではなく、悪の心理学を推し進める過程においてだれもがおちいる落とし穴である。ある程度までは、前に述べたような方法でこの落とし穴を避けることは可能であるが、事故が起こることは間違いないと私は考えている。しかし、悪の心理学を推し進めることに伴う危険性と、人間の悪を精力的かつ調整のとれた科学的究明の対象とせずに放置しておくことに伴う危険とを比較した場合、その大きさにおいて、前者は後者の足元にも及ばない微々たるものである。悪の心理学は危険なものではあるが、悪の心理学の不在から生じる危険のほうがはるかに大きなものである。

愛の方法論

悪とは醜いものである。
これまで本書では、悪の危険性とその破壊性を中心に論じてきた。しかし、悪には、いまひとつ、醜悪性という側面がある。そのさもしさ、安っぽさ、下卑《げび》た寂しさがそれである。

邪悪な人間はみな同じように見える。本書の第3章で私は、邪悪なパーソナリティーを臨床的、疾病《しっぺい》分類学的に描いた。この私の描いたパターンに邪悪な人間がいかにぴったりあてはまるかは驚くほどである。一人の邪悪な人間を見れば、基本的にはすべての邪悪な人間を見たことになる。

だとするならば、なぜこれまで精神医学者は、この歴然とした、固定したタイプを見分けることができなかったのだろうか。それは、邪悪な人間の身につけている体面の仮面にまどわされ、彼らの「健全性のマスク」にだまされているからである。私の友人のある聖職者は、邪悪性とは「究極の病」だと語っている。健全性を装ってはいるが、邪悪な人間は最も不健康な人間である。

邪悪な人間が健全性を完ぺきに装い、その破壊性が「正常」という姿を装っているとき、この種の人間をどう扱うべきだろうか。まず、その仮面にまどわされることをやめ、彼らの見せかけにだまされることをやめなければならない。そうした方向にわれわれが進むうえで、本書が役立つことを期待したい。

しかし、「なんじの敵を知れ」という古くからの言葉に従うにはどうすべきか。単に、そうした哀れな、生気のない、おびえた人間を識別するだけでなく、そうした人間についてわれわれは研究しなければならない。悪を治療し、悪を封じこめるために可能なことすべてを試みなければならない。しかし、悪の心理学に伴う大きな危険を前にして、いかにしてこれを行うべきだろうか。その過程でわれわれ自身が悪に汚染される可能性を考えなければならないとすると、これをどう行うべきであろうか。われわれが先験的に負の価値を与えている対象について科学的研究を安全に行うには、正の価値の原理体系をもってするしかないと私は考えている。具体的に言うならば、悪を安全に研究し治療するためには、愛の手法をもってする以外に道はないということである。

ある二十八歳の男性が、数年間、私の治療を受けに通っていたことがある。治療が進むうちにこの青年は、子供時代に父親から受けた邪悪な仕打ちを理解するようになった。彼は、ある夜、次のような夢を見たが、これは治癒に向かう過程でのひとつの転換の始まりを意味するものである。

それは戦争中の夢でした。私は戦闘服を着て、子供のころに住んでいたモーリスタウンの家の前に立っていました。この家は、私が最悪の子供時代を過ごした家です。家のなかには私の父がいました。私は携帯無線電話で迫撃砲小隊と交信していました。その家の位置を小隊長に知らせ、その位置に照準を合わせて砲撃するよう私は要請しました。その砲撃によって、父やその家といっしょに私自身も吹き飛ばされてしまうことは知っていましたが、そんなことはどうでもいいという気持ちでした。

ところが、その小隊長がやっかいなことを言いだしました。あちこちから砲撃の要請があり、とても応じきれないというのです。私はあわてました。なんとかその小隊長に頼みこもうとしました。うまくやってくれたら、スコッチウィスキー一ケースをくれてやるとまで言いました。

とうとうその小隊長も折れて、なんとかやってみると言ってくれました。私は喜びました。しかし、そのとき、父が家のなかから飛びだしてきて私に話しかけてきました。父が何を言ったのか正確には覚えていませんが、客が来るとか、よその人がいるとか、そんなことだったと思います。それから父は家に入ってしまいました。

家に通じる私道のほうを見ますと、たしかに、数人の人たちが家のほうに向かって歩いてきます。その人たちがだれだったかはわかりません。私の家族ではなかったことは確かです。ただの訪問客のようでした。そのとき私は、その人たちも砲撃で吹き飛ばされてしまうことに気がつきました。

私は必死になって小隊長を無線で呼びだし、砲撃を中止するように頼みました。砲撃しなくてもあのウィスキーはくれてやる、と私は彼に言いました。小隊長は砲撃命令を撤回してくれました。そのとき私は、ほっとして目を覚ましました。危ういところで間に合ったという気持ちでした。

この患者の夢のように、われわれはみな悪と戦っている。戦いのまっ最中には、一見して容易だと思われる解決策を手に入れたいという誘惑にも駆られる。あいつらを爆弾でふっ飛ばしてしまえ、といった考えにもとりつかれる。強い熱情に駆られているときには、悪を「ぼく滅」する過程で自分自身をも吹き飛ばそうとすらする。しかし、「目的は手段を正当化しない」という昔ながらの問題に直面する。悪は生に対立するものであるとはいえ、悪自体もまたひとつの生のかたちである。われわれが邪悪な人たちを殺すならば、われわれ自身もまた邪悪な人間となる。われわれ自身が殺人者となるのだ。破壊によって悪を処理しようとするならば、結局は、われわれ自身を、肉体的にではないにしても精神的に、破壊する結果となる。また、罪のない人たちをも道連れにすることになりかねない。

ならば、どうすべきか。この二十八歳の男性患者のように、まず第一に、破壊によって悪を効果的に制することができるなどという単純な考えを捨てなければならない。もっとも、これはある種のニヒリスティックなむなしさにわれわれを導くものではある。悪というものを本質的に解決不可能な問題だと見なし、手をこまぬいているべきだろうか。そんなことはない。これは意味のない考え方である。人生が意味を持ちうるのは善と悪との戦いにおいてであり、最後には善が勝つという希望のなかにおいてである。この希望こそ、われわれの解答である。すなわち、善は勝つというのが解答である。悪は善に敗北するものである。これを言い換えるならば、われわれが漠然とながらもつねに意識していること、すなわち、悪は愛によってのみ封じこめることができる、ということである。

　ということは、それが科学的なものであれほかのかたちのものであれ、悪にたいするわれわれの攻撃法の基本となるのは愛でなければならない、ということである。これはあまりにも単純な言い方に聞こえ、それならば、なぜこれがもっと明白な真理にならないのか、という疑問にもわれわれはとりつかれる。しかし、単純なことのようではあるが、愛の基本原理というのは、それを用いるのにしりごみするほどむずかしいものである。ほとんど不可能なことのようにすら思われるものである。邪悪な人間を愛するなどということができるものだろうか。しかし、これは、まさに私が、しなければならないと言っていることなのである。とりわけ、邪悪な人間に関する研究を安全に行うには、愛をもってこれを行う以外に道はない。邪悪な人たちへの愛という、先験的な姿勢からスタートしなければならないということである。

第4章で紹介したシャーリーンのケースで私が直面したジレンマに話を戻してみたい。彼女は、無条件の愛を私に要求していた。これは、あたかも彼女が汚《けが》れのない子供であるかのような要求である。しかし、彼女は子供ではなかった。彼女は私に、邪悪なままの彼女を受け入れるよう必死に求めていたが、私はその気になれなかった。悪を愛すること自体が悪ではないか、というのがそのときの私の疑念だったからである。

このジレンマにたいする解答はひとつのパラドックスとなる。愛の道は、対立するもののあいだの動的バランスであり、安易な両極端の道ではなく、その中間にある不確実性の苦痛を伴う創造的緊張の道である。これについては、子育てを考えてみればわかる。子供の誤った行動のすべてを拒否することは、愛のない育児である。また、子供の誤った行動のすべてを容認することも、愛のない育て方である。子供を育てるときには、なんらかのかたちで、寛容と非寛容、受容と要求、厳格性と柔軟性の両方が必要となる。相手にたいする、ほとんど神に近い共感を必要とするのである。

醜悪なものがなんらかの未知の方法で美しいものに変わるという期待だけを頼りに、醜悪なものを抱擁することは容易なことではない。しかし、キスされたカエルが王子に変身する神話はいまでも生きている。カエルにキスしてやることによってそれがいかに王子に姿を変えるのか、愛の基本原理はいかに働くのか、いかにしてそれがいやしを起こすのか、私には正確なところはわからない。

というのも、愛はさまざまなかたちで作用し、そのうちのどれひとつとして予測可能なものがないからである。愛が最初に果たすべき仕事が自己浄化であることは私にもわかっている。自分の敵を真に愛せるようになるまで自分自身を浄化しえたときに、美しいことが起こる。これはあたかも、魂の境界が透明なまでに清らかなものとなり、一人の人間からその人間特有の光が輝き出るようなものである。

この光のもたらす効果はさまざまである。聖なるものに向かう人間の動きが、聖なるものの力づけによってより軽やかになることもある。また、邪悪なものに向かう人間の動きが、この光に出会って方向を変えることもある。光を身につけている人間（その人間は光の運び手にすぎない。光そのものは神の光である）は、こうした効果に自分で気づいていないことが多い。

また、この光を憎む者は、この光にたいして攻撃をしかけてくる。しかし、それは、そうした邪悪な行動がこの光に取りこまれて消耗するようなものである。これによって邪悪なエネルギーは使い果たされ、封じこめられ、中性化する。このプロセスは、光を身につけている人間に苦痛、ときには致命的な苦痛すら与えるものである。しかし、これは悪の勝利を意味するものではない。これは悪の自爆から生じる逆火《バックファイア》のようなものである。前著『愛と心理療法』で書いたように、「キリストを十字架にかけたのは邪悪な人間たちであったが、そのおかげでわれわれは、遠く離れた場所からキリストの姿を見ることができるようになった」のである。

愛の基本原理については、この戦いを長年続けてきた一人の年老いた聖職者の言葉以上に、具体的に語る言葉を私は知らない。この聖職者はこう語っている。「悪に立ち向かうにはいくつもの方法があり、悪を征服するにはさまざまな方法がある。しかし、そうした方法は、いずれも、悪を封じこめる唯一究極の道は、意志を持った生きている人間の内部で悪を窒息《ちっそく》させることだ、という真理の一面を示しているにすぎない。意志を持った生きている人間のなかに、あたかも海綿《スポンジ》が血を吸収するように、あるいはその心臓にやりが突き刺さるように悪が吸いこまれたときに、悪は力を失い、それ以上生きつづけることができなくなる」

悪の治療は――それが科学的なものであれ、ほかのかたちのものであれ――個人の愛によってのみ達成しうるものである。みずから進んで犠牲となる者が必要である。治療にあたる人間は、自身の魂を戦場にすることを覚悟しなければならない。みずからが犠牲となって悪を「吸収」しなければならないのである。

しかし、治療にあたる人間自身の魂の破滅を防ぐものは何であろうか。悪そのものを、やりのひと突きを受けるように自身の心臓に取りこむとすれば、その人間の善なる心はいかにして生き残ることができるというのであろうか。これによって悪を打ち破ることができたとしても、それと同時に善までもが破壊されるのではなかろうか。こうした、ある意味では無意味な相殺《そうさい》関係を超えて何が得られるというのだろうか。

こうした問いにたいして私は、神秘主義的な言葉をもって答える以外に答え方を知らない。私に言えることは、そこには犠牲者を勝利者にするある神秘的な秘術がある、ということだけである。

犠牲者が勝利者になるといったことが、どのようにして起こるのか私は知らない。しかし、それが起こることだけは知っている。善良な人がみずからの意志で他人の邪悪性に刺され――それによって破滅し、しかもなお、なぜか破滅せず――ある意味では殺されもするが、それでもなお生きつづけ、屈服しない、ということがあることを私は知っている。こうしたことが起こるときには、つねに、世界の力のバランスにわずかながらも変化が見られるのである。

訳者あとがき

著者ペックについて紹介しておきたい。M・スコット・ペックの名を広く知らしめたのは、なんといっても、一九七八年にSimon & Schuster社から出版された記録的ベストセラー *The Road Less Traveled*（邦訳題『愛と心理療法』氏原寛／矢野隆子訳、創元社刊）である。この本は、ベトナム戦争後の精神的沈滞が続いていた当時の米国で一挙に三百万部を超えるベストセラーとなり、その後十三年以上の長きにわたってニューヨーク・タイムズ紙ベストセラー・リストに掲載されつづけるという、文字どおり聖書に次ぐロングセラーを記録している本である。「人生とは困難なものである」という書き出しで始まるこの本は、この「人生とは困難なもの」という前提を受け入れ、そうした現実に対処する修養を身につけることを読者に説き、生きる勇気を与えてくれる本として読みつがれている。また、最近（一九九三年）では、その続編ともいうべき *Further Along the Road Less Traveled* や、本編中に語られた名言・名句を抜粋して編まれた *Meditations from the Road* が出版される、という人気をいまだに保っている。

このThe Road Less Traveledに続いて同じくSimon & Schuster社から出されたのが本書『平気でうそをつく人たち――虚偽と邪悪の心理学』（原題 *People of the Lie: The Hope for Healing Human Evil*）である。本書の初版発行は一九八三年となっているが、十余年を経た現在もなお、というよりはいまだからこそ、考えさせるもの、考えるべきものを多く提起する本だと私は確信している。

その後ペックは、一九八七年に、個人の精神的成長から出発して集団の精神的成長に到達することの重要性を説き、「コミュニティーづくりと平和」の問題を語る *The Different Drum* をSimon & Schuster社から、一九九〇年には私立の養護施設で起こった殺人事件を若い刑事が心理療法家の助けを借りて解決するという、ペック初の創作作品であり「いやしのミステリー小説」ともいうべき *A Bed by the Window*（邦訳題『窓ぎわのベッド――いやしの心理小説』森英明訳、世界文化社刊）をBantam Books社から、一九九二年には、自然と生命の不思議、魂のなぞ、愛による結びつきの美しさとその陰に働く大きな存在の意志を考えさせる、大人と子供のための童話 *The Friendly Snowflake* を Turner Publishing 社から出版している。また、一九九六年には、ペックの創作作品としては第三作にあたる *In Heaven as on Earth*（邦訳題『死後の世界へ』森英明訳、集英社刊）が Hyperion 社から出版されているが、この本は、軽妙なタッチで死後の世界を語る、心楽しい、しゃれた大人のファンタジーとなっている。

私自身がM・スコット・ペックについて多少とも詳しく知ることができたのは、すでに三冊目の著書 *The Different Drum* が発表され、また、初の小説 *A Bed by the Window* の出版が予定されていた一九八八年当時、米科学誌 Omni に掲載されたインタビュー記事を読む機会を得たことによる。ペック自身が同誌に語っているところによると、彼は、弁護士として名を築き、後に判事をも務めた父親の個人主義的教育のもとに育ち、少年のころから仏教や禅に関心をいだき、作家志望の早熟な子供だったという。一九五八年にハーバード大学で社会関係学を学び、ケース・ウェスタン・リザーブ大学で医師の資格（M・D）を得ているが、コロンビア大学の医学部予科課程在学中、教室で知りあったシンガポール出身の中国人牧師の娘リリーと結婚している。この結婚は、異人種間の結婚を好ましくないとするペックの父親、ペックの仏教にたいする傾倒ぶりをこころよく思わないリリーの父親の両方から反対を受け、一時ペックは勘当《かんどう》同様の扱いを受けたという。そのため二人は家具や日用品もない状態で結婚生活を始め、リリーは彼の勉学を支えるために自分の進学をあきらめて働きに出ている。

医学部を修了したときにはすでに二人の子の父親となっていたペックは、家計を維持するために米軍勤務を選び、一九六三年から七二年にいたる九年間、軍所属の精神科医として勤めている。その間に米国のベトナム政策やベトナムでの米軍の行動に大きな疑問をいだくようになり、そのときの体験が本書に「集団の悪」として一章を設けさせているものである。軍を退いたあとのペックはコネチカット州ニュープレストンで精神科医院を開業し、同時に、同州ニューミルフォード病院精神衛生科クリニックの医長の地位につく。ベストセラー *The Road Less Traveled* を発表したのちは、コミュニティーと世界の平和・理解をめざす非営利団体「コミュニティー・エンカレッジメント財団」を設立し、専門家・宗教家を対象としたワークショップや一般の人たちを対象とした講演などの活動を全米各地で行いながら文筆活動を続けている。

善とは何か、悪とは何か、善と悪とを明確に識別する客観的基準はないものだろうか。これは、われわれだれもが、すくなくとも若いころにはいちどはとらわれたことのある問題であり、そのあまりの大きさ、複雑さから、判断停止のままに放置されることの多い問題ではなかろうか。また、論理を離れて宗教や国家主義、あるいはカリスマや組織にその結論や判断が求められがちな問題だと思う。しかし、たとえ書生論レベルの論理ではあっても、「身近な論理をもって」絶えず考えつづけるべき問題が、この善と悪の問題ではないかと私自身は考えている。一見、次元の高そうな、論理を超越した結論にとびつくよりも、結論のないままに「考えつづける」ほうがはるかに建設的、生産的であり、また、独善、狂信、ショービズムなどに走る危険性を回避する道ではないかと私は考えている。私にとって本書は、その考えつづける際の出発点、指針となっているもので、前掲の *The Road Less Traveled* と共にほぼ十年来の愛読書となっている本である。それだけに、これを自分の手で翻訳する機会を得た喜びはひとしおである。草思社編集部の皆さんをはじめ、本書の翻訳出版にあたってお世話になった関係者の方々にお礼を申し上げたい。

一九九六年十月

森　英明

文庫版出版にあたって

翻訳者「冥利《みょうり》に尽きる」などという陳腐で古くさい常套句《じょうとう》で片づけたくないことではあるが、本書と私の出会い、そして今日までのかかわりは、まさしくこの「冥利」（神仏が知らず知らずのうちに与える恩恵。ある立場・境遇でしぜんに受ける恩恵や幸福＝『広辞苑』岩波書店）としかいいようのないものである。翻訳という作業で日々の糧《かて》を得ている者にとって、自分の愛読書を自分の手で訳し、それが出版されて広く世に受け入れられるなどということは、そうざらにあることではないからである。

この本の原書を初めて手にして十年あまり、私は、それを訳して出版しようなどという野心もなく、ただひたすら一読者として愛読していたのであるが、世にいう「バブル経済の崩壊」時に、仕事の依頼が急減したのをきっかけにふと思い立ったのがその翻訳出版である。もっとも、いまから見れば翻訳書の出版がブームの様相を呈していたあの時代に、これだけの本がその道の目利きといわれる人の目にとまっていないはずはない、当然、だれかの手ですでに訳され出版されているものと、なかばあきらめてもいた。ところが調べてみると、日本でのこの本の出版権はオープンの状態にあることがわかった。また、当時すでにベストセラー出版社として名をなしていた草思社にその翻訳出版企画が受け入れられたというのも、まさしく天与の幸運というべきである。

拙訳による本書のハードカバー単行本第一刷が発行されたのはいまから一五年前のことである。以来、今日まで、この本は四〇刷の版を重ね、実売部数五〇万部という売れ行きを記録し、いまだに読みつがれ、また読書会などのテーマにも取り上げられることが多いと聞いている。このたびの文庫版発行にあたってあらためて読み返してみて、これは読むたびに、また読む人ごとに、そして、その時代ごとに、さまざまな局面において、さまざまな問題について考える際の基本となるものを提起してくれる——しかもそれを、明確な論理をもってスリリングなかたちで語ってくれている——本だということを再認識した。この本が文庫版のかたちで再版されることは訳者として冥利に尽きることはいうまでもないが、そうした個人的喜びを超えて、より多くの人たちに、とくに若い人たちに、手ごろな価格で手に入れて読んでもらえるという意味で喜ばしいことである。

今回の文庫本化にあたっては、主として用語の修正（たとえば、痴呆症→認知症、精神分裂病→統合失調症、看護婦→看護師）や細かい表記の手なおしのみを行い、新訳、改訳といったかたちの大々的改訂作業は行っていない。ハードカバー版では紙数の都合上、また文化的な違いからわれわれ日本の読者に生じると思われる混乱を避ける意味で、一部割愛・要約を行った個所があるが、これについても、あらためて著作権継承者（原著者M・スコット・ペックは二〇〇五年に他界している）からの了解を得て、そのままの状態にしてある。

原書に頻出するpsychotherapyという用語については、日本ではこれに「精神療法」「心理療法」という二様の訳語があてられ、両者は同義であるとされているが、現実にはその使われ方に多少の相違があるように見受けられる。すなわち、国家資格を得た精神科医が医療行為としてこれを行う場合を「精神療法」と呼び、心理学者、臨床心理士などの行うカウンセリング的施療をも含める場合には「心理療法」という呼称を用いる、とする説もある。これに従うと、著者ペックはM・D（Doctor of Medicine）の肩書きを有する精神科医であったため、「精神療法」という訳語をあてるのがより適切とも考えられるが、本書ではあえて統一を行わず両者を混用していることをお断りしておく。

二〇一一年七月

森　英明

＊本書は、一九九六年に当社より刊行した著作を文庫化したものです。

草思社文庫

平気でうそをつく人たち

2011年8月12日　第1刷発行
2018年7月11日　第11刷発行

著　者　M・スコット・ペック
訳　者　森　英明
発行者　藤田　博
発行所　株式会社 草思社
〒160-0022　東京都新宿区新宿1-10-1
電話　03(4580)7680(編集)
　　　03(4580)7676(営業)
　　　http://www.soshisha.com/
本文印刷　株式会社 三陽社
付物印刷　日経印刷 株式会社
製本所　株式会社 坂田製本
本体表紙デザイン　間村俊一

ISBN978-4-7942-1845-2　Printed in Japan

草思社文庫既刊

齋藤 孝
声に出して読みたい日本語①
黙読するのではなく覚えて声に出す心地よさ。日本語のもつ豊かさ美しさを身体をもって知ることのできる名文の暗誦テキスト。日本語ブームを起こし、国語教育の現場を変えたミリオンセラー。

齋藤 孝
声に出して読みたい日本語②
日本語にはまだまだ豊かな驚きと感動を呼び起こす言葉や文章がたくさんある。歌舞伎の名セリフから漢詩、古文、近代詩まで、音読をすることで気持ちが良くなる名文・名句を集めた第二弾。

土井英司
「伝説の社員」になれ！ 20代に稼げる自分をつくる方法
求められる成果の二倍、三倍を実現する「非常識」なやり方とは？　ベストセラーの「陰の仕掛け人」、元アマゾンのカリスマバイヤーが、あなたの価値を最短で最大限に高める方法を教えます！

草思社文庫既刊

赤羽礼子・石井 宏

ホタル帰る　特攻隊員と母トメと娘礼子

大戦末期、鹿児島知覧基地から飛び立っていく特攻隊員たちを親身になって世話し、母のように慕われた鳥浜トメ。ともに彼らの世話をした娘の礼子が自らの体験を語り下ろした感動の実話。

横田早紀江

めぐみ、お母さんがきっと助けてあげる

北朝鮮に拉致された横田めぐみさんの母が、事件から二十年以上にも及ぶ辛苦の日々とその心中を綴った手記。「拉致事件」というものの、あまりに理不尽で悲痛な現実が切々と伝わってくる。

長谷川博一

お母さんはしつけをしないで

「しつけ」の呪縛が子どもも親も追いつめている。いじめ、不登校、ひきこもり等の問題のほとんどは、しつけの後遺症だと説く衝撃の書。親も子も楽になる「しつけないしつけ」を勧める話題の本。

佐瀬　稔
女子高生コンクリート詰め殺人事件
「史上まれにみる凶悪な少年犯罪」と言われた綾瀬事件。犯人とその親たちの証言から、彼らの生い立ちを克明に跡付け、戦慄すべき犯行を生み出す背景に迫った渾身のノンフィクション作品。

鳥居　民
原爆を投下するまで日本を降伏させるな
なぜトルーマン大統領は無警告の投下を命じたのか。それは、なぜあの日でなければならなかったのか。大統領と国務長官のひそかな計画の核心に大胆な推論を加え真相に迫った話題の書。

七尾和晃
闇市の帝王
王長徳と封印された「戦後」
終戦直後の東京で、一等地を次々と手中に収めていった中国人・王長徳。闇市を手はじめに多彩な事業を手がけ、「東京租界の帝王」と呼ばれた男の凄絶な生涯を追った傑作ノンフィクション。

草思社文庫既刊

長沢　節
大人の女が美しい
若くてかわいいだけの女なんてつまらない。女性の本当の魅力は、知性も感性も肉体も磨きぬかれた「大人の女」に備わるもの。セツ・モードセミナー創設者による名エッセイが文庫で復活。

徳大寺有恒
ぼくの日本自動車史
戦後の国産車のすべてを「同時代」として乗りまくった著者の自伝的クルマ体験記。日本車発達史であると同時に、昭和の若々しい時代を描いた傑作青春記でもある。伝説の名車が続々登場！

ヘルマン・ヘッセ　岡田朝雄＝訳
庭仕事の愉しみ
庭仕事とは魂を解放する瞑想である。草花や樹木が生命の秘密を教えてくれる——。文豪ヘッセが庭仕事を通して学んだ「自然と人生」の叡知を、詩とエッセイに綴る。自筆の水彩画多数掲載。

フランチェスコ・アルベローニ　大久保昭男＝訳

他人をほめる人、けなす人

あなたの身近にもいる「他人を認めない人」「陰口をたたく人」「果てしなく話す人」などの深層心理を、鋭い観察と深い洞察で解き明かす。一二五万部のミリオンセラーとなった現代人のバイブル。

M・スコット・ペック　森　英明＝訳

平気でうそをつく人たち

虚偽と邪悪の心理学

自分の非を絶対に認めず、自己正当化のためにうそをついて周囲を傷つける「邪悪な人」の心理とは？　個人から集団まで、人間の「悪」を科学的に究明したベストセラー作品。

エリザベス・マーシャル・トーマス　深町眞理子＝訳

犬たちの隠された生活

人間の最良のパートナーである犬は、何を考えて行動しているのか。犬社会の規律、派閥争い、恋愛沙汰など、人類学者が三十年にわたる観察によって解き明かした、犬たちの知られざる世界。

草思社文庫既刊

ワリス・ディリー　武者圭子＝訳
砂漠の女ディリー
少女は一人、砂漠のただ中に駆けだした！　数奇な運命に導かれスーパーモデルとなり、国連大使として世界を駆けめぐった遊牧民の少女が真実の半生を語る。映画『デザートフラワー』原作。

プーラン・デヴィ　武者圭子＝訳
女盗賊プーラン（上巻）
インドの下層カーストに生まれ、数々の暴行、虐待を受けた少女は、やがて自らの盗賊団を率いて復讐に立ち上がる。過酷な運命にあらがい、弱者を虐げる者たちと闘った女性の驚愕の自伝。

プーラン・デヴィ　武者圭子＝訳
女盗賊プーラン（下巻）
屈辱を晴らすために虐待者二十数名を射殺。投降した彼女は、反逆の象徴として民衆の英雄に、そして貧困層から圧倒的な支持を得て国会議員に当選する。あまりに数奇なその半生を描く。

第4章 禁煙治療、温泉、整体、栄養ドリンク ――医療費控除は裏ワザがいっぱい 135

第5章　家はいつ買うのが一番有利か？　